刘东汉◎主编

甘肃中医药建设丛书

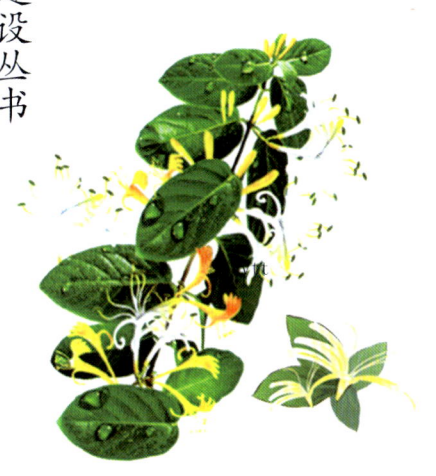

刘东汉新编中医三字经

第二卷

甘肃科学技术出版社

图书在版编目(CIP)数据

刘东汉新编中医三字经. 第2卷 / 刘东汉主编. --兰州：甘肃科学技术出版社，2013.6（2021.8重印）
（甘肃中医药建设丛书）
ISBN 978-7-5424-1830-2

Ⅰ.①刘… Ⅱ.①刘… Ⅲ.①中医学－临床医学－经验－中国－现代 Ⅳ.①R249.7

中国版本图书馆CIP数据核字(2013)第127419号

刘东汉新编中医三字经（第2卷）

刘东汉　主编

责任编辑　陈学祥
封面设计　黄　伟

出　版	甘肃科学技术出版社
社　址	兰州市读者大道568号　730030
网　址	www.gskejipress.com
电　话	0931-8125103（编辑部）　0931-8773237（发行部）
京东官方旗舰店	https://mall.jd.com/index-655807.html

发　行	甘肃科学技术出版社	印　刷	三河市华东印刷有限公司
开　本	710毫米×1020毫米 1/16	印　张 20.75	字　数 270千
版　次	2013年6月第1版		
印　次	2021年8月第2次印刷		
印　数	3001~3750		
书　号	ISBN 978-7-5424-1830-2	定　价　88.00元	

图书若有破损、缺页可随时与本社联系:0931-8773237
本书所有内容经作者同意授权，并许可使用。
未经同意，不得以任何形式复制转载

"甘肃中医药建设丛书"
编纂委员会

主 任 委 员：刘维忠
副主任委员：高建邦　李存文　王晓明
　　　　　　郭玉芬　金中杰　甘培尚
　　　　　　吉西平　彭长城　黄培武

《刘东汉新编中医三字经》
编　委　会

主　编：刘东汉
编　委：刘宏斌　刘倍吟　刘倍均　黄小段
　　　　杨国栋　刘喜平　孙　杰　毛　臻
　　　　左　蕊　牛军强　穆碧芳　马强伟
校　对：刘倍吟　刘倍均

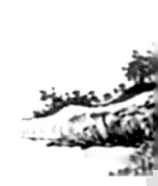

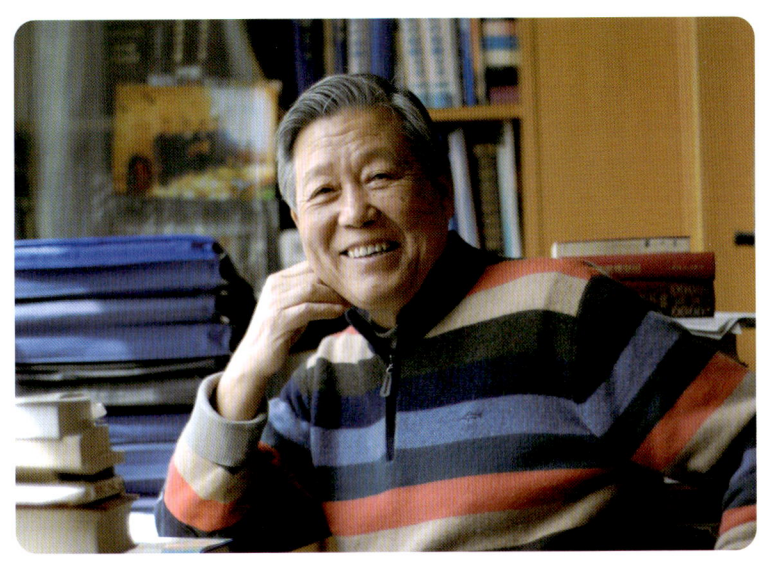

主编简介

刘东汉，男，1937年生，甘肃秦安人，教授，主任中医师，国家级老中医药专家学术经验继承指导老师，中国中医科学院博士生导师，全国名中医工作室建设项目专家，甘肃省保健委员会干部保健中医专家，甘肃中医学院附属医院特聘首席专家，甘肃省政府参事，中国农工民主党党员，原中国农工民主党甘肃省委员，原中国农工民主党甘肃省委员会医委会副主任委员。获2012年全国中医药应急工作先进个人，2010年舟曲特大泥石流灾害医疗卫生救援工作先进个人，兰州大学"第二届老教授事业贡献奖"。

刘东汉教授勤求古训，传承家学，师从家父甘肃现代已故十大名中医刘景泉先生，为陇右刘氏中医药学术流派第八代传人，从医50余年，为一代德艺双馨的中医大家。在中医治疗急危重症及疑难病方面，匠心独具，屡起沉疴，受到患者及业界广泛好评，社会影响深远。受到国家卫生部副部长、国家中医药管理局局长王国强同志的亲切接见，《中国中医药报》、《经济日报》、《甘肃日报》、《兰州晚报》及中央电视台等国家及地方媒体曾专门报道。取得发明专利及实用新型专利5项，发表学术论文40余篇，出版《刘景泉、刘东汉医案精选》、《实用阴囊外科学》等3部学术专著。

国家中医药管理局

发展中医药事业,弘扬中医药文化。

贺《刘东汉中医三字经》出版

王国强

二〇一三年一月八日

卫生部副部长、国家中医药管理局王国强局长为《刘东汉新编中医三字经》题字

刘东汉新编中医三字经

八代行医东汉大成
新孙论著三字真经
言简意赅理术精深
题前昌后传承创新

题刘东汉新编中医三字经
姚文仓 二〇一三年四月十七日

原甘肃省人大常委会姚文仓副主任为作者《刘东汉新编中医三字经》题字

书法家韦秉璋先生贺《刘东汉新编中医三字经》第二卷出版

《刘东汉新编中医三字经》(第二卷)
序

秦安,古称成纪,系娲皇桑梓,羲轩故里。自伏羲氏参形创八卦,彰显其阴阳之哲理,又"味药而制九针",始开启陇医之大船。古老的秦安大地上,名医辈出,薪火相传,而最负盛名者,莫过于本邑之刘氏家族。清雍正年间刘文魁氏在魏店镇创"刘家药铺"而开宗立派,依祖传密方、验方,运用针灸、小针刀放血等绝妙医技,活人济世。其精湛的医术,高尚的医德,名噪乡里,享誉一方。传至刘景泉、刘东汉父子,在传承家学的基础上,又潜心攻读经典,并融会贯通。古彦云:"医不三世,不服其药。"一语道破了中医文化传承的奥妙。刘氏医脉代代相传,至今已是第七、八代了,其学术之境已至"炉火纯青"。其代代相承的也不仅仅是活人无算的一方一药、一针一罐,更是"自强不息"的奋斗精神和以人为本、奉献"含灵"苍生的博大情怀。

吾亦为秦安后学,少时即闻刘氏医门的传奇故事,自跻身医门,有幸结识了刘氏医道的传人刘东汉先生,作为乡贤、先辈和师长,吾由衷敬佩。在结交过程中,或当面请教、指点迷津,或聆听宏论、耳濡目染,常能茅塞顿开,颇多启迪。特别是近几年来,刘先生在多起公共卫生事件中赴灾区、献良方，赢得了广泛的社会声誉和卫生主管部门的好评。作为中医人，吾为之自豪；作为故乡人，吾为之骄傲！

如今，刘东汉先生虽已年逾古稀，仍以饱满的姿态活跃在医疗、教学和科研一线，为发展中医药事业不遗余力。尤其难能可贵的是，刘老仍才思敏捷，妙笔生花，常笔耕不辍。发皇古义，升华经验，言简意赅，深入浅出地著成《刘东汉新编中医三字经》第一、二卷。《系辞·传》所谓："乾以易知，坤以简能。"大道至简，诚哉斯言！当第一卷还油墨馥香未散之时，第二卷又已脱稿付梓，不由得使人慨然叹服！愿是书一出，纸贵金城，惠及后学，普济大众。

"却顾所来径，苍苍横翠薇"，这是唐代诗人李白的诗句。回望走过的路程，苍茫叠翠的大山，横亘在我们的眼前；回想绵延二百余年的刘氏家族八代医学文化传承的辉煌，确是一座令人高山仰止的丰碑啊！有感于此，爰赋七律一则，谨以为序。

成纪刘氏修壶缘，薪尽火传八代连。
董奉不为杏林苦，苏耽有义橘井甜。
自强不息秉天健，厚德载物承地贤。
三字经书传简道，泽被后世永绵绵。

甘肃中医学院院长 李金田
2013年4月8日

目 录

第一章 妇科疾病 …………………………………… 1

第一节　妇科疾病总论 ……………………………… 1

第二节　调经论治 …………………………………… 8

第三节　带下病论治 ………………………………… 62

第四节　不孕证论治 ………………………………… 73

第五节　多囊卵巢综合征论治 ……………………… 95

第六节　妊娠病论治 ………………………………… 100

第七节　产后杂病论治 ……………………………… 138

第八节　妇女更年期综合征论治 …………………… 156

第九节　妇人阴户杂病论治 ………………………… 164

第二章 男性疾病 …………………………………… 183

第一节　男性疾病总论 ……………………………… 183

第二节　男性的生理、病理 ………………………… 188

第三节　中医对男性疾病治疗的方法概论 ………… 200

第四节　男性病各论 ………………………………… 204

第五节　男性杂病论治 ……………………………… 268

第六节　男性更年期综合征论治 …………………… 308

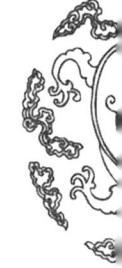

第一章 妇科疾病

第一节 妇科疾病总论

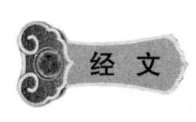

经文

妇科病	与男病	不相同	其内藏
生殖器	有卵巢	输卵管	有子宫
及阴道	其外阴	有阴阜	大阴唇
小阴唇	有阴蒂	前庭腺	及会阴
其卵巢	是一对	生殖腺	产卵泡
性激素	其位置	宫两侧	盆腔侧
壁凹窝	呈扁卵	是圆形	拇指大
头稍尖	巢表面	平又滑	女二七
天癸成	可排卵	能怀孕	可生育
输卵管	是一对	呈弯曲	细又长
两侧端	与卵巢	相连通	故可称
为附件	开口处	通宫腔	壶腹端
如漏斗	其卵子	由此道	通宫腔
其子宫	形倒置	像梨形	成年后
子宫长	约7.5	厘米长	其宽度
5厘米	其厚度	2.5厘米	底体颈
分三部	其下半	入阴道	子宫颈

有内外　其开口　宫颈管　内腔侧
分娩后　可变薄　可延长　如怀孕
略呈扁　其前后　其阴道　可缩小
富伸展　其管壁　管道通　肌肉形
阴道壁　陷凹处　及直肠　与子宫
阴道前　前后分　阴道穹　隔腹膜
其外阴　紧相连　和尿道　与膀胱
呈皱襞　其皮肤　为两个　大阴唇
相会合　与皮肤　呈两片　小阴唇
前方为　两开口　此处有　阴道蒂
大阴唇　阴道口　后方为　尿道口
精黏液　能分泌　前庭腺　深部藏
天癸至　女二七　滑阴道　以润养
按时下　月经期　有生育　性成熟
其周期　色正常　无疼痛　量中等
约四五　其经期　或三二　二十八
有后推　有提前　有变化　如经期
有崩漏　有量少　有量多　有闭经
有头疼　行经时　有倒经　有疼痛
其症状　有呕吐　有腹泻　有胃疼
有血瘀　有气滞　有寒热　有虚实
乳房胀　有易怒　有失眠　有心烦
为五色　有带下　有昏厥　疼痛作
冰寒冷　少腹痛　有流产　有不孕
　　　　症复杂　病繁多　腰疼痛

注释

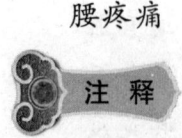

祖医妇科医生之称首见于《史记·扁鹊仓公列传》中记有"扁鹊,过邯郸,闻贵妇人,即为带下医"。"带下医"即妇科医生

也,这说明了早在3000多年前,中医对妇女疾病就有了专业性的研究及治疗。从马王堆出土的医帛《胎产书》中已知妇科文献的出现不迟于汉初。仅现代中医妇科医籍专著约400种以上,合计已知妇科专著900余种,可见中医对妇女疾病研究的内容极其广泛,内容极其丰富,这对我国妇女疾病研究治疗,生育保健做出了卓越的贡献。

古人云"宁治十男子,不治一妇女"。治妇女病者难于治男科病,而治妇女病者,难在何处?虽说男女的阴阳、脏腑、气血、经络的活动规律基本相同,但妇女有其特殊的生理功能如"经、带、胎、产、育"等有别于男子。《素问·生气通天论》"夫自古通天者,本于阴阳。天地之间,六合之内,其气九洲、九窍、五脏、十二节,皆通乎天气,其生五,其气三。"故人有九窍,是世人皆知者矣,但吾认为人并非有九窍,男为九窍,而女为十窍也,故男有十窍非男,女有九窍非女矣,这也是符合阳爻"—"、阴爻"— —"之理。《素问·上古天真论》云"女子七岁,肾气盛,齿更发长。二七而天癸至,任脉通,太冲脉盛,月事以时下,故有子。三七,肾气平均,故真牙生而长极。四七,筋骨坚,发长极,身体盛壮。五七,阳明脉衰,面始焦,发始堕。六七,三阳脉衰于上,面皆焦,发始白。七七,任脉虚,太冲脉衰少,天癸竭,地道不通,故形坏无子也"。原文阐述了女子生长壮老的规律问题。女子在7~14岁是生长发育期,主要表现为齿更发长,天癸发育日渐成熟,女子月经来潮,具备生育能力。女子21~28岁是壮盛期,主要表现为智齿生出,牙齿生长齐全,筋骨坚强,体格盛壮,发长极。女子35~49岁是衰老期,主要表现为阳明胃气渐衰,面部开始有鱼尾纹及黄褐斑,任脉空虚,太冲脉衰少,天癸竭,地道不通,故形坏而无子。这时由于阳气大衰不能使阴得到滋长,因此冲任二脉不能充养血海,天癸衰竭,胞宫空虚而冲任督脉不通,故形坏而无子。这也是妇女生、长、壮、老发展之过程,是妇女之生理特点,而在这一生理特点中包括:冲、任、督、带、胞宫、胞脉、胞络、天癸、卵巢、输卵管、阴道、外阴。这些脉络及奇恒之腑既是藏精及天癸之脏，又是排泄、产育之腑。因为妇女之疾病有其生理、病理之特殊性，所以要比男性病更复杂而难治。但就在这种特殊而复杂的辨证论治的过程中，我们的祖先很早就认识到了这一特点。最早在殷周时代的甲骨文《卜辞》中就有"疾育"之说，这是最早对妇科病之记载。在《诗经》和《山海经》中有治妇科病用药记载如"青药之山，中有音焉，名曰幼一，食子宜子"，"番众之山，中有草焉，一名曰暮蓉，食子无子"等。这是说明了古代人有种草，食之可育；有种草，食之可无子也，而此记载早于《易经》。在《爻辞》中就有不孕不育症的记载，如"妇孕不育，凶"，"妇三岁不孕"等。《史记·扁鹊仓公列传》中记有"扁鹊，过邯郸，闻贵妇人，即为带下医"。以后记载有关妇科病者较多。在战国时代我国第一部医学巨著《黄帝内经》不但确立了中医学的理论基础，而且也为妇科的形成和发展奠定了基础。后又有《难经》中有关左肾右命门学说，其系统地论述了冲、任、督、带、胞脉、胞络循行功能和相关病症。汉代"医圣张仲景"《金匮要略·妇人妊娠病脉证并治》、《金匮要略·妇人产后病脉证并治》、《金匮要略·妇人杂病脉证并治》是我国现存中医古籍中最早、最具有体系的妇科病专著，其内容极为丰富，包括如：妊娠诊断及妊娠恶阻、妊娠腹痛、胞阻、妊娠小便难、妊娠水肿、妊娠眩晕、癥瘕、伤胎等病的证治与鉴别诊断，并创立了养胎、安胎等病的治疗方药，而且有些记载是现代教科书中没有记载的，如"女子梦交、阴吹"等，在封建社会中能有这些病的诊治是难能可贵的。至三国、晋、隋唐、宋、金、元、明、清时代，妇科发展更加系统完善，各家学说及辨证论治更为条理化，更为专业化，而且各家有各家之优点特长，如晋朝"王叔和"首先提出"月经"之名，如"今月当下"、"妇人月经一月再来者"。王叔和将闭经的病因病机分为虚实两大类，并提出了根据脉象的虚实变化而辨别崩漏及预后，他的脉经中凭脉象诊断月经、带下、妊娠等疾病很有参考价值，可谓后世脉证合一之经典。隋代《诸病源候论》中也有关于妇女疾病之专论。唐代医学家孙思邈有妇产专科,专设妇人方,他对妇女病有深刻的见解,提出"不孕症、全不产"和"断绪"、"继发性不孕症"、"产褥众"等都对后世治疗妇女病起到了极为深远的意义。至宋、金、元、明、清诸妇科治疗大家就更为多了,如"刘完素"提出"女子不月,先为心火,血自下也","妇人童幼天癸未行之间,皆属少阴,天癸既行,皆属厥阴论之,天癸已绝,乃属太阴脾经也"。这也说明了妇人在不同的年龄生理阶段应分别从肝、脾、肾论治。明代王肯堂《证治准绳·妇科》、张景岳《景岳全书·妇人规》、薛立斋《妇科撮要》,以上这些医家均对妇科特别重视,并提出了各自的见解与辨证治疗观点,各具特色。清代有《傅青主女科》专著,有《武望之济阴纲目》专著等都对我国妇科疾病、病因病机及辨证治疗做出了巨大的贡献,功不可没。

　　古人云:"善医者,熟读王叔和,不如临证多。"诚然临证为医学求实验也,实验者何也?应以脉理、舌象、望、闻、问等辨证、立法、处方选药而实施有效者也,然后创立医案,医案者必有所参考愈否也。虽古今有医案者多矣,但求其精粹者鲜而有之,如武望之《济阴纲目》一书亦有摘录,但所摘以"薛立斋医案"者居多,成方最广,但对病因病机脉象及辨证分析则无,这是美中不足矣,这无非是平常调经理气活血而已。如叶天士《妇科指南》、傅青主《傅青主女科》、陈自明《妇科良方》等妇科专书以补阴者居多,以八珍汤为主,而用去瘀通络之法较少。然虚证者可用八珍汤以补血,而实证者,犹如抱薪灭火,而寒、湿、热者,更要细辨。如原发性不孕症与子宫发育之大小、位置之前后弯曲、卵巢功能、输卵管等正常与否有直接的关系。吾参考现代医学关于不孕症病因、病理的认识,创新性的将上述诸因与中医望诊即"望人中沟"相结合,通过望人中判断子宫的位置、大小、附件情况等,临证可谓简便、有效。正如男子无精或少精与睾丸发育有关,如阴茎萎短或疲软不坚,难将精子送入阴道之类也是关键。《素问·上古天真论》"女子,二七而天癸至,任脉通,太冲脉盛,月事以时下,故有子"。这是女子正常生理情况下所发展的过程。而不怀孕者,多与月经不调,子宫发育不良有关。那这是何因所致?是由先天不足或是后天失调,或为早婚之害必伤肾气,冲任得不到充养所致。因肾之络,络于胞宫连及两侧,故肾气虚,胞络不通,子宫必然不能充养而缩小,正如现代医学所称之"子宫发育不全",比如物体有气则胀大,无气则缩小,有水则胀大,无水则缩小,是物理之常也。

天癸者为何物,一是指促进人体生长发育和生殖机能所必需的物质。它来源于肾精,受后天水谷精微的滋养而逐渐充盛。"天"为先天;"癸"为癸水。故"马莳"注"天癸者,阴精也,盖男女之精皆肾水,故可称为天癸也"。"张景岳"称"元阴也,即无形之水,以长以立,天癸是也"。天癸也可称为月经的代名词。总之妇女月经的周期,经期、经量、绝经等正常与否对妇女是至关重要的。

带,何为带,是泛指妇女阴道内所分泌出的一种黏性液体,连绵不断,其状如带者,名曰带。但带有白、青、黄、赤、黑五色者,也应包括部分"天癸"在内。"带下"一词首见于《素问·骨空论》"任脉为病,……女子带下瘕聚"。女子阴道内正常的滋润分泌是带之常态,这是由脾、肾、任脉所司,带脉约束其布于阴窍,津津常润,是生理之正常也。如带下有色,量多伴有异味者,是病之所致也。而无带者,是冲、任、肾精不足所致;带多色变有异味者亦是冲、任、带、肾精虚损,寒温湿热夹积夹瘀所致。

胎,是指孕而未出的幼体,又称胎元。故《素问·五常政大论》曰"故有胎孕不育,治之不全,此气之常也,所谓中根也"。一般妊娠第二周为孕卵,各种器官逐渐形成合称为胚胎,四周后称为妊胎,元月即称为胎儿。孕者是指胎儿在母体子宫内的生长发展过程。

女子生育为产,产者,出生也。产者是妇女一生之关键。顺产者,母体及胎儿均健康;难产者,是性命所系,重者母儿均死,轻者后遗病甚多,其证多而杂更为难治。古人云"产后得了病,锈针挑不尽",但也不尽然,如华佗治一妇人怀胎六月,其腹痛不安,华佗诊其脉称胎已死,使人以手摸之所在,在左侧为男,在右侧为女,人云"在左"以汤下之,果如男形。又治一妇人妊娠伤胎不去,其家人言实是伤胎,但胎儿已出矣,华佗说"按脉,胎未去也"。大约百日后,自觉腹中动痛,华佗说"此脉故示有胎"。前当生俩儿(双胞胎),一儿先出,出血甚多,后儿不及生,母不自觉,旁人亦不寤,不复迎,遂不得生,胎已死在腹中。从这两例病案中可以看出华佗之医术是何等的高明,但也说明了我们祖国医学之起源久远及伟大,对我国人口繁衍、生育保健、医疗以及人类做出了伟大的贡献。尤其是明清及现代对妇科的生理、病理、脏象、脉象、望诊、检查、辨证论治更为科学化、具体化,较为完整的运用与中西医相结合的方法,对妇女病的诊断更具系统化。这是社会的发展,科技的进步与发达,中西医医务工作者应共同努力为今后将会出现更为科学,更为切合实际的具有中国特色的中医妇科学奋斗,将对人类做出更大的贡献。

内生殖器包括:阴道、子宫、输卵管、卵巢。由于女性生理的特殊性及女性性情有多思、多虑之特点,故女性病症较男性病症更为复杂,古有云"宁治十男子,不治一妇女"。古人之言是有着实践意义的,作为治妇女科医生更应了解妇女病理所涉脏腑、经脉、气血、阴阳、经、带、胎、产及更年期等疾病的变化,治疗从调理疏导、补益气血、脏腑入手,重在心、肝、脾、肺、肾、冲、任、督、带的调理。古人云"治妇女病者以血为重"。其实不然,应重视气血不可偏废。因气血同源,"血为气母,气为血帅",治疗时应有轻重之分,但不可因血不固气,因气不养血。而且活血化瘀者宜补气,因"气行则血行,气滞则血瘀"。治气者则养血,因"血足则生气"。正如"张介宾"所言"善补阳者,必于阴中求阳,则阳得阴助而生化无穷;善补阴者,必于阳中求阴,则阴得阳生而泉源不竭;善论精者,能使精中生气;善论气者,能使气中生精"。这就是所谓的"阴阳相济",实则是源于《内经》"从阴引阳"

和"从阳引阴",这对后世论治阴阳气血虚实诸证均有着实际的指导意义。

不过现代医者面临一个重要的难题,青少年及中老妇女月经普遍量少,有数月不潮者,有一日点滴而尽者较为多见,如此下去在数年后我们中华之妇女能怀胎生育者有几何。

第二节 调经论治

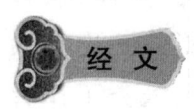

经文

妇女人	年二七	月经潮	色正红
量中等	无血块	无腹痛	腰不困
经周期	二十八	三十二	月经期
四六日	属正常	如提前	或后退
或量多	或量少	小腹痛	及两侧
胀又凉	流不畅	是寒凝	或气滞
如量多	色鲜红	是血热	经量多
其病机	脾肾虚	冲任损	带脉虚
督脉亏	已婚后	房劳过	或人流
过频繁	或子宫	有内膜	增殖症
或肌瘤	或功血	中医名	为血崩
或淋沥	长时间	不能尽	中医称
为经漏	经不调	难怀孕	妇女病
经带胎	胎产后	杂病多	一病癥
二郁冒	大便难	产后风	关节痛
乳汁少	或汁多	如奶结	易形成
乳腺炎	经量少	色又淡	少腹痛

疼痛作	头昏晕	浑身疲	经期短
脉沉涩	气血虚	如经期	胃疼痛
头疼甚	吐涎沫	肝胃寒	有崩漏
要分清	有气虚	有血热	漏不尽
肝肾虚	经前期	双乳胀	疼痛作
是肝郁	在经期	常腹泻	脾肾虚
如经闭	不来潮	查病因	青壮年
经闭长	子宫萎	不发育	与卵巢
有关联	如不治	已婚后	不生育
脉沉弦	是肝郁	脉沉涩	是气滞
脉沉细	是血虚	脉沉弱	是气虚
脉象数	是血热	脉沉迟	是血寒
脉滑数	脉浮数	有倒经	有湿疾
要详辨	虚则补	寒则温	热则清
郁则疏	瘀则活	闭则通	实则泄
逆则降	下则升	调治中	要注意
调冲任	督带脉	及血海	肝脾肾
心胆胃	脑垂体	及附件	均相应

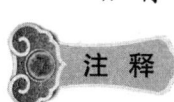

注 释

　　盖妇女之病异于男子者,月事也。月经象太阴而主坤土也,月有盈有亏,由震而乾三阳备,后由兑而坤三阴备,月事行,阴阳消长之大道矣,然妇人属坤道,以血为主,因月经而致病者多矣。《素问·上古天真论》云"女子二七而天癸至,任脉通,太冲脉盛,月事以时下,故有子"。这就说明女子十四岁时,天癸已成熟,任冲二脉已通,肾气已旺,生育条件基本成熟,具有生育能力。在我国女子十八岁时当嫁,在这个阶段是性成熟期又称之为生育期,我国现代性成熟已提前二至三年,因此在这时应注意经期卫生,及婚后经期的房事及情绪、气候等,这是月经正常与否的关键,也有因病而致月经提前、推后、紊乱者多矣,但其因大致有三。①因虚而致者,虚从何来?如思虑伤脾,房劳伤肾所致,脾主思虑而统血又主月经,肾主胞宫主藏精而行血,因脾肾两伤,而月经错乱矣。盖月经者是水为阴血也,属于冲任二脉所主,冲任二脉隶属于阳明,下注血海,上为乳汁,下为月经。如脾胃俱虚不能充养冲任二脉,血海空虚,胞宫不能充盈则无血可下。肾者主藏精,精者,人身之本也,故《素问·六节藏象论》曰:"肾者主蛰,封藏之本,精之处也。"这是指肾具有生成、贮藏和疏泄精气的功能。如肾精不足,天癸竭少,月经不能按时而潮;肾气充盛,则每月天癸必至,呈现消长盈亏的月相规律。②因积冷风寒,气候地域的改变。以寒气客居于胞宫,闭塞其真阳所致,症状常表现为经来少腹胀坠疼痛,形寒畏冷,四肢发凉,面色苍白,经期后推,色黑夹有血块。如《金匮要略·妇人妊娠病脉证并治篇》说"……腹痛恶寒者,少腹如扇,所以然者,子藏开故也,当以附子汤温其脏"。大抵阳气不足则生寒,气寒血亦寒,气血两寒,胞宫缩小,气寒血凝,故行经时有上述诸证矣。③因气滞郁结,肾气不和,肝气郁滞。冲脉与少阴之大络并起源于肾,冲任会于胞中,如肝气郁滞、肾气虚损,子盗其母气,则见经期不准,阴中掣痛,小腹胀痛引腰连脊,下根于气街,气冲急痛,经前经期疼痛更盛者,情绪易怒等症。大概由此三者,形成妇女月经不调者多矣。欲调准月经者,应以经期准,量中等,色正常无血块、无疼痛,经期以3~7日为正常。

(一)如何调治月经病

《产宝》云:"治妇女经水者,应以调气血,通阴阳而已,调和络脉以荣于身也。"这说明气血互无胜,阴阳两相和,则形体通而无经病。如月经初潮有提前或后退者,有量多、量少者,有经前疼痛者,有经后疼痛者,按各种不同症状辨证治疗,均易恢复正常,有的不需治疗,随着年龄的增长亦可恢复,有的婚后亦可正常。但已婚之后因各种因素而致月经不调者,必须因病而辨证治疗,才能恢复正常。因月经不调而致经血过多者有之,或过少而闭经者有之,或每来潮前后或中期疼痛难忍者有之,或造成不孕者有之。总而言之妇女是以血为本,七情畅愉为关键,如七情郁结,气血运行受到障碍,而经病生焉。临证妇人经水来潮时乍多乍少,或前或后,将行经时伴腰腹痛及全身酸痛,双乳房胀痛连及前胸后背、两胁或倒经鼻衄者,而不察明病因病机统以四物汤视为调经之圣药,多数无效。调经之法有三要:①肝为厥阴主震,为东方甲乙木,为春生之阳,上而为心主之母,中主调和脾胃,调节津液代谢,下司冲任,为精血之海,而主疏泄。如肝气郁结失去条达之性,多致月经不调。盖妇人屈曲隐情者居多,肝气易郁也,调经者应以调肝解郁为主。②脾为太阴经,主坤居西南,为太阴湿土,主运化,如《素问·经脉别论篇》说:"食气入胃,散精于肝……食气入胃,浊气归心……肺朝百脉。"《素问·经脉别论篇》"饮入于胃,游溢精气,上输于脾,脾气散精,上归于肺,通调水道,下输膀胱"。因脾胃相为表里,饮食的摄入是由胃及脾消化吸收再由肺分布水精,归心者为血,归膀胱者为水,坤厚而载生万物而统血,主月信而满则亏,一月一行者为常也。脾者又为带脉之根。如脾虚带脉不固,经带时下不正常也。③肾为少阴主坎,为北方癸水,肾开窍于二阴,而主开阖,肾阳虚不能温煦胞宫,而致子宫发育不良或幼稚者多矣。肾阴虚天癸少不能充养胞宫,而致子宫发育不良或幼稚子宫者亦有之。这两者早婚可造成久不孕育甚至终身不孕。故肝、脾、肾为人身之本,先天之根也。因此调经之法必重阴阳,故《素问·阴阳应象大论篇》云:"阴阳者,天地之道也,万物之纲纪,变化之父母,生杀之本始,神明之府也,治病必求于本。"阴阳是人身之主宰,总摄人身之气血,男为阳以气为主,女为阴以血为主,盖无阳而阴不生,无阴而阳不长,故阴阳者,大而弥于宇宙,小在人身。妇人之经血者是血之余也,新故乘除天地自然之理,故月有盈亏,海有潮汐,妇人之血除旧生新,月满则溢,一月一度此其常理也,经者常也,调候一身之阴阳和谐,知其安危也,太过或不及皆非常之理也。阳太过,月经先期而至,阴不及,月经则后期而来,或乍多、乍少,断绝不行或崩漏不止,此皆由阴阳胜衰所致也。若不知阴胜于阳，或阳胜于阴，冲脉滞于任脉，或任脉阻于冲脉，阴阳气血不能充盈胞宫，而致胞宫发育不良或缩小，或行经风寒所袭寒客胞宫，阻碍经血通调，或行经未尽，湿浊塞闭胞络。因肾之络，络于胞宫，络不通都能影响经候与生育。盖阴气乘阳，气寒而血凝，阳虚气不运血，故今所谓天寒地冻，水凝成冰，以致经水少或过期而行，法当理气温经。若阳气乘阴，即火热蕴于经血，血液运行快，故经水先期而至，故所谓"天暑地热，经被热溢，血液沸腾也，宜清热凉血为主"。如若妇人子宫发育不良，中医认为多是肾阳不足而致子宫寒冷。故"女子，二七而天癸至，任脉通，太冲脉盛，月事以时下"或有不依时而下者，皆因心血虚少，肝、脾、肾虚弱而致。故《内经》云："二阳之为病，发于心脾。"女子不月，或先天禀赋不足，或病中虚损出汗过多，或下泄虚其中洲等，皆可以属于不足之例。至十六七岁来潮者，是其常也，如过二十一二而天癸之水充盈，元阴元阳并旺，婚后即可自调经水之常而受孕也。或有十七八岁结婚，甚至有未行经而先结婚者，元阴元阳不足，子宫发育尚未健全，肾气不充，如初荫之芽，受其摧残，子宫寒冷，浊邪壅滞，冲任不通而致久不生育，此等证候临床所见者广矣。

（二）月经不调脉法参考

《素问·脉要精微论篇》云："切脉动静而视精明，察五色，观五脏有余不足，六腑强弱，形之盛衰，以此参伍，决死生之分。夫脉者，血之府也，长则气治，短则气病，数则烦心，大则病进，上盛则气高，下盛则气胀，代则气衰，细则气少，涩则心痛。"右手肺脾命，左手心肝肾，而寸关尺者是分为上中下而已，但阴中有阳，阳中有阴，上下交替故诊脉者应与脏腑、临证相结合，才能辨别病属何脏何腑、属阳属阴、属寒属热、属虚属实，或者是属于血瘀气滞者，通过脉象辨识病机，根据病机方能确立治则，依据治则选方用药，才能得出较好的疗效。两手关尺者属于肝、脾、肾之脉，如沉迟脉主月经逾期不行。小腹疼痛宜分阴、阳、气、血、任脉与冲脉的不同。盖冲、任二脉并行，出于胞宫，而有气血之不同。左关、尺脉沉涩而实者，是血阻气滞，症见左侧小腹有挺按之痛，痛引阴中；右侧关、尺脉沉涩而弦者，是气滞血瘀不行。如若血阻气行，治则以行瘀通气为主。若是气滞血瘀，治则以行气活血为主，主次要分，辨证要明。如若两手关、尺脉浮数，症见月经先期而行，夹有血块。若月经量多，血色紫黑者，是气虚不能摄血，或者是血热妄行，或者是脾虚不能统血，带脉松弛，子宫收缩功能不好，或有狂欲动火而任脉受损。若经水淋漓不止，多属子宫内膜增生所致，中医是属胞满证。一般妇女尺脉浮数，为火伏阴中，血不循经，月经不到期而先行者多。如若能审证施治，不效者鲜矣。如两手关、尺脉沉而滑者，主经血色淡，或杂以白带如鱼脑样，盖滑脉主痰，沉脉主湿，痰湿相搏，见经中夹杂白物，经常带下多者常见有此脉。如两手六脉微细而涩，主月经来潮时经量少，周身疲乏，酸困疼痛，或者月经过期不至，盖微主气虚，细主血虚，涩为不通，两手六脉微细而涩主阳明谷气不运，心不生血，脾无所统而月经不应期。如两手关、尺脉沉而有力，为里实证，多主气滞血不通行，症见行经时腹气胀，小腹疼痛。小腹疼痛若在脐下中间者为胞宫气滞血流不畅；若在小腹两侧者，为肝经不通，冲任不相调和。如两手六脉俱沉弱无力为里虚证，主营卫皆虚，症见月经二至三月一行，或一年一行，行经时无腹痛但全身疲乏无力。如阴脉虚，阳脉搏主血崩；如阴脉实，阳脉虚为胞宫停瘀，小腹痛而有块。如两手六脉俱浮而芤，主脾肾虚，带脉不固，见久崩久漏或习惯性流产。如两手脉微细而浮数，主阴道发痒而生阴疮。如两手少阴脉弦者，主阴挺外出，盖厥阴与少阴母子相关，厥阴脉弦，少阴主沉而静，今不沉静而反弦，子投母怀，肝气下迫，法当阴挺外出。盖阴挺茄证属于今之子宫脱出症，盖阴挺茄证相似，但有软硬之分，阴挺质硬形长，茄证质硬而如鸡蛋。茄证又有白茄、紫茄之分，白茄者是湿流气分（类似于阴道前壁和后壁膨出），紫茄者是湿热流入血分所致。盖阴挺茄证，病因治法不同。在后篇中再论。

第一章 妇科疾病

(三)月经病辨证论治

月经病是以月经的周期、经期、经量、经色、经质发生异常而伴有疼痛等其他症状时称之为月经病。

1.月经先期

【定义】月经先期,月经周期提前8日以上至10日者为之先期而至,并常见于经量过多成崩漏量多而不止,止而不尽者。

【病因病机】主要是气虚和血热而致,气虚统摄无权,冲任不固,血热则热伏冲任伤及胞宫,血海不宁而妄行所致。

【病案举例1】王某某,女,16岁,中学生,兰州市人。

【主症】患者因每次月经提前一周余来潮,经血量多色淡,头晕浑身疲乏无力,腰及两腿酸困无力,一周余将尽,睡眠不安,多梦,大便稀,每经期少腹疼痛,面色苍白无华,舌质淡,薄苔白,脉象沉细无力。血红蛋白9g/L。

【辨证】脾肾两虚。

【治则】脾肾双补,益气摄血。

【处方】自拟脾肾双补汤。

炙黄芪30g	炒白术20g	焦当归10g	炒白芍10g
圆肉20g	菟丝子10g	熟地炭10g	干姜炭3g
五味子10g	党参30g	山萸肉20g	巴戟肉20g
柴胡3g	升麻6g	陈皮10g	茯苓20g

4剂,水煎服,每日2次。

【汤头歌诀】

有妇人	月经期	常提前	其病机
是气虚	不统血	有血热	则妄行
自拟方	补脾肾	炙黄芪	炒白术
与党参	补中气	益脾气	健脾胃
熟地黄	干姜片	当归芍	均炒焦
入血分	能凉血	可止血	菟丝子
山萸肉	巴戟天	与圆肉	补肝肾
助阳气	能收敛	北柴胡	与升麻

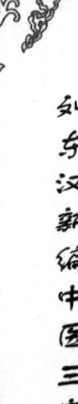

升清阳	举下陷	是绝配	广陈皮
白茯苓	除湿热	健脾气	安心神
用此方	补肝肾	能益气	可统血
在临床	加减用	疗效佳	

【第二诊】患者服前方4剂后,经血基本已尽,头晕浑身疲乏,腰膝酸困无力,少腹疼痛基本消失,睡眠已有好转,梦已少,舌质较前红润,脉象沉细。再拟原方加肉桂6g以补命火、炙甘草10g。

【病案分析】患者年少体虚,加之学习紧张,思虑过度损伤脾气,脾伤则中气不足,冲任不固,血海失统,久则累及于肾,肾者主藏精,肾气虚则封藏失权,故致脾虚不能统血,肾虚不固则冲任失养,故月经先期而经量多,淋漓不尽。

【病案举例2】马某某,女,35岁,兰州市人。

【主症】患者因每次月经提前10余日来潮,量多,色红有血块,头晕,眼前发黑,出汗,面潮红,口干欲饮,大便干,心烦失眠,血流量多而不能入坐,诊其脉象滑数,舌质红,舌苔黄,西医诊断为功能性子宫出血。

【辨证】阳盛血热。

【治则】清热凉血降气。

【处方】自拟清经止血汤。

生地炭10g 大黄炭10g 焦蒲黄10g 阿胶珠10g
焦芥穗10g 焦当归10g 焦白芍10g 焦黄连6g
焦黄芩10g 焦黄柏10g 炒丹皮6g
三七粉10g(冲服)

3剂,水煎服,每日3次。

【汤头歌诀】

此患者	是阳盛	血又热	自拟方
清经热	止血汤	生地黄	大黄片
荆芥穗	当归芍	与蒲黄	均炒焦
入血分	能凉血	可止血	阿胶珠

三七粉	可统血	能止血	焦黄连
焦黄芩	焦黄柏	清泻火	可燥湿
能止血	炒丹皮	能清热	可凉血
祛瘀血	用此方	治阳盛	血热症
其疗效	甚是佳		

【病案分析】患者连服3剂,在第一剂后流血基本已止,3剂服完经血完全尽止,各症均有减轻,在前方的基础上加山萸肉20g、杜仲30g以滋补肝肾,生白术30g、茯苓30g以健脾,使肝脾肾得以调和则能使阴平阳秘,而经血自行归于血海,调于冲任而收功。

【病案举例3】郑某某,女,37岁,兰州市人。

【主症】每次月经先期而至,色红质稠,量中等,五心烦热,口渴欲饮、大便干、小便黄、两颧潮红、失眠多梦、舌质红、少津、脉象细数。

【辨证】阴虚血热。

【治则】养阴凉血调经。

【处方】自拟养阴凉血调经汤。

生地20g　元参20g　生白芍30g　地骨皮30g
麦冬20g　沙参30g　知母10g　黄柏10g
阿胶10g　西洋参10g　生草10g

4剂,水煎服,每日2次。

【汤头歌诀】

有妇人	月经期	提前至	色黏稠
量中等	五心热	大便干	小便黄
面潮红	有口渴	舌质红	苔少津
脉细数	是阴虚	又血热	自拟方
生地黄	元人参	北沙参	西洋参
与麦冬	养阴气	生津液	润燥热
生白芍	与阿胶	养阴血	能止血
地骨皮	与知母	能清热	可凉血

除骨蒸	生甘草	补脾气	能清热
调诸药	用此方	养阴血	清凉血

患者前方4剂尽服后,自觉五心烦热、口渴欲饮及两颧潮红有所减轻,失眠多梦,小便黄及大便干已有改善,舌质稍红少津,脉象细数。在原方的基础上加银柴胡20g、五味子10g、生白术30g、山药30g,继续以调养肝肾脾为主。

【病案分析】此症属肝、肾、脾阴虚血热而致,因阴虚生内热,热扰冲任不固,血热妄行,脾虚不能统血,因而每次月经提前而潮。阴虚血少,冲任空虚,血海不足,故经血量少,或虚热内伤累及经脉,血受热迫,经血量也可增多,血为热灼,故质稠色红发黏,热迫气上浮,故两颧潮红,口干舌燥少津,均为阴虚内热,耗损津液不能滋润所致。如《素问·经脉别论篇》"食气入胃,散精于肝,淫气于筋,食气入胃,浊气归心,淫精于脉"。这说明了精血津液的生成与脾胃至关重要,且与肝的疏泄调节,肺的宣降疏布及肾的蒸腾气化都是有连带关系的,而中医治病主要是调和各脏腑之间阴阳气血不平衡者,从而使之平衡也。

【病案举例4】张某某,女,37岁,榆中人。

【主症】月经每次提前10日而至,量多、色红带有紫色血块,质黏稠,血行不畅,小腹疼痛,心烦易怒,两胁及少腹胀痛连及双乳房疼痛,经前双乳房有块增大肿痛不可触摸,经后肿块缩小,疼痛减轻,口苦发干,舌质红少津,脉象弦数。

【辨证】肝郁血热。

【治则】疏肝解郁、清热凉血。

【处方】丹栀逍遥散加味。

丹皮10g	炒栀子10g	当归10g	白芍10g
柴胡10g	茯苓20g	焦干姜3g	薄荷3g
炙甘草10g	生地10g	郁金20g	青皮10g
香附10g			

4剂,水煎服,每日2次。

【汤头歌诀】

行经期	有妇人	经量多	色黏稠
小腹痛	烦易怒	两胁胀	乳房胀
且有块	脉弦数	用丹栀	逍遥丸
要加味	北柴胡	当归芍	补肝体
助肝用	使血和	则肝和	白茯苓
炙甘草	能健脾	能益气	能实土
御木侮	焦干姜	能温中	能辛散
粉丹皮	清血热	可凉血	山栀子
清肝热	导肝火	使下行	用此方
疏肝郁	清血热	配方精	效果佳

患者4剂尽服后，自觉血量已少，心烦易怒，口苦发干已轻，少腹及双乳房疼痛大减，舌质正常有津，脉象弦。嘱患者再拟原方4剂，以观后效。

【病案分析】 因肝主疏泄，性喜条达，而主藏血。如妇女有隐曲之情，受情绪之影响，可致肝气郁结，情志不畅，久郁而化热生火，热扰冲任，热盛血沸则致经血妄行，月经可提前而至。肝郁疏泄失调，血海失司，故经血量多少不定。热灼于血，故质黏稠而有紫块，血行不畅而疼痛，肝气郁滞于经脉，故小腹及两胁连及双乳房胀痛，乳房有块痛不可触摸。肝胆之火上扰于胸中，使君火不安而心烦多梦易怒，胆气上扰于咽喉，故口苦咽干，耗阴伤津故舌质红而少津，肝郁气滞而脉象弦数。本案之治法是以疏肝解郁，清热凉血为主，古人都以丹栀逍遥散为其主要处治，因此在本方中加生地，以增强凉血之用，用郁金、青皮、香附，以加强疏肝解郁之作用。这样才使肝得以疏、郁可解、血可凉、热可清，是治此案万全之方也。

2.月经后期

【定义】 月经后延7日以上甚至3月至半年者，可称为月经后期，或称之为月经延后、月经后退等。如《金匮要略·妇人杂病脉证并治》谓"至期不来"。而《妇人大全良方·调经门》引"王子亨"所言："过于阴则后期而至"，他认为月经后期而至是由于阴盛血寒所致，后世也有医家认为血虚、血寒、痰多、气郁、气滞、水亏血少、湿痰阻滞、肝经血虚、肾精亏虚、脾胃虚弱、气血虚弱、阳虚内寒、房事过度、多产人流等以及地域气候之改变、情绪改变等都可导致月经后推。

【病因病机】月经后期者，病理有虚实之别。虚者，皆因肝肾脾之虚损造成精血亏损所致。虚寒可致精血不足，冲任不充，血海空虚不能按时充盈而至后延。实者多因气滞、血寒而致血运不畅，气滞冲任受阻，血海不能如期充盈而致月经后期者。也有气滞血瘀而致后延者。

【治则】如《金匮要略·脏腑经络先后病脉证治》曰："虚虚实实，补不足，损有余"，就是要补其肝脾肾之不足，损其寒凝气滞血瘀之有余，疏通经脉，温其气血，行气解郁活血化瘀是治月经后延之大法也。

【病案举例1】马某某，女，21岁，兰州市人，学生。

【主症】每次月经延后10~15日，经血量少，血色淡暗，质清稀，腰酸膝软，小腹疼痛，头晕耳鸣，浑身疲乏，四肢无力，面色青晦，心慌多梦，记忆力差，大便干结，小便清长。舌质淡、舌苔薄白，脉象沉细无力。

【辨证】肝肾两虚。

【治则】温补肝肾。

【处方】自拟方。

柴胡 10g	当归 20g	炒白芍 20g	川芎 10g
桂枝 10g	茯苓 20g	艾叶 10g	香附 10g
吴茱萸 6g	熟地 10g	巴戟肉 20g	鹿胶 10g
炙甘草 10g			

6剂，水煎服，每日2次。

【汤头歌诀】

| 自拟方 | 能温补 | 肝与肾 | 有妇人 |
| 经血少 | 色暗淡 | 质清稀 | 小腹痛 |

第一章 妇科疾病

身疲乏	腰膝软	多心慌	睡眠差
大便干	舌质淡	苔薄白	脉沉细
柴桂茯	调肝肾	补肝体	芎归芍
香附子	与艾叶	吴茱萸	能活血
能温中	可止痛	熟地黄	巴戟肉
鹿角胶	补肝肾	助阳气	益精髓
炙甘草	补中气	调诸药	用此方
肾精足	天癸充	冲任调	疏泄达
经血调	症自消		

患者服前方12剂后,本次月经按时而来潮,血量有增,血色正常,小腹疼痛减轻。头晕耳鸣,浑身疲乏,四肢无力,腰酸膝软,心慌多梦基本好转,舌质正常,脉象沉而有力。

【病案分析】此患者素体虚弱,肝肾不足,冲任血海空虚,因而月经不能按时而至,肾气虚命火不足,血失温煦,故色暗淡,质清稀。肾虚不能温肝,肝失调达,疏泄失司,子盗母气,使虚者更虚,故治此者以滋肝补肾为要,使肾精足,天癸充,冲任调,疏泄达,而经血自能调也,故此症徒用以补血活血化瘀者有误也,此症无瘀可化,不足者补其精血也,精血足其气亦足也。《素问·上古天真论》"女子,二七而天癸至,任脉通,太冲脉盛,月事以时下,故有子"。而此时月事不能按时而潮者,冲任之脉虚,精血虚少而致也。

【病案举例2】谢某某,女,20岁,兰州市人。

【主症】每次月经后延10余日,经血量少,色淡红,质清稀内有血块,小腹疼痛难忍,得热则痛减,腰酸膝软无力,四肢恶寒不温,小便清长,大便稀不成形,舌质淡,舌苔薄白,脉象沉迟细弱。

【辨证】寒凝气滞。

【治则】温经行气,补阳祛寒。

【处方】温经汤加味。

当归20g　　吴茱萸6g　　桂枝10g　　炒白芍20g

川芎 10g　　生姜 10g　　制半夏 10g　　人参 10g
小茴香 10g　细辛 6g　　艾叶 10g　　炙甘草 10g
丹皮 10g

6剂,水煎服,每日2次。

【汤头歌诀】

行经期	小腹痛	实难忍	得热减
四肢寒	大便稀	舌质淡	脉沉细
是冲任	虚寒证	要温经	需行气
必补阳	以除寒	温经汤	要加味
吴茱萸	小茴香	与桂枝	能温经
通血脉	可散寒	能止痛	芎归芍
能活血	能祛瘀	能养血	可止痛
制半夏	干姜片	能辛散	可通降
助祛瘀	红人参	炙甘草	益脾气
助后天	资生化	粉丹皮	能活血
清血分	之虚热	北细辛	蒿艾叶
补肾精	暖子宫	在临床	加减用
疗效佳			

平时可用当归生姜羊肉汤服之,其效很佳。而温经汤,是温经散寒,养血化瘀之用,适宜于冲任虚寒,瘀血阻滞少腹,或久不受孕,或月经不调,经期或前或后,经量或多或少,或经闭,而用于治妇科病者相当广泛,被誉为妇科调经之方。

【病案分析】 此案是阳气不足,阴寒内盛,不能温煦脏腑,气血生化不足,气虚血少,冲任不充,血海空虚不能充盈而后延。经血量少,阳虚肾气不足,外腑失养,故腰膝酸软,脉象沉迟无力。

【病案举例3】 于某某,女,30岁,兰州市人。

【主症】 经期后延,经血量少色暗有块,小腹胀痛,经血欲流而不畅,来经前约一周,自觉双乳房发胀,痛连及两胁腰部及大腿内侧,情志易怒,舌质正常,脉象弦。

【辨证】气滞血瘀。

【治则】疏肝行气解郁,活血化瘀。

【处方】少腹逐瘀汤加味。

干姜10g	元胡10g	当归10g	川芎10g
肉桂6g	赤芍30g	蒲黄20g	灵脂10g
香附10g	柴胡10g	红花10g	郁金30g
青皮10g	生草10g	小茴香10g	

6剂,水煎服,每日2次。

【汤头歌诀】

有妇人	月经期	有后延	血色暗
流不畅	乳房胀	连及腰	烦易怒
其病机	是肝郁	有气滞	血瘀证
要疏肝	需行气	更活血	祛瘀血
用少腹	逐瘀汤	干姜片	小茴香
能温经	可散寒	芎归芍	养阴血
能活血	可除瘀	北柴胡	香附子
个青皮	与郁金	延胡索	疏肝气
行滞气	能活血	能止痛	生蒲黄
五灵脂	藏红花	能化瘀	破瘀滞
生甘草	调诸药	肝气顺	升降调
血海充	血畅通	症自消	

服本方后月经按时而潮,小腹及胸胁胀痛已轻,经前双乳房胀痛未作,经血量有增,红色血块少,经血流畅,并嘱每在经前一周再服用本方3剂。

【病案分析】妇女性情多隐曲,郁而伤肝,肝失疏泄,气机不畅,血为气滞,血海不能及时盈满,故经血量少,欲行则不出而疼痛难忍。因肝气郁滞,经脉阻塞,故小腹、胸胁、乳房胀满而疼痛,情绪易于动怒烦躁。脉象弦为肝郁气滞之象。本症拟用王清任少腹逐瘀汤加味,以疏肝解郁,行气活血化瘀者行之有效,加红花、柴胡、香附、郁金、青皮者是加重疏肝解郁化瘀之用。以上论治月经后期者不外乎肝肾不足，血虚、血寒、气滞血瘀之类也，但妇女之经病兼证者多矣，应随症加减变化，灵活应用，有其症必用其药，不必妄加多用，要辨主证，主脏、主腑、主气、主血、主虚、主实等，处方用药才能得当。古人云"宁肯治十男，不治一妇人"。妇人病多于男子者，是经、带、胎、产、杂病也。

3.经期延长

【概述】月经周期基本正常，但行经时间超过7日以上者，甚至淋漓不尽者，可称之为"经期延长"。如早在隋代巢氏《诸病源候论·经水不断候》记载"女人月水不断者，由损伤经血，冲脉、任脉虚损故也。冲任之脉为经脉之海，手太阳小肠之经与手少阴心之经，此二经为表里，主下为月水。劳伤经脉，冲任之气虚损，故不能制其经血，故令月水不断也。凡月水不止而合阴阳，冷气上入脏，令人身体面目萎黄，亦令绝子不产也"。文中"月水不止而合阴阳致令妇人身体面目萎黄，亦令绝子不产之论"，是现代医书中最早记载的相当于今之"经期禁止交合"，以保护妇人身体健康，现已成为人们的常识，但在过去认识到这一点是难能可贵的。又如《校注妇人良方·调经门》则认为"或因经行而合阴阳，以致外邪客于胞内，滞于血海故也"。指出本病有虚、实之异。治法主张"调养元气而病邪自去，攻其邪则元气反伤"。《叶天士女科·治调经》谓"经来十日半月不止乃血热妄行也，当审其妇曾吃椒、姜热物过度"。指出治用清热补肾，养血调经之金狗汤。《妇科证治约旨·经候门》认为本病乃因"气虚血热，妄行不摄"所致。《沈氏女科辑要笺正·淋漓不断》指出本病的转归，"须知淋漓之延久，即是崩陷之先机"。而本病的机理是由于冲任气虚不能制经血，或因外邪客于胞宫，或有瘀血内停而血不归经，或因血热妄行所致经期延长临床多见矣。在临证中经期延长多由于气虚冲任失约，或热扰冲任，血海不宁，或瘀阻冲任，血不循经所致。在临床中不外乎有气虚不摄血，血热妄行，瘀血内阻血不归经三者。在辨证论治时，要以月经量、色、质为主，还要结合患者的全身症状、脉象、舌象综合加以分析，才能得出正确的诊断,才能有严明的立法,才能有灵活的选方用药,才能有较好的疗效。

【病案举例1】苏某某,女,37岁,兰州市人。

【主症】患者素体虚弱,而每次月经来潮时,经期延长10余日而过期不尽,经血量多,色淡质稀,浑身疲乏无力,头晕眼花,少气懒言,小腹困坠感,疼痛绵绵,面色苍白,舌质淡胖、脉象沉缓而弱。虽经多次调治,其效不佳。

【辨证】气虚。

【治则】补益中气,固冲调经。

【处方】举元煎加味。

| 党参20g | 生芪30g | 炒白术20g | 升麻6g |
| 炙甘草10g | 阿胶10g | 巴戟肉20g | 柴胡3g |

6剂,水煎服,每日2次。

【汤头歌诀】

若妇人	素体虚	经期长	经血多
血色淡	身疲乏	头昏晕	小腹坠
痛绵绵	面苍白	舌质胖	脉沉缓
是气虚	需补气	固冲任	举元煎
要加味	生黄芪	炒白术	与党参
补中气	健脾气	北柴胡	与升麻
升阳气	举脏器	不可少	巴戟肉
与阿胶	滋阴血	补肾精	炙甘草
调诸药	益脾气	坤土旺	冲任固
能统摄	治节调	在临床	加减用
其效果	实在佳		

患者服前方6剂后自觉头晕眼花,浑身疲乏无力、气短,小腹空坠症状均有减轻,在本方中加茯苓20g、大枣10枚,以增强健脾之用。嘱患者继服20余剂,下次月经来潮,经期时间基本正常,约6日尽,上述各症均有好转。

【病案分析】素体虚弱,或饮食劳倦,思虑过度则伤脾,脾虚中气不足,坤土虚不能生金养肺,治节失调,冲任不固,不能制约经血而致月经过期不尽。中气不足,阳气不布,故倦怠乏力,气短懒言,小腹下坠,面色苍白。舌质淡,脉象缓弱为中气不足之象。方中加柴胡、巴戟肉、茯苓、大枣者,是健脾益气以固本,继服10余剂者以巩固疗效。

【病案举例2】翟某某,女,39岁,兰州市。

【主症】行经时间延长,量少,血色紫暗有块,行经时小腹胀疼痛难忍,拒按,面部有褐斑深重,心烦易怒,非用西药止痛针而不止。舌质紫暗、尖有瘀点,脉象沉涩。

【辨证】瘀血停滞。

【治则】活血祛瘀调经。

【处方】桃红四物合失笑散加味。

桃仁10g	红花10g	当归20g	赤芍30g
生蒲黄10g	五灵脂10g	香附10g	茜草根30g
醋益母30g	川牛膝6g		

6剂,水煎服,每日2次。

【汤头歌诀】

行经期	血色暗	小腹痛	实难忍
经期长	面锈重	心烦躁	舌质紫
有瘀点	脉沉涩	是瘀血	阻胞宫
因不通	故疼痛	桃红花	当归芍
祛瘀血	可活血	能行气	生蒲黄
五灵脂	散瘀血	可止痛	茜草根
醋益母	可凉血	能止血	能祛瘀
可止痛	香附子	川牛膝	行滞气
活瘀血	引经血	可下行	用此方
瘀血去	新血生	痛自消	经期定

【病案分析】瘀血阻于冲任胞宫,瘀血不去,新血则不生,则血不能归经,故行经时间延长。由于瘀血内阻,经血运行不畅,故小腹疼痛难忍,经云:"不通则痛,通则不痛。"因瘀血块

不能顺利流出胞宫，故小腹胀痛难忍。舌乃心之苗，心主血脉，舌根为肾系，舌紫黯者为血瘀之象也，脉象沉涩者是血瘀阻滞之征兆也。方以桃红四汤者活血化瘀，加失笑散及醋益母、茜草根、川牛膝者以加强活血化瘀之功也。

【总结】以上两例是经期时间延长者，但治此者不外乎健脾补气，养血活血，化瘀并以调和阴阳，使阴阳和气血调，血自循其经。这类患者大多与西医之子宫内膜发炎以及增生有关。总之，子宫内膜在经期内能够完全脱落而去者，时间较准，而脱落不完全者，总是时间延长不定。如《陈素庵妇科补解》云"妇人行经，多则六七日，少则四五日，血海自净。若迟至半月或一月，尚淋漓不止，非冲任内虚，气不能摄血，即风冷外感，使血滞经络，故点滴不已，久则成经漏"。

4.月经量过多

【概述】《金匮要略·妇人杂病脉证并治》有关于"月经过多"的记载，如经血量超过正常血量约为100毫升者称之为月经过多，但月经周期基本正常者，或前或后者均可有之。如刘河间在《素问病机气宜保命集·妇人胎产论》中提出"经水过多"的病名，而他对本病的病机以"阳盛实热"立论，治法重在清热凉血，并兼以养血调经。他说："治妇人经水过多，别无余证，以四物汤内加黄芩、白术各一两。"而朱丹溪提出本病的病机分为血热、痰多、血虚之不同。清代《傅青主女科·调经》认为本病为血虚而血不归经所致。总而言之，造成妇女经血量过多者，不外乎肝脾失调，肝肾失调，冲任虚损所致者为多，或是由于肾精不足不能以水养肝，而肝郁化热生火，热助火生，使气耗血沸，血热妄行而不归脉道者多见，也有因瘀血而致成崩者。按现代医学来讲，功能性子宫出血、子宫肌瘤、子宫肥大症、盆腔炎、子宫内膜异位及子宫内膜增殖症，均可导致月经量多，也可称之为"崩漏症"。

【病案举例1】杨某某，女，40岁，兰州市人。

【主症】每次月经来潮时，经血量大增，势如决堤，血色红

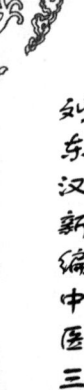

有紫块,头晕眼花,失眠多梦,面色苍黄,颜面且延及四肢浮肿,腰膝酸痛,浑身疲乏无力,口渴心烦,卧床不起,久经治疗无效,西医诊断为"功能性子宫出血",建议手术治疗,因患者惧怕手术而求治于中医。舌质淡,舌苔薄白,脉象沉细。

【辨证】气虚(脾肾气虚)。

【治则】健脾补肾。

【处方】缩宫补肾汤。

焦当归 10g	焦白芍 20g	炒白术 30g
焦芥穗 10g	生芪 30g	阿胶珠 10g
焦蒲黄 10g	醋益母 20g	菟丝子 10g
川断 20g	焦杜仲 20g	山萸肉 20g
人参 10g		

4剂,水煎服,每日3次。

【汤头歌诀】

若妇人	行经期	血量多	如决提
血色紫	头昏晕	睡不实	面苍黄
四肢肿	腰膝酸	身疲乏	常卧床
舌质淡	苔薄白	脉沉细	其病因
肾气虚	不固摄	脾气虚	损带脉
不提升	因带脉	束诸脉	冲任督
起胞中	是同源	带脉者	为脾也
故此证	补脾肾	用缩宫	补肾汤
当归芍	荆芥穗	与蒲黄	均炒焦
能止血	可祛瘀	醋益母	阿胶珠
滋阴血	能调经	可消肿	菟丝子
川续断	焦杜仲	山萸肉	补肝肾
能固涩	强筋骨	生黄芪	红人参
炒白术	补中气	健脾气	脾肾旺
冲任固	月经调	症自愈	

患者服药前后经血已止,嘱在本方中加茯苓20g、巴戟肉

20g继服以巩固疗效。

【病案分析】妇人房事过度或劳力过重或刮宫引产频繁，损伤冲任，以致气血不相和谐，肾气虚不能固摄子宫，脾气虚损，带脉松弛，提升不固，以致月经来潮势如崩裂。冲、任、督三脉起于胞中，是一源三歧也，而带脉总束诸脉。如此证是肾虚三脉受损而使经血不统而量多，带脉者脾也，脾土为坤，生万物而主生金，金者肺也，肺主诸气而宣降津液，水津同布，上虚而不布下，水精少而火自旺，经曰："壮火食气，少火生气"，而食气者气必虚，是本证之主题。所以补气者必健脾，脾健肺气足，肺气足则水精旺，水精旺者肾与命门能够肾间动气，肾气足则冲任督三脉自调以固也。而本方中生芪、人参、白术是健脾补气，杜仲、山萸肉、川断、菟丝子补肾益气，当归、白芍、阿胶活血止血以理血，荆芥穗、焦蒲黄、醋益母止血，三大类药组成具有益气健脾补肾、活血止血理血以调和冲任，而血自止也。但此种病还是患者素体脾肾虚弱，房劳过度或者刮宫引产频繁而致者多矣。

【病案举例2】朱某某，女，31岁，兰州市人。

【主症】每次行经时血量大增，色紫暗，有块，小腹胀痛难忍连及腰两胁，小腹发凉疼痛得热则减，经血欲出而难行。舌质紫暗，舌尖及两侧有大片瘀点，脉象沉涩。

【辨证】寒凝气滞血瘀。

【治则】温经散寒，行气化瘀。

【处方】温经汤合失笑散。

吴茱萸6g	当归10g	白芍20g	川芎10g
人参10g	生蒲黄20g	桂枝10g	生姜10g
细辛6g	灵脂20g	醋益母30g	香附10g
三七10g			

3剂，水煎服，每日3次。

【汤头歌诀】

　　　　温经汤　　　失笑散　　　治妇人　　　月经期

经血多	色暗紫	有血块	小腹痛
难忍受	血不畅	舌质紫	有瘀点
要加减	吴茱萸	北细辛	干姜片
与桂枝	既温经	又通络	能散寒
可止痛	生蒲黄	五灵脂	醋益母
与川芎	能活血	化瘀血	生新血
香附子	行滞气	红人参	补元气
益脾肺	三七粉	能止血	不可少
对妇人	寒凝重	气郁滞	有瘀血
是首选			

患者服后，小腹冷痛已温，经血流畅，而量已少。服前方后诸症已消，继用本方调理再服3剂后，其在下次月经前再服用3剂。

【病案分析】瘀血内阻，新血不能归经，乘经行之际而妄行，故新血量多而瘀血阻滞不畅，小腹冷痛。由于宫寒，瘀血凝结则血色紫暗有块，阻瘀胞脉不通则小腹疼痛难忍，由于寒气凝滞而致瘀血阻滞之证。本方以温经汤合失笑散者重在温经散寒，温则寒凝之气散，失笑散者活血化瘀，瘀去则新血才能归源，新血归则血量减少，瘀血化则血流畅通，古云："不通则痛，通则不痛"此之谓也。吴鞠通论妇人"血热妄行"用当归、川芎不但无益而且有害，世人以当归、川芎为治胎产之圣药，然惟血寒而滞月经频少，按期不行者为宜，若气虚血热者断不可用，盖当归七八月而开花，得燥金辛烈之气香秉味厚，含挥发之性，量多更甚于麻、辛之发散，故《神农本草经》云："当归性辛，温气香味厚，多汁多油，入肝脾。"当归促血液通血脉，善走而不守，用之得当，功力最速，用之不当，危害不浅，如妇人无血热妄行，月经过多先期而行，用当归调经可得手，盖当归能补血运血，促进血液循环，加快急走善窜，不能静守。而川芎其性更甚于当归，而川芎产于四川，性辛温，善滑窜，能散血中之风，以二味配合，名曰"佛手散"又名"芎归汤"，治难产者有效。盖世间物性偏长于通者,必长于守也,比如习惯性流产,用保胎药多用黄芪、党参、白芍之品,盖气为血之帅,补气以统血,又黄芪、党参能升提带脉,若重用归、芎,而造成流产之患为人少知也。

5.月经量过少

【概述】经行周期正常,但月经量少而时间短,不足两天者称为月经量过少。月经量少最早出自晋代王叔和《脉经·平妊娠胎动血分水分吐下腹痛证》中记有"经水少",他认为病机是"亡其津液"。《医学入门·妇人门》认为因寒因热均可导致月经过少,而治则有别,如:"来少色和者,四物汤,点滴欲闭,潮烦脉数者,四物汤去芎地,加泽兰叶三倍,甘草少许,因寒血来量少,四物汤加桃仁、红花、丹皮、葵花。"也有人指出,"经水涩少,为虚为涩,虚则补之,涩则濡之"。本证无外乎属于肾津亏虚,脾不生血,精血不足,寒凝气滞,血阻胞宫,或是湿痰凝聚,经脉受阻所致。从病机看是有虚实之分,虚者多因津血亏少,冲任血海亏虚,经血之源亏少,实者多由于瘀血内停,或痰湿内阻,冲任壅塞,血行不畅而月经过少,在临床上多为肾虚、血虚、血瘀、痰湿者多见。

【病案举例1】杨某某,女,23岁,红古人,学生。

【主症】患者素体虚弱,面黄肌瘦,18岁时月经初潮,每次来潮经血量少,约一日已尽止,质淡清稀,浑身疲乏无力,腰膝酸软,四肢不温,小腹发凉,小便清长,头晕耳鸣,有时大便清稀,月经来潮时上述症状加重,舌质淡、舌苔薄白。脉象沉细无力。

【辨证】肾虚火衰。

【治则】补益肾阳,养血调经。

【处方】归肾丸加味。

熟地20g	茯苓20g	炒山药20g	山萸肉10g
当归10g	杜仲20g	菟丝子10g	肉桂6g
巴戟肉20g	圆肉20g	鹿茸10g	炙甘草10g

6剂,水煎服,每日2次。

【汤头歌诀】

归肾丸	治妇人	肾阳虚	月经少
要加味	熟地黄	养阴血	填精髓
炒山药	山萸肉	补肝肾	能固涩
菟丝子	巴戟肉	与杜仲	补肾阳
强腰膝	雄鹿茸	益精血	调冲任
补肾气	当归片	与圆肉	滋阴血
补经血	用肉桂	能引火	归命源
炙甘草	补中气	调诸药	用此方
肾气旺	经血足	血海充	月经调

患者本方连服25剂后来就诊,本次月经量较前有所增加,约四日已尽,自觉精神大有好转,头晕耳鸣,腰膝酸软,四肢不温,小腹发凉均有减轻。嘱患者在本方中再加生芪30g、党参20g,继服10剂得以巩固疗效。

【病案分析】禀赋素虚,后天未充,天癸迟来,其原因是肾气虚弱,经血不足,冲任血海得不到供养充实,以致经血量少。由于肾阳不足,不能温煦胞宫,故小腹发凉,四肢恶寒不温,经血色淡,大便稀薄,小便清长。肾阳虚,经血不足,则外脐经脉失养则腰膝酸软无力。脑为髓之海,精血亏少不能充盈脑海,故头晕耳鸣。方中本以肾气丸为基础(内有张景岳归肾丸)加肉桂、巴戟肉、鹿茸、桂圆肉、生芪、党参者以温补肾阳,鹿茸是血肉有情之品,本方是以补肾温阳养血调经者是也。此证补肾是基本,养血还精是关键。这就体现了张景岳"善补阳者,必于阴中求阳,则阳得阴助而生化无穷,善补阴者,必于阳中求阴,则阴得阳升而泉源不竭";"善治精者,能使精中生气,善治气者,能使气中生精"。这就是张氏所谓的"阴阳相济",是源于《内经》所谓的"从阴引阳"和"从阳引阴"。这对论述阴阳虚损诸病有着深远的意义。

【病案举例2】郭某某,女,34岁,西固人。

【主症】月经血量日益减少,点滴即尽,色淡质稀,小腹疼痛下坠,头晕眼花,浑身疲乏无力,心悸怔忡,多梦少寐,面色萎黄,纳差少食,少语懒言,舌质淡,脉象沉细。

【辨证】血虚。

【治则】补血益气调经。

【处方】八珍汤加味。

人参 10g	茯苓 20g	炒白术 30g	当归 20g
阿胶 10g	炒白芍 20g	熟地 10g	炙芪 30g
圆肉 20g	川芎 10g	山药 30g	鸡血藤 30g
大枣 10 枚	炙甘草 10g		

6剂,水煎服,每日2次。

【汤头歌诀】

有妇人	经血少	点滴尽	小腹痛
下坠感	头昏晕	身疲乏	夜不寐
面萎黄	舌质淡	脉沉细	是血虚
八珍汤	要加味	芎归芍	鸡血藤
炒白芍	熟地黄	滋阴血	能活血
补精血	白茯苓	炒白术	炙甘草
红人参	炙黄芪	与山药	补中气
健脾气	资后天	以化生	精气血
阿胶珠	大红枣	与圆肉	养阴血
补气血	不可少	在临床	加减用
疗效佳			

患者连服30余剂后,每次月经来潮血量日见增多,精神已复,每月来潮小腹疼痛消失,头晕眼花,心悸怔忡已改善。食欲有增,舌质红润,脉象平,嘱患者注意饮食调养,劳逸结合,要节房事。

【病案分析】气虚营血衰少,冲任血海不盈,因而经血量少,血虚不足,精微不充故色清淡质稀。血虚胞脉失养,故小腹困坠,面色萎黄,血不养心,故心悸怔忡。方中人参、黄芪、山药、茯苓健脾益气,以资气血生化之源,血气充足,则月经自调。

【病案举例3】高某某,女,29岁,永登人。

【主症】每次月经来潮时,经血量少,紫暗有块,小腹下坠发胀疼痛难忍,血块排出后小腹胀痛减轻,每次行经时服用生姜红糖水后小腹疼痛有所减轻。舌质紫暗、两边有紫瘀斑点,脉象沉涩。

【辨证】瘀血内阻胞宫。

【治则】活血化瘀调经。

【处方】桃红四物汤加味。

桃仁10g	红花10g	当归20g	赤芍30g
川芎10g	熟地10g	五灵脂10g	生蒲黄20g
香附10g	肉桂6g		

6剂,水煎服,每日2次。

【汤头歌诀】

桃红花	四物汤	治瘀血	阻胞宫
所导致	月经少	小腹痛	要加味
桃红花	与川芎	能活血	可祛瘀
当归芍	能养血	能柔肝	可止痛
五灵脂	生蒲黄	能活血	祛瘀血
瘀血除	新血生	熟地黄	补精血
滋阴血	香附子	与肉桂	可温阳
能行气	气行畅	则血行	疼痛消
是首选			

患者服本方后本次月经来潮,经血量有增,小腹胀痛已轻,血色较前已红,紫暗血块已少,舌质两边之紫暗瘀斑已淡,脉象沉。

【病案分析】瘀血内停胞宫,冲任受阻,气机失调,故经血来潮量少,色紫暗有块,气滞血阻于胞宫,故小腹胀痛,血块排出后则瘀滞稍通,故疼痛减轻。舌两边有紫暗斑点、脉象沉涩者为瘀血内阻胞宫之象也。方用桃红四物汤者以活血化瘀,桃仁、红花、川芎活血祛瘀,当归、白芍养血活血调经,柔肝缓急止疼,熟地补血滋阴,蒲黄、灵脂活血化瘀消块,香附、肉桂温阳行气,气行则血通,血通则新血生矣。

【病案举例4】刘某某,女,32岁,兰州市人。

【主症】患者素体肥胖,每次月经来潮时经血量少,色淡红,质黏腻,胸闷气短,恶心,吐痰沫较多,平素白带多,腰膝酸软,浑身疲乏沉重,脘腹胀满,舌质淡胖大,苔白腻,脉象滑。

【辨证】痰湿阻滞。

【治则】化痰燥湿调经。

【处方】芎归二陈汤加味。

川芎 10g	当归 20g	陈皮 10g	制半夏 10g
茯苓 30g	苍术 10g	胆南星 10g	生姜 10g
神曲 10g	川断 20g	杜仲 20g	蔻仁 10g
甘松 10g			

6剂,水煎服,每日2次。

【汤头歌诀】

有妇人	体肥胖	经血少	色淡红
质黏腻	恶心呕	吐痰沫	其平素
白带多	腰膝软	身沉重	脘腹胀
舌质胖	苔白腻	是因为	有痰湿
其治则	要化湿	燥痰湿	调月经
二陈汤	要加味	当归芎	可养血
能活血	白茯苓	白豆蔻	与甘松
能醒脾	健脾气	资后天	可化生
精气血	广陈皮	制半夏	胆南星
与苍术	燥湿痰	化湿浊	生姜片
能温中	可辛散	川续断	与杜仲
补肝肾	温肾阳	用神曲	能和胃
除胀满	用此方	能活血	化湿痰
月经调	症状消	是首选	

【病案分析】患者素体肥胖,古人云"胖人多湿痰",由于痰

湿内停,阻滞经络,气血运行不畅,血海充盈不足,故见月经量少,血质黏腻。《素问·经脉别论篇》"食气入胃,浊气归心,淫经于脉"。心主血脉,心者君火也,火衰不能燥化,而脾土已衰,脾土衰,脾阳不振,则水湿内阻,不能化生血液,故经血量少也。方治以芎归二陈汤加味者,是燥湿化痰,使湿去痰消则血生也,则经自调也。月经量少者,不外乎与肝肾亏虚,心脾双虚,血瘀气滞和痰湿内阻有关,就脏腑而言,调肝肾以滋补癸水,补心脾以增化源,活血化瘀以通经络,健脾益火祛湿以化痰浊,这是调经治月经量过少的基本大法,在临证还应灵活加减,随症用药是医者之妙也。

6.闭经

【概述】所谓闭经者,"女子二七,天癸至,任脉通,太冲脉盛,月事以时下",这是生理规律,但也有提前十二三岁而至者,也有推后至十五六岁而至者,都属正常范围,但至十六七岁未至者可称之为闭经,也有月经已潮周期已正常,但后来月经又中断闭而不行者亦属闭经范围。前者可称之为原发性闭经,后者可称继发性闭经。闭经之名首见于《素问·阴阳别论》:"二阳之病发心脾,有不得隐曲,女子不月"的记载,提出了闭经与脾胃功能和精神情志有关,即与肾、肝、脾脏有着密切的关系,这是中医对闭经的认识。如《金匮要略·妇人杂病脉证并治》:"妇人中风,七八日往来寒热,发作有时,经水适断,此为热入血室,其血必结。"气血虚弱,寒冷积结,肝气郁滞都是闭经的重要因素。直至后世闭经之病因提出有寒、热、虚、实四大类。如《仁斋直指方·妇人论》指出:"经脉不行,其候有三,一则血气盛实,经络遏闭,……则形体憔悴,经脉枯竭,……再则风冷内伤,七情内贼以致经络痹满。"后世也有人提出痰滞、肾虚、津液耗伤引起经闭的论述。就闭经的病因病机来讲,月经者月信也,一月自有盈满而溢者也,盖其产生是脏腑、天癸、气血、冲任共同协调作用于胞宫的结果。肾、天癸、冲任、胞宫是产生月经的主要环节,因此其中任何一个环节发生功能失调均可导致血满不能溢,或者是根本满盈不了。但其病因归纳起来不外虚、实两端。而虚者,多因肝肾之气不足,冲任虚弱,或者是肝肾亏损,精血不足,或是脾胃虚弱,气血乏源,或是阴虚血燥等,亦可导致精血亏少,冲任血海空虚,源断其流,无血可下,而导致经闭。实者,多因气血阻滞,或痰湿流注下焦,使血流不通,冲任受阻,血海阻隔,经血不得下行而成经闭。痰湿阻滞下焦者,多见于肥胖之妇人。在经闭临证中多见由于脾胃虚弱,化源不足而引起的。气血虚弱,由于肝肾不足,先天禀赋虚弱而致的。肾气亏虚由于大病之后或者房劳多产,人流过多而致的阴虚血燥,为血枯经绝。或由于七情内伤,肝失调达而郁结,气血郁滞则瘀阻冲任的气滞血瘀经闭。或由于多食膏粱厚味,身体过于肥胖,湿痰内阻于胞中,而导致痰湿阻滞之经闭。总之经闭病因多为虚、实、寒、热、湿、瘀、滞者不出这七种之因。其脏腑者不外是肝、脾、肾三脏而已;其经脉者是冲任二脉;其物质者是天癸、精血、津液;其奇恒之腑者是胞宫、卵巢、垂体等,其中卵巢、垂体应包括在中医肾的范畴之内。但闭经病因复杂,治疗难度较大,在辨证论治时,应对全身症状及病史追问,并结合全身发育状况,舌质、脉象等加以分析,辨证后给以施治。因为经闭,有年逾16岁而尚未初潮者,或月经初潮偏迟,虽然已行经而月经量逐渐稀少,经色淡质薄,渐而停经,有的是身体发育欠佳,尤其是第二性征发育不良,或者是体质瘦弱,或是久病大病,有失血史,或是有贫血史。如头晕眼花,面色萎黄,五心烦热,或畏寒肢冷,或经期交合者,舌质淡、脉细弱者,多属于虚症。若平素月经尚正常,而骤然月经停闭者,或伴情志不舒,或经期冒雨涉水,过食生冷,或身体肥胖,胸胁胀闷,脉象弦而有力者,多属于实证。其治疗原则,要根据病证,如虚者可补益气血而达到通之。实者应泻其有余之气血,以达到气行则血行而通之。如虚实夹杂者,应当补中有通,行中有散,攻中有养,使瘀去则新血生而通之。切不可不分虚实,概以活血理气治之。特别要注意虚者是因血海空虚,源断无血可泻,若一概通泻,必伤其脏腑、气血、经络这是适得其反也。虚者只有通过补益气血之法,使气血恢复,脏腑功能得以平衡,血海充盛,冲任自调,则经血自能行矣。如若因其他脏腑之疾病所致之经闭,当先治其发病之源,待其他脏腑之病愈合后调经而经血自行。在妇女调经者切不可过用辛温香燥之品,因辛温香燥之品有劫阴之弊,因妇人体阴以血为贵,以养血和阴,使气血和顺,则病自愈。用补者应补而不腻,应补中有行,则气行而血自生。治经闭者应建立月经周期,不要一见月经已来潮就停药,应观察1~4个月有规律的周期才可言治愈也。但经过长时间的各种治疗而无效者亦有之。

【病案举例1】冯某某,女,18岁,兰州市人。

【主症】患者年满18周岁,但月经至今未来潮,观患者体质瘦弱,胸部平坦,双乳房平而未隆起,再无不适的感觉,食欲尚可,舌质正常,脉象沉细。

【辨证】气血双虚。

【治则】健脾益气养血。

【处方】人参养荣汤加味。

巴戟肉20g	人参10g	炙黄芪30g	炒白术20g
茯苓20g	炙甘草10g	陈皮10g	熟地10g
当归20g	白芍20g	五味子10g	远志3g
肉桂3g	圆肉10g		

6剂,水煎服,每日2次。

【汤头歌诀】

若女子	至十八	未来潮	体质瘦
胸平坦	乃是为	气与血	均虚者
用人参	养荣丸	要加味	生黄芪
红人参	炒白术	炙甘草	白茯苓
补中气	益脾气	健脾胃	脾气旺
气血生	当归芍	熟地黄	与圆肉
滋阴血	能活血	填精髓	五味子
与远志	广陈皮	燥湿痰	益胃气

能生津	可安神	巴戟肉	与肉桂
补肝肾	温肾阳	用此方	既养血
又健脾	使气血	可化生	在临床
反复用	疗效佳		

【病案分析】脾胃虚弱,化源不足,《内经》云"食气入胃,浊气归心"。脾者坤土也,如脾气不健,或屡伤脾胃,致生化之源不足,营血亏虚,血虚气弱,冲任不足,血海不能按时满溢,无经可行而致经闭。方以人参养荣汤加味者,人参、黄芪大补元气,升里固表,诸虚莫少,白术、茯苓、甘草健脾和胃,补益中气,益气生血,当归、熟地、白芍、圆肉补血和营调经,巴戟肉、肉桂、五味子、远志温补肾阳,通窍,使冲任血海气化足,精血生则神安,诸药合用则气血双补,气充血旺,血海充盈则月经自通。此乃治气血虚而经闭之要法也,如兼有阳虚者可在本方中加鹿茸、紫河车等血肉有情之品。

【病案举例2】颜某某,女,28岁,兰州市人。

【主症】患者年已28岁,已婚6年余,至今月经未潮,也未怀孕,故而求治,观其面红润,体质较为肥胖,诊其脉象双手均为细弱脉,问其得知至今未曾有月经来潮过,也用人工周期治疗未见效,但婚后白带多,腰酸困不适,小腹发凉,兼有性冷淡,男子自觉在过性生活时,患者阴道发凉,无分泌物,从第二性发育特征看双乳房发育正常,阴毛丰满色黑。舌质暗,脉象沉涩、细无力。

【辨证】气滞血瘀。

【治则】理气活血,祛瘀通经。

【处方】血府逐瘀汤加味。

鸡血藤30g	当归20g	赤芍30g	川芎10g
桃仁10g	川牛膝6g	红花10g	枳壳10g
桂枝10g	水蛭20g	细辛6g	肉桂6g

6剂,水煎服,每日2次。

【汤头歌诀】

用血府	逐瘀汤	能活血	化瘀血
芎归芍	桃红花	养阴血	祛瘀血
能止痛	川牛膝	与水蛭	既活血
又通络	可止痛	鸡血藤	补经血
调月经	炒枳壳	行滞气	辽细辛
与桂枝	温经脉	通经络	散瘀滞
用肉桂	可引火	归命门	在临床
加减用	对女子	因气滞	又血瘀
所导致	经闭症	是首选	

患者服用本方及其加减方，间断治疗两年未见月经来潮，其中还加用巴戟肉20g、山萸肉20g、鹿茸10g、龟胶10g等温补肾阳之品，经治疗后性功能有所改善，小腹及阴道有温热感，但月经始终未潮，直至36岁时，月经初潮，量少色黑有块，小腹胀发凉疼痛，行经三日已尽，后在本方治则的基础上加减治疗后，月经周期及经血量基本正常，但始终未怀孕。

【病案分析】《内经》云"肝主情志，主疏泄，性喜条达"。肝气以条达通顺为宜，如情志抑郁，气机郁滞，血行受阻，冲任瘀滞，胞脉受阻，故月经停闭不通。由气阻阳郁，小腹发凉，阴道冰冷，性功能冷淡。方中用祛瘀活血加理气温阳之品者，重在气行则血行。还应补肾，故用血肉有情之品是使冲任血海之精血充盈而血自行，但是在近期看来其效不十分理想，但经过长期的治疗后，月经总算来潮，因已抱养了孩子再未要求怀孕。

【病案举例3】张某某，女，26岁，兰州市人。

【主症】月经周期后延，经量逐渐减少，经期两日已尽，而后二至三月甚至半年来潮一次，直至月经完全闭停，也曾用人工周期治疗，但其效还是不佳。问其患者得知曾因肺结核用抗结核药物治疗，后经胸部拍片提示："左上肺结核，基本已钙化。"但患者还是有五心烦热，夜间盗汗，有轻微的咳嗽、少痰、胸闷气短、浑身疲乏无力。口干欲饮，小便黄，睡眠不好、多梦，舌质红少津、脉象细数。

【辨证】阴虚血燥。

【治则】养阴清热调经。

【处方】养阴清热汤加减。

沙参30g	麦冬20g	五味子10g	地骨皮20g
当归20g	白芍30g	生地20g	丹皮10g
女贞子30g	枸杞子20g	知母10g	牡蛎30g

6剂,水煎服,每日2次。

【汤头歌诀】

有患者	月经少	盗汗重	有咳痰
胸部闷	有气短	身疲乏	小便黄
有口渴	拍胸片	有提示	肺结核
睡眠差	舌质红	苔少津	脉细数
其病机	是阴虚	又血燥	用养阴
清热汤	要加味	五味子	北沙参
生地黄	与麦冬	滋肾阴	补益肺
枸杞子	女贞子	粉丹皮	与知母
滋肾阴	以壮水	地骨皮	清虚热
当归芍	能补血	可活血	煅牡蛎
能潜阳	可补阴	更安神	用此方
滋肾阴	养阴血	补冲任	充血海
血海盈	经自潮		

用本方及在本方原则的基础上加减,大约经过3个多月治疗后月经已来潮,开始时量少色黑有块,小腹胀痛,口干心烦,以后月经量逐渐增多,诸症已好,但始终未怀孕,再经妇科检查为"子宫结核",但人已将近40岁有余,再未治疗,后已领养一女、一男孩,均已成人。

【病案分析】患者本属阴血不足,热自内生,日久益盛,阴虚火旺,耗其阴津,故五心烦热,颧红唇干,舌燥少津色红,阴虚火热自内扰,蒸津外溢则盗汗,骨蒸劳热。热伤肺经则干咳少

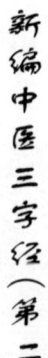

痰,舌质红少津,脉象细数,为一派阴虚血枯之证。方用养阴清热,滋补肾阴,沙参、麦冬、五味子、生地、补益肺阴,丹皮、知母、女贞子、枸杞子、滋肾阴以壮水,当归、白芍、丹皮、地骨皮、养血活血,以通经。总之壮水养阴以补冲任,充血海,使阴虚火旺而耗散之精血得以复源,血海盈满,经亦自潮也。

7.痛经

【概述】痛经证是指妇女行经时小腹疼痛难以忍受,属于常见病,又是多发病。妇女正常经期或经前经后,出现周期性小腹疼痛或痛引腰骶,甚至剧烈疼痛晕厥者,称为痛经。关于痛经的最早记载始见于《金匮要略·妇人杂病脉证并治》:"经水不利,少腹满痛,经一月再见。"《诸病源候论·月水来腹痛候》认为"妇人月水来腹痛者,由劳伤气血,以致体虚,受风冷之气客于胞络,损伤冲任之脉"。故前人为后世研究治疗痛经的病因病机奠定了理论依据。《景岳全书·妇人规》云:"经行腹痛,证有虚实。实者或因寒滞,或因血滞,或因气滞,或因热滞,虚者有因血虚,有因气虚。"然实痛者多发生于未行之前,经通而痛自减,虚痛者多痛于既行之后,血去而痛未止,或血去而痛益甚。大都可按、可揉者为虚,拒按、拒揉者为实。张氏不仅归纳了痛经辨证之纲要,并为治疗出示了规矩,对后世临证多有启示。其后有《傅青主女科》、《医宗金鉴·妇科心法要诀》又进一步充实了痛经有寒湿,肾虚等病因病机,丰富了治疗痛经之大法。经曰:"不通则痛"或"不荣则痛"。痛经病位主要在小腹,聚其脏在子宫、冲任。其所以伴随月经周期而发,又与经期及经期前后特殊生理状态有关。未行经期间,由于冲任血海平和,致病因素尚不足以引起冲任、子宫气血瘀滞或不足,故平时不发生小腹疼痛。而经期前后,血海由盈满而泄溢,气血盛实而骤虚,子宫、冲任气血变化较平时急剧,易受致病因素干扰,加之体质因素的影响,可导致胞宫、冲任气血运行不畅,或失于煦濡,不通不荣则疼痛发作。经尽后冲任气血渐复则疼痛自止。但若病因未除,素体情绪、环境状况未得到改善,则下次月经来潮小腹疼痛又发作。治痛经者不单纯是止疼而已,往往用西药止痛可致成隐,如吗啡、度冷丁等。治痛经者抓住病因病机,辨证分析其属于:气滞血瘀、寒凝血瘀、湿热瘀阻、气血虚弱、肾气亏损等病机,治疗往往其效可佳。

【病案举例1】梁某某,女,18岁,兰州市人,学生。

【主症】患者性情内向,平时学习压力较大,年15岁时月经初潮,每在经前三四日小腹胀痛连及两胁,双乳疼痛难忍,经血欲出而不出,浑身发强出汗,面色苍白甚至休克,非用去痛片或者是止疼针注射后疼痛才会缓解,经血始下有块色黑,舌质紫暗,脉象沉弦。

【辨证】气滞血瘀。

【治则】理气行滞,化瘀止痛。

【处方】失笑散加味。

生蒲黄 20g	灵脂 10g	当归 20g	赤芍 30g
桃仁 10g	红花 10g	细辛 6g	木香 10g
柴胡 10g	青皮 10g	川芎 10g	生草 10g

3剂,水煎服,每日2次,黄酒为引。

【汤头歌诀】

失笑散	治妇人	月经前	小腹痛
乳房胀	血不畅	色暗黑	有血块
舌质紫	要加味	生蒲黄	五灵脂
桃红花	芎归芍	能活血	散寒滞
化瘀血	可止痛	辽细辛	能散寒
可温里	北柴胡	广木香	与青皮
行滞气	疏肝气	因气行	则血行
血行畅	疼痛消	服药时	加黄酒
效更佳			

患者服头煎后小腹疼痛大减,经血通顺,血块较前减少,经血色红,3剂连服后疼痛完全消失,嘱患者在下次月经来潮前,继服原方加茯苓30g、元胡10g。

【病案分析】肝者性喜条达,如失去条达,疏泄之职,冲任气血郁滞,经血不利,不通则痛,故经前小腹疼痛难忍,经血量少,血流不畅,色暗有紫瘀血块。由于肝气郁滞,经脉不利,故两乳房及胸胁胀闷疼痛。方中以失笑散加味,五灵脂甘温入肝经,生用则行血;生蒲黄辛平入肝经,功则破血,可直扶厥阴之滞,而有推陈致新之功,甘不伤脾,辛能散瘀,古人用此方则病人每于不觉中诸证悉除,真可谓一笑置之,故名为失笑散。而方中柴胡、当归、赤芍、青皮、川芎、木香、细辛者是以桃红四物汤,重在疏肝行气,化瘀止痛。如临床遇此症兼见有肝气犯胃,疼痛而恶心呕吐者,可加吴茱萸10g、制半夏10g、生姜10g使胃之浊阴之气下降则呕恶疼痛自除。

【病案举例2】邵某某,女,17岁,兰州市人,学生。

【主症】患者每次月经前及经期中小腹疼痛,小腹冰冷恶寒,四肢不温,经血量少、色黑有块,行经期必须服用止疼药、注射止痛针或用针灸疗法及暖水袋敷于小腹,疼痛才能缓解。面色青白,体质瘦弱,舌质淡,苔薄白,脉象沉细而迟兼紧。

【辨证】寒凝血瘀。

【治则】温经散寒,化瘀止痛。

【处方】温经汤加味。

吴茱萸10g	当归20g	白芍30g	川芎10g
党参20g	桂枝10g	生姜10g	制半夏10g
香附10g	元胡10g	茴香10g	生蒲黄10g
灵脂10g	生甘草10g		

4剂,水煎服,每日2次。

【汤头歌诀】

温经汤	治妇人	月经前	或经期
小腹寒	四肢末	常不温	行经时
经血少	小腹痛	喜温热	随症状
要加味	吴茱萸	与桂枝	小茴香
能温经	可散寒	芎归芍	延胡索

滋养血	能活血	可止痛	生蒲黄
五灵脂	祛瘀血	生新血	制半夏
生姜片	可辛散	能温中	降呃逆
生甘草	与党参	补元气	健脾气
香附子	疏肝气	行滞气	调月经
可止痛	用此方	温经脉	瘀血除
小腹温	经血畅	月经调	

患者服用头煎后，小腹疼痛即止，小腹冰凉胀痛已消失，经行通畅，经血色红血块已少，四肢得以温活，嘱其下次月经来潮前三日继续服用本方。

【病案分析】肝肾阳虚，寒凝胞宫、冲任，血行不畅，故经前及经期小腹冷痛难忍，治寒者当以温药活之，寒得热化，郁滞暂通，得热则痛减，寒气凝固之血瘀自化，冲任失养故月经后延。寒凝气滞故血暗而有块。寒邪内盛，阻遏阳气故面色青白，四肢冰凉畏寒。舌质暗淡，脉象沉迟兼紧，是寒凝气滞血瘀之象。方中以《金匮要略·温经汤》加味，以温经散寒，养血祛瘀，本方在于能温肝肾、冲任之虚寒所致的血瘀阻滞，月经不调小腹冷痛者，吴茱萸、桂枝温经散寒等入肝肾。肝肾冲任之寒气得温而散，加之当归、白芍、川芎养血活血，失笑散祛瘀止痛。此方组成可谓丝丝入扣也。

【病案举例3】兰某某，女，38岁，天水人。

【主症】每次月经来潮前小腹胀痛难忍，心烦口渴，小便赤黄，失眠多梦，经血量多色红，血质黏稠，腰痛连及骶骨部，平时赤白带下有异味，有时伴有低热，舌质红，舌苔黄腻，脉象滑数。经数年医治均为效果不佳而思想负担，精神压力很大，妇科检查为宫颈糜烂，盆腔炎。

【辨证】湿热瘀阻胞宫。

【治则】清热化湿，化瘀止痛。

【处方】清热调经汤加味。

丹皮 10g　　黄连 6g　　生地 10g　　当归 20g

赤芍 30g	川芎 10g	桃仁 10g	红花 10g
元胡 10g	莪术 10g	三棱 10g	醋香附 10g
茯苓 30g	蔻仁 10g	炒苡仁 30g	

6剂,水煎服,每日2次。

外洗方:

黄柏 20g	蛇床子 30g	川椒 6g	白矾 3g
桃仁 30g	当归 20g	赤芍 30g	土茯苓 30g

3剂,水煎洗外用,如为已婚妇女,可用阴道冲洗器冲洗;未婚女青年,可坐浴后,清洗外阴部。

【汤头歌诀】

月经前	小腹痛	实难忍	心烦闷
小便赤	经血多	质黏稠	腰疼痛
连骶骨	赤带下	有异味	妇科查
糜烂性	宫颈炎	盆腔炎	其病机
是湿热	阻胞宫	郁热结	充血海
用清热	调经汤	爪黄连	可清热
能燥湿	粉丹皮	生地黄	赤芍药
既清热	又凉血	芎当归	桃红花
能养血	可活血	化瘀血	延胡索
蓬莪术	黑三棱	香附子	能破血
可行气	可止痛	白茯苓	薏米仁
白豆蔻	清湿热	健脾气	化湿浊
利小便	清湿热	化瘀浊	止疼痛
在临床	随症状	加减用	是首选

患者前方尽服,本次月经来潮时小腹胀痛大减,经血量中等,色较前正常,质黏稠亦有所改善,经后赤黄带下已少,腰痛连及骶骨基本未作,口渴心烦已轻,睡眠多梦已好,舌质正常,苔薄白,脉象弦细。并嘱其原方加减继服14剂以巩固疗效。

【病案分析】湿热之邪,留踞冲任胞宫,湿阻气结,郁热充盈血海,湿热互结壅滞不通,故小腹胀痛连及腰骶。湿热扰血,故经血量多,热甚则经血暗红,质黏稠。湿热郁结,累及任带则带下赤黄有臭味,小便赤黄。舌质红,苔黄腻,脉象滑数均为湿热蕴结之象。方中黄连清热燥湿,丹皮、生地、赤芍清热凉血,当归、川芎、桃仁、红花活血化瘀,元胡、莪术、三棱、香附活血行气止痛,茯苓、蔻仁、炒苡仁清热化湿,利小便,止带。此方治湿热郁阻兼血瘀者有奇功。若有大便干燥者可加大黄3g,外阴红肿疼痛、发痒者可加土茯苓、黄柏、焦栀子以清热解毒。

【病案举例4】付某某,女,17岁,兰州市,学生。

【主症】患者素体虚弱,每次月经前后小腹绵绵作痛,喜温喜按,经期阴部下垂不适,经血量少,质稀薄色淡,面色无华,头晕浑身疲乏无力,心悸失眠多梦,纳差,大便不成形,小便清长,腰困白带下。舌质淡,苔薄白,脉象沉细无力。

【辨证】气虚下陷。

【治则】益气养血,调经止痛。

【处方】圣愈汤加味。

党参20g	炙芪30g	熟地10g	当归20g
白芍20g	川芎10g	圆肉20g	香附6g
茯苓20g	炒白术20g	炙甘草10g	升麻6g

6剂,水煎服,每日2次。

【汤头歌诀】

圣愈汤	治妇人	因气虚	下陷症
所导致	月经期	小腹痛	阴部有
下坠感	经血少	身疲乏	精神差
大便溏	小便清	白带下	腰困痛
炙黄芪	炙甘草	与党参	补气血
能摄血	用升麻	提下陷	是首选
熟地黄	芎归芍	与圆肉	填精髓
能补血	可活血	可止痛	白茯苓
炒白术	益胃气	健脾气	香附子
疏肝气	调月经	气血足	血海充

冲任固　　月经调　　临症时　　随症状
加减用　　效果佳

患者服前方后,本次月经来潮时小腹下垂绵绵作痛已轻,经血量有增,色正常,头晕浑身疲乏无力,心悸失眠多梦较前好转,纳食有增,面色较前红润。舌质正常,脉象沉细。并嘱其继服前方加大枣10枚、生姜10g,20剂以巩固疗效。

【病案分析】患者素体虚弱,气血亏损不足,冲任血海亦虚,行经前后,血海更为空虚,子宫冲任失于濡养,故经期前后小腹绵绵作痛,经后更为加重下坠。气不足,阴有余故小腹疼胀,喜温喜按,得温则适,气血两虚血海未满而溢故经血量少、色淡、质稀、气血不足,不能荣于面部,故面色苍白无华,疲乏无力。气虚不能载血运行,故头晕心悸失眠多梦。舌质淡,脉象沉细无力均属气血双虚之象。方中以党参、炙芪、熟地、当归、白芍、川芎以补气养血,茯苓、炒白术、炙甘草、升麻补气健脾则是气血双补。气足以生血,血足以生气,气血足则冲任血海能充实,实则血海溢,而冲任血海充实则无空虚之证,在行经前后无小腹疼痛之象也。此证用黄芪建中汤加当归20g、川芎10g、阿胶10g其效也可,当归补血汤或当归生姜羊肉汤亦可。

【病案举例5】雷某某,女,38岁,本院职工。

【主症】患者素体瘦弱,原患有风湿性心脏病。每次月经后延约一周之余,量少色淡,小腹绵绵作痛,伴腰骶及两大腿酸困疼痛,头晕耳鸣,浑身疲乏无力,失眠多梦,少气懒言,健忘,小便清长,大便稀一日二行,舌质淡红,脉象沉细无力。

【辨证】肾气亏损。

【治则】补肾益精,养血止痛。

【处方】自制补肾温经止痛汤。

当归20g	白芍20g	川芎10g	茯苓20g
制附片10g	肉桂6g	杜仲20g	熟地10g
巴戟肉20g	炒山药30g	枸杞子30g	炙甘草10g
香附6g			

6剂,开水煎服,每日2次。

【汤头歌诀】

自拟方	制附片	巴戟肉	温肾阳
补督脉	阳气足	宫可温	寒可消
大熟地	炒山药	枸杞子	益肾精
阳得阴	化无全	杜仲药	补肾阳
强腰膝	止疼痛	肉桂苓	益火源
助气化	利小便	实大便	治夜尿
频又数	当归芍	香附子	养营血
调月经	大川芎	可活血	又行气
止疼痛	炙甘草	调诸药	护胃气
观全方	温肾阳	益精血	通经络
止疼痛	阳和阴	一并调	冲任督
全涉及	在临床	加减用	效果佳

患者6剂尽服,自觉小腹绵绵作痛已轻,经血量有增,经血色稍红,头晕耳鸣,浑身疲乏及腰骶疼痛大有减轻,睡眠多梦已有改善,舌质稍红,脉象沉细。并嘱患者再连服12剂,以巩固疗效。

【病案分析】肾气虚损,冲任俱虚,由于患风湿性心脏病时间较长,精血本已不足,行经之后,血海更虚,子宫、冲任失养,故小腹疼痛绵绵。气血虚不能充养督脉,外府不荣故腰骶酸痛不适,精亏血虚少阳之气不足,心阳不振故失眠多梦,面色晦暗,经色暗淡量少而稀薄。肾主骨,骨生髓,脑为髓之海,肾虚脑失所养,故头晕耳鸣,健忘。舌乃心之苗,血虚不能荣舌,故舌淡无华,脉为血之府,气血不足,故脉沉细无力。法当补肾益精,养血止痛。当归、白芍、川芎、熟地、养血以补气,因血为气之母,杜仲、枸杞、巴戟肉、补肝益肾,茯苓、山药、补脾益气生血,制附子、肉桂、香附,补命火以益气,因少火生气,命门者肾间动气,有气则万物生,无气则万物死,而方中行气者唯香附也。

8.崩漏证

【概述】中医对崩症的认识有崩与漏之分,经血来潮势如决堤者谓之崩,淋漓不止者谓之漏,然二者有时同时出现,有先崩后漏者,有先漏后崩者,就其病机病因来讲是基本一致的,故中医往往统称为崩漏。"崩"最早见于《素问·阴阳别论》:"阴虚阳搏谓之崩。""漏"首见于张仲景《金匮要略·妇人妊娠病脉证并治》:"妇人宿有病症,经断未及三月,而得漏下不止者,其症不去故也。"他提出了漏下之名和瘀血阻滞子宫、冲任之病机,而且对此三种病即"漏下,半产后,妊娠下血"不同的症候所致的子宫出血做出了鉴别。又指出"妇人年五十,病下血数十日不止,以温经汤主之"的证治。如李东垣在《兰室秘藏》中论:"崩主脾肾之虚。"他认为阴虚致崩的机理是肾水阴虚,不能镇守胞络相火,故血热而崩也。而朱丹溪提出治崩三法,"初用止血以塞其流,中用清热凉血以澄其源,末用补血以还其旧","塞流,澄源,复旧"三法对后世治者奠定了基础。而张景岳对崩漏论述更为全面和精辟,首先将崩漏归入经脉类,明确指出,"崩漏不止,经乱之甚者也",对病因病机提出了"先损脾胃,次及冲任","穷必及肾",尤其认为与五脏阴虚阳搏有关,"五脏皆有阴虚,五脏皆有阳搏","凡阳搏必属阴虚,络伤必致血溢"。张氏提出治崩之法"宜审脏气,宜察阴阳"。无火者求其脏而培之、补之,有火者察其经而清之、养之"。《妇科玉尺》较为全面地概况出崩漏的病因,"究其原因有六大端,一由火热,二由虚寒,三由劳伤,四由气陷,五由血瘀,六由虚弱"。古人对崩漏病因病机总结较为全面,对后世治崩漏者起到了深远的指导意义。其崩漏症发病机理不外乎是中医的肾,肾气、肾精者是天癸之物质,冲任者是调节天癸之枢纽,胞宫者是藏经血,主生殖之器,这是形成了一种性、天癸、月经生殖之轴,如这种轴的调节之律紊乱,势必造成月经不调或者崩漏、带下不孕、流产等多种妇科疾病。就脏腑来讲,不外乎是属于脾、肾者也。脾者,为坤土,生万物,为气血生化之源。如思虑过度,或饮食劳倦,所伤及脾,脾虚血失统摄之权,虚而下陷,冲任不固,不能制约经血,发则为崩。肾者,主藏精,如先天肾气不足,或少女肾气未充,或房劳多产人流损伤于肾,或久病大病,必损及于肾,或者七七之年肾气已衰,天癸渐竭,肾气虚则封藏不固,冲任失司,不能制约经血,胞宫藏泻失常亦可发崩漏,或因肾阳素虚,命门火衰,亦可成久崩久漏,阴损及阳,阳不摄阴,封藏失职,或因肾阴亏虚,或多产房劳损及肾阴,阴虚失守,虚火内动,迫血妄行,胞宫藏泻无度,亦可造成崩漏。治崩漏之法与经血过多,或经期延长者大同小异。

【病案举例1】阎某某,女,40岁,雁滩人。

【主症】患者平素月经基本正常,但因这次经水适来,在地里劳动过重,而月经猛增,血色鲜红有块,势不可收,头晕出汗,浑身疲乏无力,随即就诊,望其面部㿠白,闭目,语言低微,舌质淡,脉象芤。

【辨证】崩证(脾虚)。

【治则】补气健脾,固带摄血。

【处方】固本止崩汤加味。

红参 10g　生芪 30g　焦白术 30g　熟地炭 10g
焦当归 10g　干姜炭 6g　仙鹤草 30g　焦蒲黄 10g
阿胶珠 10g　巴戟肉 20g　三七粉 10g(冲服)

3剂,水煎服,每日3次。

【汤头歌诀】

用固本　止崩汤　治崩证　要加味
红人参　生黄芪　焦白术　养元气
益脾气　熟地炭　焦当归　干姜炭
焦蒲黄　入血分　能养血　可止血
阿胶珠　滋阴血　能止血　润肺气
巴戟肉　补肝肾　固肾气　三七粉
仙鹤草　为止血　之圣药　不可少
用此方　健脾气　脾气旺　冲任固
血崩止

患者服完第1剂后,流血基本大减,头晕疲乏已好转,3剂尽服后经血已尽,头晕、浑身疲乏、腰困均有减轻,但还有睡眠不实多梦,舌质正常,脉象沉细。原方加山萸肉20g、菟丝子10g、茯苓30g、川断20g,加强补肾之功效,以巩固疗效,患者于本次月经来潮时就诊,其经血量中等,色红有小块,小腹微胀不适,精神尚好,舌质正常,脉象滑。

【病案分析】因脾虚气陷,带脉失约,冲任不固,血失统摄,因而使经血暴下势不可收,脾为肺之母,而肺主诸气,上源虚而无升提之力,故下则暴崩如决堤之水,故云:"水来者土掩",而方中重用红参、生芪、白术者是以补脾益气,脾气足则肺气旺,脾气虚则肺气亦虚矣。方中用药炒焦或成炭者是黑色入血分矣,可达到活血止血之用,三七、仙鹤草为止血之圣药,在此基础上还可以加补肾固本之巴戟肉、山萸肉、菟丝子,因肾者主封藏,气根于肾。故此方可谓治崩属脾气虚之圣方也。

【病案举例2】 兰某某,女,41岁,兰州市人。

【主症】患者每次月经来潮时经血量大、时间长,前期血量大如崩,后期淋漓不断,自觉头晕耳鸣,腰膝酸困,浑身疲乏无力,面部及四肢末梢发胀,失眠多梦,小腹胀痛,每次淋漓不断约两周余。并伴有大便稀,小便清长,舌质淡,脉象沉细、尺弱无力。

【辨证】肾虚兼肾阳不足。

【治则】补肾益气、固冲止血。

【处方】自拟补肾止血固冲汤。

炒白术30g　巴戟肉20g　肉苁蓉30g　菟丝子10g
焦当归10g　焦白芍20g　焦蒲黄10g　干姜炭10g
焦艾叶10g　炙甘草10g　肉桂6g　　人参10g
茯苓20g　　生芪30g

4剂,水煎服,每日2次。

【汤头歌诀】

自拟方　　补肾气　　止血汤　　对治疗

肾阳虚	所导致	血崩证	效果佳
红人参	炒白术	生黄芪	白茯苓
补中气	健脾气	巴戟肉	肉苁蓉
菟丝子	补肾阳	填精髓	当归芍
粉蒲黄	干姜片	蒿艾叶	均炒焦
以黑色	入血分	能止血	可活血
用肉桂	补肾阳	温经脉	可引火
以归源	用此方	肾气旺	可摄阴
冲任固	月经调		

【第二诊】患者4剂尽服,经血量基本已少,头晕耳鸣,腰膝酸软,浑身疲乏无力及面部四肢末梢发胀均已有好转,失眠多梦已有改善,舌质正常,脉象沉细,前方加鹿胶10g、五味子10g、川断20g,以巩固疗效。

【病案分析】肾虚封藏失司,阳气不能摄阴,冲任不固而经乱,月经量多,时间长,淋漓不尽。肾为腰之府,肾虚督脉阳气不固,故腰膝酸软无力,肾阳虚,血失温煦不能达于四末肌表,故颜面及末梢发胀不温。方中重用参、术、芪以补气,肉苁蓉、鹿胶、川断、菟丝子、巴戟肉者均以补肾填精固髓。冲任督三脉者对于调整经血有着重要的作用。如肾阳不足已明显者,可用参附汤加味治之。如属肾阴不足者,可用左归丸加减治疗,也有临证见血热与血瘀者可随证加减应用,血热者可清之,有血瘀者可活之、化之,如清热化瘀者可用青蒿、醋炙鳖甲、大黄等,醋炙鳖甲能去瘀血,生新血,既有养阴去瘀,又有生新血之作用,而大黄能推陈致新,又名"将军",其性猛,能凉血逐瘀下滞,有荡涤瘀滞之功,还可配合丹皮以行血,泻火,引血归经。总之治崩漏者,其脏不离脾肾,以虚为主,其因与血热、血瘀有关,治疗要调理脾肾之虚,血之热与瘀矣。补虚者是以固冲任,以制约经血。冲任固而经血自止,还应当急则治其标以"塞流"为主,缓则治其本以"澄源"、"复旧"为要。这是治崩漏之大法,但也应灵活应用,随证加减,不可固守成规也。

9.经行吐衄

【病案举例1】谢某某,女,18岁,兰州市人。

【主症】患者14岁月经初潮,每次月经前头疼、头晕,鼻腔衄血,血量较多,色鲜红,口鼻发干,心烦失眠多梦、易怒,两胁胀痛,大便干,小便赤黄,但经量很少,时间也较短,约三天而尽。舌质红少津,脉象寸浮滑。

【辨证】肝郁火旺。

【治则】清肝解郁调经汤。

【处方】丹栀逍遥散加味。

焦栀子10g 丹皮10g 生地10g 茯苓20g
当归10g 川牛膝6g 白芍20g 柴胡10g
黄芩10g 焦黄连6g 白茅根30g 茜草根30g

6剂,水煎服,每日2次。

【汤头歌诀】

用丹栀	逍遥丸	治妇人	月经期
吐衄症	要加味	焦栀子	清肝热
可导热	以下行	粉丹皮	清血热
当归芍	北柴胡	补肝体	助肝用
使血和	则肝和	生地黄	滋阴血
可凉血	白茯苓	能健脾	可宁心
焦黄连	条黄芩	能清热	可燥湿
白茅根	茜草根	能凉血	可清热
能止血	川牛膝	能引血	可下行
用此方	肝气疏	血热清	心不烦
口不苦	心神宁	大便畅	小便利
月经调			

【病案分析】经行期间有吐衄者,世人称为倒经,或称为逆经。这类患者大体平素就有肝郁,木火炽盛,冲气上逆,至经前或经期之时,冲气夹肝火上逆,热伤阳络,血随气升,故血从鼻衄而出,火热较盛而血量较多、色红,热扰冲任,则血动,经期提

前，因血随气上逆而出，故经行量少。两胁为肝经所布，如肝气郁结，则两胁及双乳房有时胀痛，肝郁化火，则心烦易怒，口咽干苦，肝火上扰清窍，故头疼、头晕、耳鸣，热灼阴津，则小便赤黄，大便干结，舌质红，脉象寸浮滑。如《本草纲目·百病主治药上》云"有行经期只吐血，衄血者，或眼耳出血者，是谓逆行"。《叶氏女科证治》称之谓"逆经"、"倒经"，经不下行而上逆从口鼻逆出均称之为逆经。如属于阴虚火旺者，平素有头晕耳鸣，五心烦热、两颧潮红、潮热咳嗽、口咽干渴、大便干、小便赤黄、失眠多梦、舌质红少津或绛、脉象细数、宜滋阴养肺。《傅青主女科》顺经汤方中：当归10g、熟地10g、沙参20g、白芍20g、茯苓20g、焦芥穗10g、丹皮10g，加川牛膝6g、五味子6g、麦冬10g等。如《傅青主女科》经行腹疼吐血，妇人有经未行之前一二日，忽然腹疼而吐血，有人以为火热之极，谁知是肝气之逆乎，夫肝之性最急，宜顺而不宜逆，顺则气安，逆则气动，血随气为行止，气安则血安，气动则血动，亦勿怪其然也。或谓经逆在肾不在肝，何以随血妄行竟至从口上而出也，是肝不藏血之故乎？抑肾不纳气而然乎？殊不知少阴之火急如奔马，得肝火直冲而上，其势最捷，反经而为血，亦至变也，正不必肝藏血，始成吐血之症，但此等吐血与吐血有不同。吐血，由内伤而成，经逆而吐血，乃内溢而激之使然也，其症有绝异，而其气逆则一也。治法宜平肝以顺气，而不必益精以补肾矣。虽然经逆而吐血，虽不大损失血，而反复颠倒，未免太伤肾气，必须于补肾之中，用顺气之法，始为得当。方用顺经汤者，于补肾调经之中，而用引血归经之品，是活血之法，实寓顺气之法也。肝不逆而肾气自顺，肾气既顺，又何经逆之有哉？"傅氏治倒经者重在降龙雷之二火，古有云："治血先治火，火清血自安。"因倒经一证，是血气上逆倒行，是有升无降，属倒行逆施，多由于阴虚于下，阳气反而上冲。非重用清热降火之剂，无以复其下行为顺之常。

10. 月经前后诸病

（1）经期头痛

【病案举例】曹某某，女，40岁，兰州市人。

【主症】患者每次月经来潮时头痛上至巅顶发胀难忍,头晕目眩,口苦心烦,情绪易怒,失眠多梦,月经量较多,色红有块,咽干,小便赤黄,大便干燥,舌质红、少津,脉象弦紧。

【辨证】肝阳上亢。

【治则】清热平肝熄风。

【处方】镇肝熄风汤加减。

生赭石 30g　生龙骨 30g　生牡蛎 30g　生龟板 20g
天麻 10g　　钩藤 30g　　茯苓 20g　　生地 10g
生白芍 30g

6剂,水煎服,每日2次。

【汤头歌诀】

有妇人	行经期	有头痛	巅顶胀
实难忍	头晕眩	心烦躁	睡眠差
咽喉干	小便黄	大便干	用镇肝
熄风汤	加减用	代赭石	重沉降
能镇肝	可降逆	生龙骨	生牡蛎
生龟板	生白芍	能滋阴	可潜阳
能镇肝	可熄风	用天麻	与钩藤
可平肝	能熄风	能解痉	白茯苓
能健脾	可宁心	能安神	在临床
加减用	效果佳

患者前方尽服后,自觉头痛巅顶发胀,头晕目眩,口苦咽干,心烦失眠多梦,情绪易怒大有好转,二便正常,经血已少,舌质红,脉象弦。并嘱患者再服6剂,以巩固疗效。

【病案分析】患者平素身体健壮,有肝阳偏亢之势。因厥阴肝经与督脉上会于巅顶,而冲任脉又附于肝,行经时肝气乘之血而偏旺,故肝火易随冲气上逆,邪风上扰清窍,而致行经时巅顶胀痛,肝火内拢冲任,故月经量多,色红有块,肝内炽热,故头晕目眩,情绪烦躁易怒。胆气随肝气上冲,故口苦咽干。舌质红少津,是阴耗之故,脉象弦紧者,弦主肝,紧主痛。方中用生赭石、生牡蛎、生龙骨、生白芍、生地、生龟板者以潜阳、镇肝阳上亢之气,能引雷火入于坎水之中,钩藤、天麻熄风解痉,茯苓健脾安神益气。上亢之肝阳得以潜平,内动之肝火自熄,火熄风自平。头巅胀痛自除矣。盖行经期头痛者,有肝阳上亢风火内动者,也有血瘀头痛者,亦有因血虚头痛者,应分清其证,详细辨别,寒者温之,热者清之,虚者补之,瘀者活之,肝阳上亢者潜之,行经期头痛者较为好治。

(2)经期乳房疼痛

【病案举例】 白某某,女,30岁,兰州市人。

【主症】 患者每于行经前及经期双乳房胀痛,乳房有肿块胀大,疼痛拒按,及乳头发痒疼痛,甚至不可触及衣被,经血不畅夹有紫色血块,小腹胀痛,胸闷胁胀,情绪抑郁,经行后上证大减,经久治不愈,舌质暗,苔薄白,脉象弦。

【辨证】 肝气郁滞,血瘀(乳腺增生)。

【治则】 疏肝理气,活血通络散结。

【处方】 逍遥散加味。

当归 10g	赤芍 30g	柴胡 10g	白术 10g
茯苓 20g	生草 10g	生姜 10g	郁金 30g
三棱 10g	莪术 10g	青皮 10g	木鳖子 3g
醋香附 10g			

6剂,水煎服,每日2次。

【汤头歌诀】

逍遥散	在治疗	肝气郁	血郁滞
所导致	行经期	乳房胀	痛难忍
烦易怒	腹胀痛	胸闷痛	要加味
当归片	赤芍药	养阴血	能活血
可化瘀	北柴胡	醋香附	疏肝气
解郁滞	能理气	京三棱	蓬莪术
个青皮	与郁金	能破血	可行气
木鳖子	能攻毒	可消肿	能散结

生姜片	可温散	生甘草	能解毒
调诸药	用此方	可化瘀	可散结
能消肿	痛自消	在临床	随症状
加减用	疗效佳		

患者服前方后,自觉双侧乳房胀痛已有减轻,乳房肿块已有缩小,胸闷两胁胀痛小腹胀痛及经血不畅均有好转,精神及睡眠多梦均可。并再以前方加桃仁10g、红花10g、炮山甲10g继服以消块。

【病案分析】本证根据其发病部位及发病时间,主要与肝、胃、肾及冲任有着密切的关系。因肝经循胁肋,过乳头,乳房乃足厥阴经支络所属,也为足阳明胃经经络循行之处,足少阴肾经入乳内,故有乳头属肝,乳房属胃,亦属肾所主之说。因肝藏血,主疏泄,故本证发生多在经前或经期之中,而此时气血下注冲任血海,易使肝血不足,而气偏有余。本证主要是由于肝失调达或肝肾失养所致。当然也与七情内伤,肝气郁结,气血运行不畅,络脉不通,阳明胃为五谷之海,精血之源,肝郁于中焦者胃受阻。方用逍遥散者,主要以疏肝理气加味者以化瘀散结消块为治法。在诊断治疗本证时,应将乳腺增生与乳腺恶性病变加以区别。而乳腺增生疼痛者易治,其中药疗效很好,但乳腺肿瘤目前尚无更好的治法,应早诊断,早手术以除后患。

(3)经期感冒

【病案举例】徐某某,女,28岁,临洮人。

【主症】患者素体虚弱,结婚后产三子。因产后调理不周,而于每次月经来潮,出现头晕、头疼、失眠多梦,周身酸痛,发热出汗,疲乏无力,流涕,咳嗽,胸闷多痰,纳差,呕恶,大便稀,小便黄,口干不欲饮水,每次服用西药后上述症状才得以减轻,经后逐渐消失,而每次经血量不多,色淡无块,舌质淡,苔薄白,脉象沉细无力。

【辨证】表虚营卫不和。

【治则】固表益气,调和营卫。

【处方】桂枝汤加味。

　　桂枝 10g　　白芍 20g　　炙甘草 10g　　生姜 10g
　　大枣 10 枚　当归 20g　　茯苓 20g　　　炒白术 30g

6 剂,水煎服,每日 2 次。

【汤头歌诀】

桂枝汤	调营卫	益胃气	治表虚
是首选	君桂枝	助卫阳	通经络
解肌表	祛风邪	当归芍	益阴血
敛营阴	白茯苓	炒白术	健脾气
益胃气	生姜片	散表邪	和胃气
大红枣	补中气	滋脾气	生津液
炙甘草	助君臣	调诸药	在临床
随症状	加减用	效果好	

患者经前服用本方 6 剂后来诊,本次月经来潮时,上述感冒症状已基本好转。嘱患者平时可服用本方,或者可服补中益气汤之类处方,以巩固其疗效。

【病案分析】每逢经期前后感冒者可谓表虚也,但表虚是本,其标者可分属于风寒、风热及少阳半表半里之证。而本证是以表阳虚感受风邪为主,由于素体气虚,卫阳不密,行经时阴血下注于子宫,体虚益甚,此时血室正开,腠理疏松,卫气不固,风邪乘虚而入侵袭肌表,故浑身疼痛、发热、恶寒、出汗、流涕、咳嗽、喷嚏、头疼头晕是太阳病之表现,用桂枝汤者是以调和营卫,黄芪固表补虚止汗,茯苓、白术健脾益肝,当归养血活血,能使脾肾之气健,肺卫之气和,则经期感冒症自愈矣。风温者可用银翘散或可用桑菊饮,少阳证者可用小柴胡汤,浑身疼痛者,选用柴葛解肌汤均可,也可随证加减灵活用药,大凡虚者可固表,虚寒者可温解,半表半里者可和解。

(4)经期泄泻

【病案举例】申某某,女,33 岁,皋兰县什川人。

【主症】患者产后因饮食不慎而致腹胀腹痛、纳差、大便溏稀,一日数次,浑身疲乏无力、气短,每次月经来潮腹泻加重,有时因脱水而输液体,服止泻药才能止,虽经多次求治均无其效。每次月经量少,血清稀,色淡,小腹胀痛,肠鸣小腹恶寒,腰部酸困疼痛,小便清长,舌质淡胖大,脉象沉细而缓。虽经多处求治但均收效不佳。

【辨证】脾肾两虚。

【治则】健脾养气,温补肾阳。

【处方】理中汤合健肾汤。

党参20g	炒白术20g	茯苓20g	炒薏米仁30g
巴戟肉20g	补骨脂6g	吴萸6g	五味子10g
炮姜10g	炙甘草10g	砂仁10g	炒山药30g

6剂,水煎服,每日2次。

【汤头歌诀】

有妇人	月经期	易腹泻	小腹痛
恶寒凉	是脾肾	两虚矣	故脾肾
均需补	炒白术	白茯苓	薏苡仁
与砂仁	健脾气	燥湿浊	利小便
用党参	补中气	健脾气	巴戟肉
补骨脂	炒山药	温肾阳	助命火
吴茱萸	炮姜片	可散寒	能止痛
温脾阳	五味子	能收敛	可固涩
止泄泻			

【病案分析】本病的发生主要是脾肾虚弱,脾主运化,肾主温煦,为胃之关,主司二便。若二脏功能失于协调,脾气虚弱,运化失职,水谷精微不化,肾阳不足,水湿内停,行经之际,气血下注于冲任,脾肾更虚而致行经期腹泻。故《素问·经脉别论》云"食气入胃,散精于肝,淫气于筋。食气入胃,浊气归心,淫精于脉。脉气流经,经气归肺,肺朝百脉,输精于皮毛,毛脉合精,行气于府"。李东垣云:"故夫饮食失节,寒温不适,脾胃乃伤,喜怒忧恐,损伤元气,脾胃伤则元气衰,元气衰则疾病由生,脾阳

衰或下泻而久不能升,则虚其肾,肾者肾间动气,气者命火也,如命火衰不能温煦脾胃,则釜底之功差而致腹泻清谷或完谷不化,命火衰不能温煦四肢,则四肢及浑身恶寒怕冷不温,小便清长。"故《素问·阴阳应象大论》云:"寒气生浊,热气生清,清气在下则生飧泄,浊气在上则生䐜胀,故清阳出上窍,浊阴出下窍,清阳发腠理,浊阴走五脏,清阳实四肢,浊阴归六腑。"盖经期腹泻者多由脾肾双虚而致,但脾虚甚者以健脾益气除湿为主,由于肾虚泻泄者以温补肾阳为宜。如属于脾虚痰湿壅甚者以健脾燥湿为主,可用二陈汤加砂仁10g、炒薏米仁30g、炮姜10g。

（5）经期浮肿

【病案举例】冯某某,女,40岁,红古人。

【主症】患者每次行经后面部、四肢及浑身浮肿,经多次医治其效不佳,故来求治中医。患者每次月经来潮量多,色淡质稀,经期时间长,头晕失眠耳鸣,多梦,心悸怔忡,纳差,大便稀,小腹下坠不适,腰膝酸软,面部及下肢浮肿用手按之不起,小便量少,舌质淡,苔白,脉象沉缓。

【辨证】脾肾阳虚。

【治则】温补肾阳,健脾利水。

【处方】肾气丸加味。

山萸肉20g	防己20g	桂枝10g	制附片6g
熟地10g	炒山药30g	茯苓30g	丹皮6g
泽泻10g	当归10g	炒白芍30g	生芪30g
炒白术30g			

6剂,水煎服,每日2次。

【汤头歌诀】

肾气丸	治妇人	月经期	身浮肿
头昏晕	睡眠差	梦又多	大便稀
腰膝软	要加味	山萸肉	熟地黄
炒山药	益精血	补脾肾	白茯苓

与泽泻	配防己	渗湿浊	可利尿
可消肿	制附子	与桂枝	性辛温
为温阳	之要药	生黄芪	炒白术
补中气	健脾气	当归芍	粉丹皮
养阴血	可凉血	用此方	脾气旺
肾阳足	肿自消	月经调	是首选

【病案分析】脾肾之阳两虚，以致水湿内停，经期气血下注冲任，脾肾之阳更虚，水湿内停不化，泛溢于肌肤，则见面部及四肢浮肿，由于脾肾虚损，冲任失固，经血来潮量多，色淡质稀，脾虚失运，则纳差、腹胀大便稀薄，腰为肾之府，肾虚则腰膝酸软，脑为髓之海，肾虚精不能充脑则头晕耳鸣，血虚不能养神故失眠多梦，心悸怔忡。舌质淡，苔薄白，是脾肾阳虚之象，脉象沉缓者，是脾肾阳虚也。治则温肾健脾利水，用肾气丸加味。而方中加生芪、白术者加重健脾益气利水，当归养血。本案是属于脾肾双虚者，在经期浮肿者还可有气滞血瘀致浮肿之证。而气滞血瘀者，在行经期间与后期浑身面部及四肢浮肿按即起者是属于气滞所致，同样是经血量多色红有块，脘腹及两胁乳房胀痛，小腹坠痛，心烦易怒，失眠多梦，舌质紫暗两边有瘀斑，脉象沉涩或弦者，是属于气滞血瘀之象也。此证用疏肝行气，活血化瘀治之，适用逍遥散合少腹逐瘀汤加生芪、桂枝者活血以行气，因气行则血行，只活血不行气者其效差矣。还有属脾虚湿盛者，其症行经后面部及四肢浮肿，腰困，下肢沉重用手指按下时下陷不起，白带多，脘腹胀满，纳差，大便溏稀，疲乏，嗜睡，胸闷气短，多痰。小便混浊不清，舌苔白腻，脉象沉缓或沉滑。治则以健脾燥湿利水养血为宜。如二陈汤加生芪30g、肉桂6g、蔻仁10g、炒薏米仁30g、防己20g、当归20g，其法是：理气和中，燥湿化痰利水。而在行经期和经后浮肿者多见于中年妇女，在古籍中可分有血分肿胀与水分肿胀者之论述，如《校注妇人良方·妇人血分水分肿满方论》云"妇人经水不通，则化为血，血不通，则复化为水，故先为经水断绝，后至四肢浮肿，致小便不通，名曰血分

……若先因小便不通，后身面浮肿，致经水不通，名曰水分。……经脉不通而化为水，流走四肢，皆肿满，亦名血分"。又如《叶氏女科证治·调经》中提及"经来通身浮肿，此乃脾土不能化水，变为肿"。总之，经来后通身浮肿者，均为脾阳不振，寒湿凝滞，行经期间，气血运行不畅，体液调节障碍，水湿泛溢肌肤所致，如血滞经脉，气不行水，脾肾两虚，运化失司。如病在血分者，不可单一治水，拟养血调经，培土制水而矣。

第三节　带下病论治

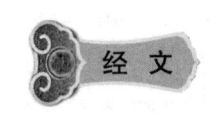

经文

妇女病	有带症	在古代	称妇科
带下医	白带者	质清稀	质透亮
量中等	不赤黄	不黑者	无异味
为正常	如太少	是异常	有生理
有病理	如异常	要诊断	早治疗
防病变	在局部	宫颈部	多糜烂
宫腔内	有炎症	与附件	有关联
二七时	太冲盛	任脉通	带脉固
天癸至	月经潮	故有子	治带者
要详辨	分五色	有虚实	有湿热
有痰湿	有虚寒	与脏腑	有关联
任督带	与附件	相互参	脾湿浊
带下多	质清稀	绵不断	无臭味
面苍白	头昏晕	浑身困	乏无力
腰膝软	大便溏	小腹胀	纳食差

舌质淡	薄白苔	脉沉细	健脾气
燥湿浊	完带汤	加味用	

注 释

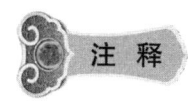

带下病是指妇人带下量明显增多伴色、质、气味发生异常，或有阴道及外阴潮湿红肿发痒者，或有带下明显过少，或无带者，均可称之为带症。带症也可分为生理现象和病理现象，如月经前后、排卵期、妊娠期带下增多者均可属正常生理现象，如不在此期内平素带下增多者，并伴有症状者均可称之为带下病。带下首见于《素问·骨空篇》"任脉为病，……女子带下瘕聚"。《素问·上古天真论》"女子，二七而天癸至，任脉通，太冲脉盛，月事以时下，故有子"。在这时期阴道内有明显的分泌物，这是由脾主运化，肾主闭藏，任脉所司，带脉约束，布露于阴窍。此如王孟英所说"带下，女子生而即有，津津常润，本非病也"。如病带下者，其量太多，其色有五，其味腥臭难闻者，是为带下病也。而妇女带下病是妇女的常见病、多发病，常常合并有月经不调、闭经、阴部发痒、不孕、癥瘕等。而在古代战国时期就有"带下医"之称，扁鹊过邯郸闻贵夫人，即为带下医。可见我们祖国医学对妇女之经、带、胎、产是多么重视。而古代医学就有对妇女之病的经验总结，相当丰富，对今之医者有相当的参考价值。

1.带下过多

【概述】带下过多，古代有称之为"白沃"、"赤沃"、"赤白沃"，"白沥"、"赤沥"、"赤白沥"，"下白物"等名称。张仲景《金匮要略·妇人杂病脉证并治》"妇人经水闭不利，……下白物，矾石丸主之"。《诸病源候论·妇人杂病候·带下候》说"带下病"之名，分五色俱下候。刘完素在《素问玄机原病式·附带下》中说"故下部任脉湿热甚者，津液涌溢而为带下"。朱丹溪认为"带下多与湿热有关，在治法上提出"以燥为先，佐以升提补虚"。《景岳全书·妇人规·带浊梦遗类》指出"心旌之摇"、"多欲之滑"、"房事之逆"、"虚寒不固"等伤肾而致带下过多。《傅青主女科·

带下》将"带下病"列为该书之首,并分别以白、黄、赤、青、黑五色带下论述其病机,可见带下病是妇女二七后之要症。历代医学家则认识到,带下病多由于脾肾虚损,湿热内聚侵及阴器、子宫、累及任带,使任脉失固,带脉失约所致。

【病因病机】带下病的病因病机为湿邪伤及任带二脉,使任脉不固,带脉失约。湿邪是导致本病的主要原因,但应有内、外之别。肝脾肾三脏是产生内湿之因,如脾虚失运,水湿内生;肾阳虚衰,气化失常,水湿内停;肝旺乘土,肝火夹湿热下注,这是内湿之因。外湿多因久居湿地或涉水淋雨,或不洁性交,或经期性交等均可使其感受湿邪毒素,致使宫颈糜烂,阴道及附件发炎。

【病案举例1】郑某某,女,30岁,兰州市人。

【主症】平素带下量多已三年余,色淡白,质清稀,绵绵不断,无臭,面色苍白,头晕,浑身疲乏无力,腰困膝软,纳差,大便溏稀,下午四肢肿胀,睡眠不好,多梦,小腹胀满,舌质淡,苔白,脉象沉细。妇科检查:宫颈Ⅲ度糜烂。

【辨证】脾虚湿浊内聚。

【治则】健脾燥湿,化湿止带。

【处方】完带汤加味。

炒白术20g	炒山药30g	党参30g	炒白芍20g
车前子20g	炒苍术10g	陈皮10g	制半夏10g
蔻仁10g	柴胡10g	生甘草10g	茯苓30g
黑芥穗10g			

6剂,水煎服,每日2次。

【汤头歌诀】

傅青主	完带汤	黑芥穗	车前子
炒白术	炒山药	潞党参	炒苍术
白茯苓	制半夏	广陈皮	白蔻仁
健脾气	补中气	化湿浊	治脾虚
湿浊盛	带下多	是首选	炒白芍

北柴胡	生甘草	升清阳	降湿浊
脾气健	带脉强	治白带	首选方

前方尽服后,患者带下已少,头晕、浑身疲乏无力已好转,纳食有增,小腹胀满及腰膝酸软已减轻,大便已成形,舌质淡薄,苔白,脉象沉细。原方再加肉桂3g继服。

【病案分析】脾虚运化失固,湿邪下注损伤任带,使任脉不固,带脉失约而带下过多,脾虚中阳不振,大便清稀,四肢酸困肿胀,加肉桂者补命门之火以振中阳,完带汤方加二陈者以燥脾之湿邪,化浊为清,使之清气升而浊气降矣。白带是以湿浊为重,方中"补、散、升、清、燥、化"都是为湿邪开路而已,使之脾气健旺,湿浊自消。

【病案举例2】毛某某,女,40岁,永登人。

【主症】患者白带量过多,月经量少,质稀色淡,平时绵连不断,质如清水,腰酸困痛,小腹胀满疼痛,浑身及四肢恶寒冰冷,面色晦暗,小便清长,夜尿频数,大便溏稀,已数年余,久经治疗其症不减,舌质淡,苔薄白,脉象沉细无力。妇科检查为宫颈糜烂Ⅲ度。

【辨证】肾阳虚命火不足。

【治则】温补肾阳,益气固涩止带。

【处方】金匮肾气丸加味。

熟地10g	炒山药30g	山萸肉20g	泽泻6g
丹皮10g	茯苓30g	制附片6g	炒白术30g
桂枝10g	川断20g	党参20g	菟丝子10g

6剂,开水煎服,每日2次。

【汤头歌诀】

有金匮	肾气丸	加味用	肾阳虚
命火衰	白带多	小腹冷	手足凉
身恶寒	腰酸困	小便频	清又长
脉沉细	舌质淡	胖又嫩	大熟地
炒山药	山萸肉	淡泽泻	粉丹皮

白茯苓	炒白术	潞党参	川桂枝
川续断	菟丝子	能温肾	暖胞宫
小腹寒	小便频	腰膝困	酸无力
四肢凉	常不温	白带下	清又多
火源衰	肾阳虚	脾不温	湿不化
湿浊聚	故带下	加当归	炒白芍
能补血	血源足	可化气	能蒸腾
清浊分	带可止	补阳者	阴中求
补阴者	阳中求	此方妙	用处广

患者服本方后自觉带下已少,腰酸困痛已轻,大便已成形,小腹胀痛缓解,夜间小便已不频,浑身及四肢恶寒发凉冰冷已温。嘱患者在本方的基础上加当归20g、炒白芍20g,共服30余剂而愈,数年后因胃病而来诊,但带症一直未作。

【病案分析】肾阳不足,命火已衰,火衰不能温煦脾土,封藏失职,津液滑脱而下,故带下量多,绵绵不断,质清如水。腰为肾府,肾虚命火不足,故腰酸痛作困。阳虚不能温煦,故浑身及四肢恶寒不温,夜尿频数清长,胞宫不能得到肾阳之温煦故小腹胀痛恶寒冰冷,肾阳不足不能上温脾阳,故大便溏稀。治宜金匮肾气丸加味者以温补肾阳,益气固涩止带。然肾为水火之脏,乃元阴元阳寄居之所,故"善补阳者,必阴中求阳,则阳得阴助而生化无穷"。故方中重用地黄,辅以山药、山萸以补阴之虚,而化肾气,泽泻、茯苓淡渗湿浊,通利水道,丹皮清泄虚火,与诸补温相伍,是补中有泻,补而不腻,于诸补阴之品中加入桂、附者是温而不燥,直补肾阳,以助气化,如是肾气振奋,诸虚诸湿自消而散矣。

【病案举例3】郝某某,女,42岁,天水市人。

【主症】患者赤白带下量多已三年余,每在月经后见赤白带下量大增,质稠有异味、难闻,阴部烧灼伴外阴发痒,潮热出汗,腰膝酸软疼痛,头晕耳鸣,心烦失眠多梦,五心烦热,口干欲饮,小便赤黄,大便干燥,每次月经量增多,质稠色红有块,小腹两侧疼痛。舌质红,苔黄腻,脉象滑数。妇科检查:宫颈Ⅲ度糜烂,两侧附件炎。

【辨证】阴虚湿盛。

【治则】滋肾益阴,清热利湿。

【处方】知柏地黄汤加味。

炒山药 30g	生地 10g	茯苓 30g	泽泻 10g
丹皮 10g	山萸肉 20g	知母 10g	黄柏 10g
炒椿根皮 10g	炒白芍 20g	当归 10g	炒白术 30g

6剂,水煎服,每日2次

【汤头歌诀】

地黄丸	为六味	加知柏	当归芍
炒白术	滋肾阴	利湿热	化湿浊
可活血	椿根皮	味苦涩	性寒凉
入肠胃	清湿热	燥湿浊	杀虫毒
崩带下	外阴痒	入阴道	红肿痛
实难忍	治湿热	在肝肾	黄带下
黏又臭	小腹痛	失眠作	口干苦
心烦躁	小便赤	大便涩	不痛快

患者服前方后上述症状大减,心烦失眠多梦已少,少腹两侧疼痛已轻,最明显的赤白带下量少而色淡白清稀,舌质正常,脉象滑。嘱患者再继诊连服前方加菟丝子10g、香附10g,30余剂方愈,妇科检查,宫颈已光滑,无脓性分泌物。

【病案分析】肾阴不足,命火偏旺,损伤血络,而任带不固,带脉失约,故带下量多,而色黄赤白相兼,质稠。腰为肾府,肾阴虚则腰膝酸软作痛,阴虚生内热,上扰心窍则五心烦热而失眠多梦,咽干口燥,阴部灼热发痒有异味,潮热出汗,由于虚阳上扰,则头晕耳鸣,有时出汗。舌质红少津,苔黄腻,脉象滑数。知柏地黄汤加味者是滋阴补肾之主方,对于阴虚火旺,虚火上炎,腰膝酸软,头晕耳鸣等有良效,而知母、黄柏者是既滋肾水之不足,又能清热泻火,这是釜底抽薪之妙法也。

【病案举例4】王某某,女,29岁,兰州市人。

【主症】洗浴后自觉外阴部发痒未引起注意。一周后,小腹疼痛发胀,白带量大增呈泡沫状及豆渣样,阴道发痒连及小腹难忍,急去妇科检查为滴虫性阴道炎,遂经输液及口服甲硝唑治疗,但上述症状未减,又见消化道明显不适,停药求治于中医,患者带下呈泡沫及豆渣样,白带色黄量多,腰困小腹胀痛,阴道及外阴部发痒难忍,小便频数,大便干燥,心烦失眠难以入睡,多梦口干欲饮,胸闷纳差,舌质红,苔白腻,脉象滑数。

【辨证】湿热蕴结下焦(滴虫性阴道炎)。

【治则】清热利湿,解毒杀虫。

【处方】自拟方(清热解毒汤)。

土茯苓30g	猪苓30g	泽泻20g	苦参10g
车前子20g	焦黄柏10g	龙葵30g	当归20g
赤芍30g	草薢20g	生甘草10g	

6剂,水煎服,每日2次。

【汤头歌诀】

自拟方	名清热	解毒汤	土茯苓
味甘平	入肝胃	除湿毒	淋浊带
尿路病	均可用	猪苓泽	车前子
能利尿	通水道	苦参味	性味寒
肾膀胱	大肠经	焦黄柏	龙葵草
赤草薢	泻火毒	淋浊带	杀虫毒
外阴肿	红痛痒	带下黄	带绿色
腥又臭	奇难闻	对阴道	有滴虫
有奇效	当归芍	可活血	生甘草
能解毒			

【外洗方】

土茯苓30g　　苦参30g　　蛇床子30g　　黄柏10g

川椒 10g　　　白矾 3g　　　桃叶 30g

水煎洗外用,阴道冲洗,每日 2 次。

【外洗方汤头歌诀】

土茯苓	川苦参	味苦寒	入肝肾
大小肠	均可入	清热毒	燥湿浊
赤白带	有滴虫	阴瘙痒	红肿痛
蛇床子	辛苦温	入脾肾	阴部痒
燥湿浊	杀湿虫	湿疹疮	白带多
泡沫状	川花椒	桃树叶	此二药
性苦温	入肝肾	归脾胃	祛风湿
清热毒	杀滴虫	外阴部	阴道内
痒作痛	明白矾	酸苦涩	肺脾胃
大肠经	均可入	消顽疾	燥湿毒
杀毒虫	青白带	黄赤黑	宫脱垂
均能用	外洗法	内冲洗	效果奇

患者前方服用及外洗后自觉白带量大减,质已清稀,泡沫及豆渣样已无,小腹胀痛及阴道外阴发痒已止。嘱患者在口服中加绿豆 30g,续服 6 剂,以巩固疗效。

【病案分析】 湿热蕴结于下焦,损伤任带二脉,故带下量多,色黄如脓汁呈泡沫及豆渣样,臭气难闻。由于湿毒过甚滴虫滋生于阴道,见外阴发痒难忍。湿热蕴结,阻遏气机,则小腹胀痛。湿热内阻于中焦脾胃,则口苦发干而舌质腻,湿浊与热互结,故小便赤黄。方用自拟"清热解毒汤"者,土茯苓、苦参、龙葵、黄柏均有清热解毒,利湿毒杀菌之功,泽泻、猪苓、萆薢、车前子均可分清浊,利湿热。外洗方中桃叶,白矾均可消毒杀虫,尤其桃叶对妇女阴疮及滴虫性阴道炎疗效奇好。

【病案举例 5】 常某某,女,29 岁,兰州市人。

【主症】 带下量过多,色黄绿如脓汁,有时赤、黑、绿兼见,带质黏稠,臭秽难闻,小腹及腰胀痛,心烦失眠多梦,头晕,口苦咽干,小便赤黄,大便干燥已数周,妇科检查为霉菌性阴道炎。

经输液及口服消炎药及甲硝唑治疗并外用洁尔阴冲洗,但其效不佳。故求治于中医。观其舌质红,苔黄腻,脉象滑数。

【辨证】湿热之毒,蕴结下焦。

【治则】清热解毒,利湿。

【处方】华佗三豆饮加味。

  赤小豆 30g 绿豆 30g 炒白扁豆 30g 土茯苓 30g

  赤茯苓 30g 焦黄柏 10g 龙葵 30g 当归 10g

  赤芍 30g 炒白术 20g 炒苍术 6g 车前子 20g

6剂,水煎服,每日2次。

【汤头歌诀】

华元化	治湿热	白带下	有五色
量又多	其气味	臭难闻	少腹痛
腰中困	三豆饮	是首选	要加味
赤小豆	小绿豆	白扁豆	能清热
可健脾	化湿浊	土茯苓	赤茯苓
焦黄柏	龙葵草	清湿热	化湿浊
苍白术	健脾气	燥脾湿	归赤芍
能活血	可止痛	车前子	利湿热
可利尿	对附件	既可清	又可化
还可活	更可利		

【外洗方】

  桃叶 30g 白矾 3g 蛇床子 30g 黄柏 20g

  川椒 10g 苦参 30g 大黄 20g 桃叶 30g

水煎洗外用,阴道冲洗,每晚1次。

【外洗方汤头歌诀】

同前方	加大黄	能排陈	可致新
阳明热	与脾湿	相结合	浊带下
外可洗	内冲洗	其用法	冲洗后
用温水	再冲洗		

患者内服并外用清洗之后,赤白黄绿带大减,气味难闻已轻,腰及小腹胀痛已轻,口苦口干,小便赤黄,大便已软。舌质及舌苔正常,脉象滑。再嘱患者用上法继服、外洗两周。

【病案分析】热毒损伤任带,故赤、白、黄、绿带下量多,湿热毒邪蕴蒸,带下质黏稠如脓样,毒邪过甚则臭秽难闻,热毒伤津,则心烦头晕,口苦咽干,小便赤黄,大便干燥,此种带下者多与经期不卫生的性生活,及产后过早过性生活,或者多次人流,造成子宫内膜发炎及附件炎有关,应在治疗时多给妇女谈些有关经期,产后的性生活知识。至于华佗三豆饮加味者,是专治妇女五色带下湿热之毒结聚于下焦胞室者,临床实践中,其疗效是十分可靠的。

2. 带下过少

【病案举例1】 刘某某,女,32岁,兰州市人。

【主症】平素身体瘦弱,月经量少,时间短的一日而尽,月经初潮时,年岁已21岁,月经不能按时而下,已婚10年余未孕,平时无白带,阴道干涩发凉,对性生活冷淡,性交时阴道干涩疼痛,而且惧怕过性生活,平时头晕,浑身疲乏无力,腰膝酸软,睡眠不实、多梦,纳差,小便频,大便干燥,面色暗有黄褐斑,舌质暗,脉象沉细。

【辨证】肝肾虚损。

【治则】滋补肝肾,养血还精。

【处方】黄芪建中合左归丸加减。

黄芪30g	桂枝10g	当归20g	白芍30g
熟地10g	山萸肉20g	巴戟肉20g	茯苓20g
肉苁蓉30g	龟胶10g	女贞子30g	枸杞子20g
鹿角胶10g	菟丝子10g		

6剂,水煎服,每日2次。

【汤头歌诀】

带下少　　肝肾虚　　天癸竭　　已结婚

未生育	阴道干	涩发凉	性冷淡
卵巢衰	性生活	恐惧怕	头昏晕
浑身困	腰酸软	无力行	睡不实
惊梦多	选黄芪	建中汤	合左归
滋肝肾	养精血	芪桂枝	当归芍
大熟地	山萸肉	巴戟肉	肉苁蓉
女贞子	枸杞子	龟板胶	鹿角胶
菟丝子	既补阳	又补阴	肾脏者
主藏精	命门者	水火居	有蒸腾
气化生	精血成	天癸足	白带增
阴道内	常湿润	离在下	坎在上
为济卦	治带者	冲任督	带脉束
调四脉	是根本		

【病案分析】此种带下过少的主要病机是阴津不足，不能润泽阴道，肝肾虚亏，天癸缺少。阴道干涩灼痛，是由于津血不足，不能荣于外阴。阴部萎缩伴有外阴发痒，津液亏损不能润泽阴道，故性交时阴道干涩而疼痛，是带下量过少之由。肝肾双虚，清窍失去所养，故头晕耳鸣，腰膝酸软。阴津不足，不能敛阳，故烦热胸闷，夜间失眠多梦，小便赤黄，大便干燥，舌质红少津，脉象沉弦数。方中用建中汤及左归丸加减者是"善补阴者，必于阳中求阴，则阴得阳升而泉源不竭"。本方是"益火"、"壮水"也就是"温养阳气，填补真阴"。左归丸者是"阳中求阴"，"气中求精"，方中熟地者，是甘温原味之品，是补精血形质的第一要药，且得桂、附则能回阳，得参、芪则入气分，得归、芍则入血分，得龟、鹿者是精不足者补之以味，二者均为血肉有情之品。以此法调养者无有不效者。带下病及带下过少病，均为冲任督带四脉失调而致，带下过多者是损伤任带所致，过少者是任督二脉不足，天癸缺少不能充养胞宫润泽阴道所致，前者为后天房劳过度，经期产期卫生不洁或经期同床后或久坐湿地不洁

之处所致。后者多于先天发育不良或者是天癸未至过早的摧残胞宫形成任督不能充养而致，并可能成为不孕不育者，或子宫发育不全者在临床中多见。

第四节　不孕证论治

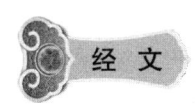

经文

女二七	天癸至	任脉通	冲脉盛
其月经	按时下	故有子	已婚后
不怀孕	要检查	找病因	不孕症
有原发	有继发	原发症	月经少
往后推	小腹凉	常冰冷	最喜热
发育缓	未成熟	去检查	子宫小
或偏左	或偏右	或前倾	或后倒
其卵巢	或多囊	不排卵	难怀孕
或早婚	其嫩芽	受摧残	冲任损
督脉亏	此三脉	是人体	生命源
生殖本	固冲任	补督脉	现代女
月经少	一二日	完全尽	不注意
找原因	几代后	要生育	实在难
其治则	要补肾	调经血	温经汤
散寒结	逍遥散	要加味	肝气疏
气血足	能养肾	其生长	全靠阳
任脉通	太冲盛	阴土旺	才能生
继发性	不孕症	更复杂	其原因

多感染	有污浊	或瘀血	或受寒
月经乱	时不定	其量少	有血块
来潮时	小腹痛	实难忍	平时胀
气不通	腰酸困	带下多	输卵管
有炎症	或闭塞	不畅通	其卵泡
排不出	或寒浊	壅宫内	其寒冷
不坐胎	或多次	来刮宫	伤任脉
损冲脉	或肥胖	不受孕	骨蒸热
是结核	难受孕		

注释

女子在18岁以上结婚，同居在正常的性生活中2~3年以上不怀孕者，可称为原发性不孕症。但已婚后曾有过妊娠产孕，随后数年内不怀孕者称为继发性不孕症。但不孕者不独与女子，也与男子有一定的关系，因此首先应男女双方均要检查。过去婚后女子不孕者，男方可解除婚约，各方都可另婚，但其女婚后亦能怀孕生儿育女，而男子再婚后还是不育，是男子之病，非其女子病也。现代科学之检查对所患之疾一目了然，如各自有病，各自治疗，自然可怀孕生育。这里重点谈女子不孕症，通过辨证论治，知犯何逆，辨证施治。首先要问月经量之多少，经潮有无小腹胀痛，冰冷恶寒，有无经前痛，或经后疼痛，经质黏稠或清稀，色鲜红或暗淡，双乳房是否胀痛等。证要分虚、实、寒、热、湿、痰、滞、瘀等，脉要辨弦、滑、沉、细、数、涩等，及子宫发育正常与否，位置是否端正，输卵管是否通畅，是否有炎症堵塞，卵巢排卵功能正常与否，还要观体质胖瘦及乳房发育大小等。不孕之名，首见于《周易》曰："女子三岁不孕。""三岁"是指已婚三年，因一年为一岁。如《素问·上古天真论》曰："女子七岁，肾气盛，齿更发长。二七，而天癸至，任脉通，太冲脉盛，月事以时下，故有子。"古人对人体生长发育认识较为正确，认为女子在十四岁时发育基本已成熟，此时冲任之脉通盛，故月经按时来潮之后数月就能排卵。如同床时，阴阳二精相遇而合，故能受精怀孕，这就是生理的必然性。《素问·骨空论》曰："督脉者，起于少腹以下骨中央。女子入系廷孔，其孔溺孔之端也。其络循阴器合篡间，绕篡后，别绕臀，至少阴与巨阳中络者合，少阴上股内后廉，贯脊属肾。……此生病，……其女子不孕。"这就是最早从病理上论述女子不孕证的记载。《金匮要略·妇人杂病脉证并治》在温经汤条下有"亦主妇人少腹寒，久不受胎"之说。而温经汤是现有文献记载的第一首调经种子之方。《诸病源候论·无子候》曰："妇人无子者……若夫病妇疹，须将药耳，故得有效也，然妇人挟疾无子，皆由劳伤血气，冷热不调，而受风寒，客于子宫，致使胞内生病，或月经涩闭，或崩血带下，致阴阳之气不和，经血之行乖候，故无子也。"《丹溪心法子嗣·格致余论》曰："男不可为父，得阳气之而亏者也。女子不可为母，得阴气之为塞者也。"并指出肥盛妇人痰湿闭塞子宫和怯瘦女人之宫干涩不能怀孕的证治。又如《万氏妇人科》中指出："女子无子，多因经候不调，……此调经为女子种子紧要也。"张景岳《妇人规·子嗣类》强调指出治疗不孕症需辨证论治，"种子之方，本无轨迹，因人而药，各有所宜"及"情怀不畅，则冲任不充，冲任不充则胎孕不受"的七情内伤导致不孕的病理机制。《傅青主女科》则强调治不孕症者则从肝肾论治，而列出"养精种玉汤、温胞饮、开郁种玉汤及完带汤"等方剂在临床是行之有效之良方。而王清任则重视活血化瘀治疗不孕症，他认为"少腹逐瘀汤治疗不孕症者种子如神"，并提出了即月经来潮之日连服五日以去瘀生新，调经种子之法。综上历代医家对于不孕症从病因、病理、病机及辨证治疗用药等方面给我们积累了相当丰富的经验，这在当代之世界是独一无二的。

【病因病机】我自己根据先父一生治疗妇科疾病及治疗不孕症之经验，而治愈不孕症者数以百计。不孕症的病因病机应有以下五种:①肾虚;②肝气郁滞;③瘀结胞宫;④痰湿内阻;⑤由男方所致。

(1)肾虚:《素问·上古天真论》曰:"女子二七而天癸至,任脉通,太冲脉盛,月事以时下,故有子。"肾主藏精,精化气,肾精天癸的盛衰主宰着人体的生长、发育与生殖。如先天肾气不足,或婚后房事不节,或久病或结核,或反复人流,或药流等均能损伤肾气,致使肾气虚衰,冲任虚衰不能摄精成孕。或素体肾阳不足,寒湿伤肾,命火虚衰,则生化失职,有碍子宫发育,或造成位置不正而难以受精怀孕;或过于房劳伤肾,耗损其阴,天癸乏源,冲任、血海空虚,阴道干涩;或阴虚生内热,热扰冲任血海,均不能摄精成孕,而成为不孕者。

(2)肝气郁结:肝者性喜条达,恶抑郁,主疏泄。如婚后情志不遂,继发肝气不舒,令情绪低落,气机不畅,日益加重,肝失去条达之性,肝气郁结益甚,而致冲任不能相资以养胞宫,以致不能摄精受孕。又肝气旺而克制脾土,脾土被克而伤不能通调任脉而达带脉,任带失调,故不能受孕成胎。故肝的疏泄条达之性,是指调节人体情志疏通、舒展、条达、升发的特性,也是调畅人体气机升降出入运动的协调平衡,及协调气血运行。只有气机通畅,才能维持气机的正常运行,而气血的运行又赖气机的推动,所以肝气不畅,则气血郁结,阻滞冲任,胞络不通,则不能受孕成胎。故肝可调节情志,精神情志不遂而影响气机不畅。气血失和,亦可影响冲任血海,也可造成气郁血滞,停留胞络而不能受孕成胎。

(3)血瘀胞宫:女子以血为重。由于月经不调,瘀血内停既是不能受胎成孕的病理因素,又是病理产物。就病因而言,不外七情六欲,虚实寒热及外伤等均可致瘀血滞留于冲任、胞宫,致使胞脉不通而不孕。或经期及产后恶露未净时同床房事不节亦可造成感染而致瘀血内停,日久可成癥瘕。《诸病源候论》曰:"月水未绝,以合阴阳精气入内,令月水不节,内生积聚,令绝子。"而此说在临床中多见子宫内膜炎、盆腔炎、输卵管炎闭塞不通而不能受精成胎。

(4)痰湿内阻:素体肥胖,嗜食膏粱厚味,辛辣刺激之物,或劳倦思虑过度等因素均可损伤中焦脾土,脾伤则湿盛,肾阳虚则命门火衰,火衰则水不化气,而水湿内停则生痰,嗜膏粱厚味则痰湿内生,躯脂满溢,塞闭胞络子宫不能受精成孕者亦不少见。

不孕症原因很多,首先运用现代科学检查之手段,查明致病原因,如子宫发育、大小、位置及宫腔内膜薄厚、卵巢功能排卵及输卵管是否通畅。经水量之多少,经期时间是否正常等均要详细询问,再结合中医四诊做出较为精确的诊断与治疗。再以祖国医学的望诊来看,也有一定的参考价值。如《灵枢·五色篇》曰:"女子在于面王,为膀胱、子处之病,散为痛,抟为聚,方员左右,各如其色形"及"面王以上者,小肠也,面王以下者,膀胱子处也"。"面王"即是鼻小柱即鼻尖之端,面王以下者,就是人中沟及其两侧之棱角线而言,如果人中沟出现形态皮肤或各种纹形以及颜色的变异,则说明膀胱、子宫、盆腔及附件等器官有发生病变的可能。人中沟的色泽、形态、位置及两侧棱角线呈梯形,深宽正直为正常形,人中沟宜长不宜短,宜深不宜浅,中间深而外阔,两侧线条清楚,正直不斜不偏为正常,妇女有如此人中沟者,其子宫发育正常,受精成孕率高,成活率高,所生子女一般健康少病。但长短及深阔也与人体面形、身高及矮胖有关。如身高者其人中沟相应较狭长,形体矮胖或面方圆者,其人中沟相应较宽短。如朱丹溪言:"欲知其内者,当以观乎外,诊于外者,斯以知其内,善诸内者,必形诸外。"如女子人中沟深长者善产育。这就是最早古人观察到人中沟的变化与妇女生育之关系。《素问》曰:"十二经,三百六十五络,其气血皆上于面。"根据经络之间相互关系,人中沟位于督脉终止之处,而冲任督三脉皆起源胞中,为一源三岐,而督脉与冲任二脉有着密切的联系,故督脉在人中部位之处,因而在人中之处能观察到生殖器官之异常变化。由于我受到此经典之启发,在临床中拍照过100余位不同年岁妇女人中沟的形态。

我结合现代医学妇科检查及临床表现总结出人中沟的异常有以下7种之多:①人中沟出现纹形,该纹形呈纵形,横形,或纵横兼见,或平形,或斜形,或呈人字形,或呈八字形,有深有浅者,或居于沟中上部或居于下部。数目有1~2条,甚至多达4条;②人中沟内不同部位出现隆起而色淡白或较红纵线条者;③人中沟内局部毛孔粗大似橘皮样者;④人中沟局部色红,或色白或出现色素沉着;⑤人中沟呈现短促型,扁平型,细窄形,翘凹形,着色型及混合型;⑥倒梯型,上宽下窄,两侧中间线条,偏斜,或单侧肿胀;⑦两侧棱角线条不直,或偏左,或偏右,或上下端隆起者,或弯曲不正等变化。也能说明输卵管及卵巢有病变之可能。

我对198例人中异常与妇科疾病关系的观察如下:198例患者的年龄在23~63岁,均经妇科检查,确诊有妇科疾病,病种有20余种,大致分为四类:妇科肿瘤(包括宫颈癌及手术后镭放疗等,子宫肌瘤,恶性葡萄胎,绒毛膜上皮癌及卵巢癌等)143例,占72.2%;炎症(包括功能性子宫出血,宫颈糜烂,附件炎等)27例,占13.6%;不孕症14例,占7.1%,包括功能性子宫出血,原因不明出血过多14例,占7.1%。对143例妇科肿瘤患者做了重点观察,其中良性43例,恶性98例,除1例人中沟正常外,其余142例,人中沟均有异常变化。正常人与妇科肿瘤患者人中形态异常检查率比较,通过统计学t检验的处理,从人中沟的形态比较,正常人与肿瘤患者有明显的差异,说明妇科肿瘤患者人中沟扁平的现象远比正常人多($P<0.01$)。从人中沟纹形来看,正常人与肿瘤患者相比,人中沟出现纹形的几率是很高的($P<0.01$)。恶性肿瘤的纹形出现率又高于良性肿瘤($P<0.05$)。在恶性肿瘤中,宫颈癌86例,其纹为纵纹者64例,出现

横纹者6例,纵横纹者3例,未出现纹形者14例,未见横纹者1例,无纹2例,但未见纵纹。故恶性肿瘤、宫颈癌以纵纹形多见,其出现率为74.7%。从人中沟出现隆起者看正常人与肿瘤患者的差异也很明显(P<0.01),宫颈癌86例,人中沟右隆起者22人,均可初步认为人中沟出现隆起是妇科肿瘤患者的特殊表现之一。在人中沟出现白色隆起线方面,正常人与良性、恶性肿瘤患者的检出率的差别甚大(P<0.01),这表明肿瘤患者人中沟出现白色隆起线的阳性率较正常人高很多。如妇科炎症,子宫出血,不孕等症的人中沟变异,较为突出的有以下几种:①原发性或继发性不孕者共14人,其中人中沟较平轮廓不清者有9人;②妇科炎症患者共23人,其中人中沟有白色隆起线的为11人;③在全部198例中有带下症的52人,其中人中沟毛孔粗大者18人,占34.4%,人中沟的变异有几种情况并见,如86例宫颈癌患者人中沟同时出现纹形隆起者占16/86,未见纹形者14例中出现隆起者8例,翘凹1例,毛孔粗大者1例,白色线2例。完全异常者仅3例。足以说明人中沟的变异,在妇科肿瘤诊断方面以及其他方面有一定的参考价值。

表1 妇科肿瘤患者人中沟形态

组别		例数	人中沟扁,短,细,偏,平,粗,窄,斜	纹形	隆起	白色隆起线
正常组		42	24	31	24	24
肿瘤组	良性	45	13.3	64	26.6	22.4
	恶性	98	26.5	87.26	25.5	16.3

在近数年内对妇女人中沟变异的观察与B超及妇科检查对比来看几乎是相同的,尤其是对不孕症的观察及附件等如输卵管、卵巢之疾病更为确切。器官之病变易检查所得,而功能性阴阳寒热虚实亦能表现在人中部位。现将几种人中变异形态简

述于下。

①人中沟短促形：人中较正常短者，一般临床则见于子宫颈短小，容易出现流产、早产、月经第一日量多而后第二日可减少或流尽。

②人中沟扁平形分为两种，依据人中沟之扁平深度而分。广平型：沟浅而沟梗尚可隐约可见，临床上则见子宫发育稍差，治疗较为容易，怀孕后常可见发生漏胎，或崩漏，或习惯性流产；漫平形：散漫无边，其沟及沟梗不明显平坦者称之为漫平型，临床上常见子宫发育不良，宫体及宫颈均小，或者输卵管功能发育亦差，而且月经量少。

③人中沟翘凹型：唇上沟翘，下端呈凹型，临床上则见妇女骨盆狭窄，其狭窄程度与人中凹陷大小程度有关。圆圈大者表示骨盆狭窄，而圆圈小者表示内骨盆狭窄，易发难产、横产。

④人中沟细窄型：人中沟细窄如线，沟梗浅者称之。临床中多见妇女子宫窄长，宫口小，颈如尖锥；如人中部明显狭窄，虽上下部尚宽，表示宫口狭小。

⑤人中沟上窄下宽型：上沟窄细，下沟较宽者称之，临床多见子宫后倾，月经来潮腰部酸痛。

⑥人中沟上宽下窄型：与上型相反，临床多见于子宫前倾，月经来潮时小腹胀痛。

⑦人中沟浅窄型：沟线浅而窄，临床多见子宫后天发育不全，可能与后天某种疾病影响有关，如患有严重的疾病，或用药不当，或过早婚配肾气未盛，天癸未至而造成不孕者多见。

⑧人中沟偏斜型：人中沟不正直而有歪斜，沟向左斜时，子宫则向右偏斜，沟向右偏斜时，子宫则向左偏斜。

⑨人中沟曲折型：人中沟弯曲不直呈马蹄形，其子宫如蜗牛，子宫可向左右或后倒，则难以怀孕而不能生育。

⑩人中沟有横纹型：一般位于人中沟中部有明显的横纹贯穿，常呈弧形，凸端朝上，但横纹形状可因横纹所在部位有所改

变。此型较为少见,妇女呈现此横纹则终生所生一子,或老年生子。

⑪人中沟着色型:人中沟呈浅蓝墨水色者,重者可延及两沟缘外侧,在《四诊诀微》中有记载,在妊娠双胎时可见至,一般有着色者可认为是双胎。

⑫人中双沟型:人中沟部有细小略白色与沟梗平行之突起体,把水沟一分为二,该水沟梗有时明显贯穿于上下,有时则见片段或如点状,走向鼻尖上或人中下部,其为双子宫,双角子宫,双阴道或阴道横隔。

⑬人中沟混合型,或几种单纯型同时出现于妇女时称之为混合型,临床多见到有许多种异常人中沟同时存在,此类一般很少见到。可见,祖国医学之观察是相当详细,故在临床也不可能时时有条件做 B 超及阴道内镜检查,就凭此观察诊断大概与现代医学科学所做检查相同者居多,但也有用现代医学检查而确诊者,如甲医院检查子宫肌瘤,乙医院检查又无发现;甲医院检查出输卵管不通,乙医院检查又无不通之诊断,这些都是在临床要作参考,不能作绝对论,但可作相对论。经过临床治疗后症状消失,流血疼痛已正常,带下已少,不孕者已怀孕成胎而所生者居多。在临床治疗中有效者多矣。而对人中沟变异的观察,对临床辨证辨病是有一定参考价值。本文参考了袁怀珍先生关于人中沟对妇女盆腔疾病的诊断,又加之个人对人中沟的观察与经验而作,但是仅供参考不做绝对论。但我在临床观察中发现人中沟梗棱角的上端、下端隆起,或左小细,或右小细均能提示输卵管不通或者是卵巢功能发育不良或早衰,或有囊肿等。通过妇科 B 超或造影之诊断基本是相吻合的。

【病案举例1】 丁某某,女,27 岁,兰州市人。

【主症】 已婚 4 年余未孕。

【现症】 婚后月经量少约两日尽,而后推迟约一周余,经血色淡,无血块,头晕,浑身疲乏无力,腰困,双腿发软,白带量较多,小腹恶寒冰冷,经后小腹疼痛隐隐而作,纳差,大便溏稀,小便清长,睡眠不实,多梦频作,舌质淡,苔薄白,脉象沉细,人中沟扁平(人中沟扁平型),沟梗不明显,妇科检查诊断为原发性不孕症(子宫发育不全)。

【辨证】肝肾两虚,胞宫未充。

【治则】健肝补肾,温补冲任。

【处方】健肝补肾启宫汤(自拟方)。

红 参40g	黄 芪30g	炒白术20g	茯 苓20g
当 归10g	炒白芍20g	川 芎10g	桂 枝10g
细 辛6g	巴戟肉10g	熟 地10g	菟丝子10g
鸡血藤30g	老苏梗6g	香 附10g	淮牛膝20g
炙甘草10g	砂 仁10g		

7剂,水煎服,2次/日,黄酒为引,与药同服。

患者在本方的基础上加炙仙灵脾30g、紫石英20g,共服半年有余怀孕,足月已产一男孩,健壮。

【汤头歌诀】

治不孕	宫虚寒	补肝肾	自拟方
启宫汤	肾阳虚	胞宫寒	其发育
不完全	要怀孕	实在难	健脾气
培本源	益命火	温肾阳	养气血
宫可启	参术芪	白茯苓	缩砂仁
健脾气	和胃气	归芍芎	大熟地
鸡血藤	能补血	可活血	巴戟肉
菟丝子	北细辛	桂枝尖	紫石英
仙灵脾	益火源	温肾阳	淮牛膝
老苏梗	香附子	行滞气	能宽宫
炙甘草	能和中	调诸药	与柴胡
调肝脾	和肝肾	肾阳足	宫可启
能怀孕	坐胎稳	到足月	可分娩

【病案分析】此患者经西医妇科检查为原发性不孕症，幼稚子宫，是宫体发育较小，而月经来潮时量少，小腹胀痛，冰冷恶寒，浑身疲乏无力，纳差，大便溏稀，脉象沉细，为肝肾两虚，故婚后久不受孕成胎。血海与膀胱并列于脐下，是为悬空之腑，其气相通，全赖于肾气充溢于其间，其胞宫如肾阳不足，子宫发育不全而小者不能充养，冲脉不利向右倒，任脉不通向左倾，肾脉涩滞向后倒，病位虽在胞宫，而根在于肾。治幼稚子宫或后倒者，若不补肾气，健肺脾气，疏理肝气，撑前宽后通调冲任以和阴阳，如何能治。《产宫》云："腰为肾之外府，肾司开合，又主骨髓，为作强之宫，与膀胱相为表里。"少阴精气虚，不能灌溉督脉则腰酸而痛，少阴阳气虚弱不能温通其腑，则子宫小或发育不全。而西医妇科检查可谓详细矣，但在治疗上不分脏腑经络，不察虚实寒热是知其然，而不知其所以然，故自拟健脾补肾启宫汤，是以健脾培土，脾土旺则万物旺，土能载万物亦能生万物，脾土旺则阳明健，而血海隶于阳明，血海充则冲任旺，冲任旺则肾脉强，而此之脉者，同源于胞宫，三脉得精血充养者，子宫焉能有不发育之理。肾与胞宫相连，而精血充满则肾气才能健壮，才能行作强之势。作强者是肾间动气，是命门之间一点真火，有火才能肾间动气，才能生精化物，这也是宇宙间一切物理常识。故经云："阴生阳，阴成形，阳化气"，故前方中是阴阳并治，以健肝补肾温阳为主。用人参、黄芪、白术、茯苓、菟丝子、巴戟肉、仙灵脾、桂枝及细辛重在健脾兼以补肾温阳，当归、白芍、川芎活血理血合补肾之品，达到精血旺则冲任肾之脉通畅，而能充养胞宫。故张景岳云："善治精者，能使精中生气，善治气者，能使气中生精。"也是实由《内经》"从阳引阴，从阴引阳"之法发挥而来。而阴阳互根，精气互生，故张氏又提出"善补阳者，必于阴中求阳，则阳得阴助而生化无穷。善补阴者，必于阳中求阴，则阴得阳升而泉源不竭"。而厚朴、老苏梗、大腹皮、淮牛膝、香附及炒枳壳等均能行气，扩宫放松平滑肌，能使子宫发展壮大。此方一般在月经不调、腰腹疼痛或月经前后不定,不用加减多服为妙。故先父经常说,黄芪、人参、当归为君者是取其气血双补,川芎能活血理血,促进血液循环,以桂枝调和营卫,厚朴从后撑,枳壳从前扩,苏梗能放松子宫平滑肌,淮牛膝补肾强肾脉,以气血充实子宫,大腹皮放松腹直肌,如行经时,腹痛有血块者,可加桃仁10g、元胡10g、川楝子10g、台乌10g,以加强行气活血,通络之作用。

【病案举例2】王某某,女,25岁,秦安县人。

【主症】已婚4年不孕,婚后月经量少,后推一周余。

【现症】已婚4年余未孕,每次月经来潮量少,有血块,色暗,约两日尽,后推约一周,小腹两侧胀痛连及后腰部,有时加重时连及大腿内侧抽痛,经血有块,平时白带较多,小腹发凉,头晕,心情烦躁不安,睡眠差,多梦,二便正常,经妇科造影检查,双侧输卵管不通,舌质正常,苔薄白,脉象沉涩,人中沟两侧梗线弯曲不直。

【辨证】气滞血瘀,瘀阻胞络。

【治则】行气化瘀,活血通络。

【处方】化瘀通络汤(自拟方)。

柴 胡 10g	桂 枝 10g	黄 芪 30g	茯 苓 30g
当 归 20g	赤 芍 30g	桃 仁 10g	红 花 10g
川楝子 10g	台 乌 10g	橘 核 10g	皂角刺 20g
香 附 10g	蜈 蚣 3条	生甘草 10g	

7剂,水煎服,2次/日,饭后2小时服用。

本方化载加减应用连服3月后造影提示:双侧输卵管已通畅,大概一年后怀孕。

【汤头歌诀】

输卵管	不通畅	不排卵	难怀孕
要行气	兼化瘀	柴桂茯	归芍芎
桃红花	调肝气	能活血	可化瘀

川楝子	台乌片	橘子核	疏肝气
通肾气	香附子	大蜈蚣	专通管
能通窍	管道通	卵排出	无阻挡
阴阳合	能怀孕	自拟方	能行气
可化瘀	专通管	在临床	选用广

【病案分析】 患者婚后4年未孕，月经量少，来潮时小腹两侧胀痛连及后腰，经血色暗，有块，加重时连及两大腿内侧抽痛不已，平时白带量多，小腹发凉，头晕，心情烦躁不安，睡眠差，多梦等。肝主疏泄，性喜条达，肝之经脉起于足大趾毫毛部，沿着足跗背部向上，经过内踝前一寸处，向上至内踝上八寸处交出于足太阴经的后面，上行膝内侧，沿着股内侧，进入阴毛中，绕过阴部，上达小腹，挟着胃旁，属于肝脏，联络胆腑，向上通过横膈，分布于胁肋，沿着喉咙的后面，向上进入鼻咽部，连接于目系（眼球连系于脑部位），向上出前额，与督脉会合于巅顶。这是肝经循行之路线，如肝之疏泄不畅，则肾气不通，精血不能充养胞宫，而瘀浊积滞，少腹为肝经所过之处，所谓瘀浊者既血瘀亦有湿痰所阻，所谓肾道者以通畅为宜。因瘀血痰浊，阻塞冲任、胞宫而致气机不畅，所产之卵难以排出，焉能怀孕。而自拟化瘀活血通络汤，是以柴胡、桂枝、黄芪、茯苓以疏肝调和肝脾，当归、白芍、川芎、桃仁、红花能使瘀滞之血和畅，川楝子、台乌、橘核、皂角刺、香附及蜈蚣以通肝肾之气，使精血通畅，管腔通畅，而卵子可按时排出。如和阳阴交合故能孕怀胎，此方在临床中是行之有效之处方，在应用时还要根据具体症状加减灵活应用。

【病案举例3】 郭某某，女，38岁，永登县人。

【主症】 已婚3年余未孕。

【现症】 患者体质肥胖，80kg之多，月经周期正常，经量中等，质黏稠，色淡，无块，白带量多，无异味，头晕，四肢乏困无力，浑身沉重，胸闷、气短，经后面部及下肢浮肿，嗜睡，多梦，纳差,脘腹胀满,大便溏稀,腰困,恶寒,妇科诊断为原发性不孕症(子宫发育不良)。

【辨证】湿痰内阻胞络(人中沟扁平两边沟梗不直型)。

【治则】燥湿化痰,行气通络。

【处方一】驱脂育孕汤。

大麦芽 30g　炒大黄 6g　焦枳实 10g　川楝子 10g
厚　朴 10g　当　归 20g　赤　芍 30g　茯　苓 30g
山楂籽 30g　芒　硝 3g　皂角炭 6g　菟丝子 10g
艾　叶 10g　制半夏 10g　陈　皮 10g　通　草 3g

7剂,水煎服,空腹,2次/日,每在经后第三日服用为宜。

本方患者大约服用四个多月体重大减至60kg,明显自觉浑身已轻松,四肢无力、沉重疲乏及头晕均可,白带已少,月经量有增,妇科检查提示(子宫发育良好),故调方如下:

【处方二】逍遥散合二陈汤加味。

柴　胡 10g　茯　苓 30g　炒白术 20g　当　归 20g
赤　芍 30g　陈　皮 10g　制半夏 10g　山楂籽 30
川楝子 10g　台　乌 10g　细　辛 6g　艾　叶 10g
香　附 10g　生甘草 10g

7剂,水煎服,2次/日,饭后2小时服用。

本方患者服3月后已怀孕,经妇科检查提示各项检查指标正常。

【汤头歌诀】

胖妇人　　不怀孕　　油脂多　　输卵管
及子宫　　均壅滞　　不发育　　要怀孕
先驱脂　　油脂去　　宫腔消　　管道通
气血充　　能养宫　　驱脂汤　　能育孕
大麦芽　　大黄炭　　焦枳实　　厚朴皮
加艾硝　　泻阳明　　通腑浊　　当归芍
山楂籽　　皂角炭　　川楝子　　能活血

化瘀浊	白茯苓	制半夏	广陈皮
健脾气	能燥湿	化湿痰	艾蒿叶
加通草	能暖宫	通经络	香附子
生甘草	调诸药	和气血	湿浊去
油脂化	宫腔净	管道通	气血充
冲任通	胞宫养	发育好	能受孕
可坐胎	逍遥散	合二陈	调肝脾
和气血	加黄芪	健脾气	化湿浊
去痰湿	肝脾和	补中气	冲任通
循环好	如怀胎	孕可保	

【病案分析】患者素体肥胖，而胖人多痰湿，《景岳全书》曰："痰之生化无不在脾，而痰之本无不在肾。"患者脾肾素虚，水湿难化，聚湿成痰，痰阻冲任胞宫，气机不畅，经行推后而停闭，痰阻冲任，脂膜壅塞，遮隔子宫，不能受精成胎而不孕，胸闷气短，白带时下而量多，气滞则血瘀，瘀痰互结于冲任，胞宫不能萌发启动氤氲乐育之气而致不孕。傅青主认为"妇人有身体肥胖，痰涎甚多，不能受孕者，人以为气虚之故，谁知是湿痰盛之故乎，夫湿从下受，乃言外邪之湿也。而肥胖之湿，实非外邪，乃土之内启也，然脾土既病，不能分化水谷，以养四肢，而其身躯瘦弱，何以能肥胖乎，不知湿盛者多肥胖，肥胖者多气虚，气虚者多痰涎，外似健壮，而内实虚损也。内虚则气必衰，气衰则不能行水，而湿停于肠胃之间，不能化精而化涎矣。夫脾本为土，又因痰多，愈加其湿。脾不能受热，必津润于胎，日积月累，则胞胎衰变成汪洋之水窟矣。且肥胖之妇，内肉必满，遮隔子宫，不能受精，此必然之势矣。况又加以水湿之盛，即男子甚健，阳精直达子宫，而其水势滔滔，泛滥亏谓，亦遂化精成水矣，又何能妊哉，治法必须以泄水化痰为重，然徒泄水化痰，而不急补脾胃之气，则阳气不旺，湿痰不去，人先病矣。"故此案后期以逍遥散合二陈者是取其意也。而方中大黄、枳实、厚朴、芒硝、大麦

芽是以通腑驱脂,当归、赤芍、山楂子、皂角炭、川楝子以活血通络,茯苓、白术、制半夏、陈皮以健脾除湿化痰,艾叶、菟丝子温肾暖宫,通阳化浊。而肥胖者多痰湿,湿痰重者能壅塞九窍经络脏腑,而胞宫者为奇恒之腑,有藏有泻,如痰湿油脂过盛,势必壅塞胞宫及卵巢输卵管,影响卵子按时排出,故不能怀孕成胎。

【病案举例4】 杨某某,女,29岁,临洮县人。

【主症】已婚3年未孕,月经量少,约两日尽,后推约一周。

【现症】已婚3年与夫同居未孕,月经量少约两日尽,小腹恶寒,经水来潮时小腹恶寒疼痛加重,色黑,有块,头疼,头晕,脘腹胀满,大便溏,作呕,吐涎沫,腰膝酸软,浑身疲乏无力,小腹冷痛得温则减,小便清长,白带量多清稀,且有性冷淡,在性交时丈夫自觉其妻阴道内作凉没有温热感,经妇科检查诊断为原发性不孕症,幼稚子宫并后倒,遂经胎盘组织注射等治疗并未有其效,经妇科医师建议去找中医治疗,舌质淡,苔薄白,脉象沉细迟,以尺为沉而无力。人中沟扁平型。

【辨证】肾虚,寒阻胞络。

【治则】补肾益气,温养冲任。

【处方】补肾毓麟汤。

黄　芪30g	红　参20g	炒草果30g	当　归20g
炒白芍20g	川　芎10g	菟丝子10g	茯　苓20g
熟　地10g	茺蔚子10g	炒枳壳6g	厚　朴6g
香　附10g	制附片6g	鹿角胶10g	淮牛膝20g
细　辛6g	炙甘草10g		

7剂,开水先煎制附片,30分钟后纳诸药共煎30分钟,2次/日,饭后服用。

患者服用本方20余剂时自觉小腹恶寒冰冷已可,本次月经来潮时量有增多,血块已少,约四日尽,浑身疲乏,腰膝酸软已轻,白带量已少,大便已成形,小便可,更可奇处是男子自觉同床时其妇阴道内已温和,而女者也有性欲之要求。舌质正常,苔薄白,脉象沉而有力,原方加炙仙灵脾30g,煎服法同前,大约用本方加减服用半年,怀孕成胎。

【汤头歌诀】

子宫寒　不发育　无性欲　经血少
冲任虚　首选方　毓麟汤　温补肾
驱宫寒　补中气　健脾气　大熟地
鹿角胶　制附片　北细辛　益火源
散宫寒　补督脉　充任脉　菟丝子
茺蔚子　淮牛膝　补肾阳　散寒浊
通血脉　填精髓　炒枳壳　川厚朴
香附子　能宽中　行滞气　通络脉
仙灵脾　兴阳事　能催淫　宫得暖
冲任调　督脉通　能充养　如受精
可成胎

【病案分析】患者因先天不足,肾气未充,冲任虚衰,不能摄精成孕,肾阳不足,月经量少,故久婚未孕,肾气虚,冲任不调,血海失司,故月经量少经血色淡,质清稀,腰膝酸困,头晕,浑身疲无力,小腹恶寒冰冷,阴道作凉不温,性欲淡漠等,而此方是治妇女因肾阳虚,火源不足所致之子宫寒凝阻滞胞络,冲任之精血不能达于子宫,充养子宫而致子宫发育不良(幼稚子宫),是以温补肾阳,驱寒通络,温暖子宫,冲任之精血得以充养子宫,而子宫得以充养者全赖于冲任督三脉也。如肾阳足者,能使天癸充,则血海满,天癸血海充者胞胎则自能起动,而制附子、鹿角胶即补肾而温阳散寒,小腹冷痛自消,又有血肉有情之品,其补精血更强,肾主藏精,而天癸精血充足,胞宫得启,幼稚子宫焉有不生长之理。

【病案举例5】金某某,女,29岁,兰州市人。

【主症】婚后曾流产两胎后已6年未孕。

【现症】月经量少,经期后推约一周,经水来潮前小腹及小腹两侧胀痛连及两侧乳房,经血色暗,有块,欲行则难通,腰腿酸痛连及大腿内侧抽痛难忍,经期约四天尽,经后白带量多,经妇科检查为继发性不孕症,双侧输卵管不通,舌质暗,两边有瘀点,脉象沉涩。人中沟偏斜沟梗不直型。曾用通输卵管及造影通而未孕又不通也。

【辨证】瘀阻胞络。

【治则】通瘀通管,调经助孕。

【处方】逐瘀通管调经汤(自拟方)。

柴 胡 10g	桂 枝 10g	茯 苓 30g	当 归 20g
赤 芍 30g	红 花 10g	桃 红 10g	细 辛 6g
白芥子 10g	皂角刺 10g	蜈 蚣 3 条	通 草 3g
川楝子 10g	台 乌 10g	醋香附 10g	生甘草 10g

7 剂,水煎服,2 次/日,饭后 2 小时服用。

患者服此方后自觉经水来潮及经期小腹两侧胀痛已轻,经血较前始有通畅,色较前红,血块已小且量少,本次经期约 5 日尽,舌质暗,苔薄白,脉象沉涩。看来此方已中症,原方加川芎 10g,继服。此方大约服用四月有余怀孕。

【汤头歌诀】

自拟方	能通管	可活络	故此名
输卵管	有瘀浊	少腹痛	经不畅
经量少	有瘀块	色发暗	其病因
输卵管	阻不通	不排卵	难怀孕
要怀孕	先通管	胞脉通	冲任调
排卵时	无阻塞	宫腔清	能怀孕
胎可坐	到足月	可分娩	柴桂茯
调肝肾	芎归芍	草红花	制桃仁
能活血	可化瘀	北细辛	白芥子
温少阴	去痰浊	皂角刺	大蜈蚣
川楝子	台乌药	醋香附	能走窍
通管道	调冲任	精血足	排卵畅

即怀孕

【加减方】自拟方。

酒白芍 30g　　炒枳壳 10g　　当　归 20g　　萆薢 30g
皂角刺 10g　　石菖蒲 10g　　菟丝子 10g　　苏梗 6g
艾　叶 10g　　菜菔子 10g　　细　辛 6g　　　香附 10g
生甘草 10g

7剂,水煎服,2次/日,饭后2小时服用。

本方是通窍活络,祛瘀排浊清宫,通畅输卵管之常用,兼有温暖胞宫温经之作用。

【汤头歌诀】

归芍汤　　要加味　　调冲任　　通胞络
炒枳壳　　皂角刺　　赤萆薢　　北细辛
蒿艾叶　　温少阴　　散寒邪　　能宽中
可止痛　　胞络通　　少腹痛　　自能止
菟丝子　　补肾阳　　益精髓　　可明目
助阳道　　小便多　　或不禁　　老苏梗
石菖蒲　　能宽中　　可通窍　　菜菔子
香附子　　通阳明　　能行气　　生甘草
调诸药

【病案分析】此患者因流产两胎后已6年不孕,遂经妇科多次治疗但其效不佳,曾在妇科行通输卵管术后提示已通,但还是不孕,是当时通,此后因感染而又阻塞、粘连不能排卵,中医认为其病因是瘀浊内阻,阻滞冲任胞络。由于瘀浊阻滞,冲任失调不通,而不通者则行经前小腹及少腹两侧胀痛难忍,连及后腰髋部,经血量少,色暗有块,经后白带增多。而中医本无输卵管之名,而输卵管是何经?何脏何腑?何络?中医认为是属于冲任二脉。在生理上任脉能总任一身之阴经,故又称阴脉为"血海",与妇人月经、妊娠有关,故有"任主胎胞"之说。冲脉是总领诸经气血的要冲,能调节十二经脉之血,故又称为"十二经脉之海",因冲脉与妇人月经有密切的关系,故又称为"血海"。因冲任二脉均起于胞中,故成为妇女调经、怀孕、生育的主要经脉。而此患者是因人流两次,刮宫造成感染是实再难免,还因输卵管造影通管等造成感染的机会太多。而非逐瘀通管行经者实难怀孕成胎。本方能使阻塞输卵管之瘀浊消散,势必用行气活血通络逐瘀之法。自拟方名为逐瘀通管调经汤,是以活血化瘀通畅输卵管兼以调经,对于妇女因瘀浊阻塞输卵管而不能受孕怀胎者用此方加减,临床用之十分有效。本方能达到通瘀化浊,活血理血行气,兼通胞络之脉,使不通者通,如瘀浊之荡,管腔通畅焉有不怀孕之理乎。盖妇人生一胎后,再不生育,月经来潮时腹先胀后小腹两侧及两股疼痛,用手按之则疼痛似有肿物发硬,按之则疼痛引阴道,行走时疼痛加重,是多因月经期不慎,多食生冷油腻之品,或房事过度而致湿热之浊邪塞闭络隧,累及肝肾,伤及脾胃,白带不时而下,腰困酸痛,经血中混有白物如鱼脑者,宜通经络排除恶浊为主,常用方如当归芍药汤加减。

【病案举例6】马某某,女,30岁,银川市人。

【主症】已婚数年未孕,经期正常,经血量少,四至五日尽,来潮时小腹胀,胃纳差,大便溏稀,头晕,浑身疲乏无力,白带量多,腰困两膝发软,四肢末梢不温,恶寒得热则温,舌质淡,苔薄白,脉象沉细而迟。妇科检查提示卵巢功能早衰、无黄体征。

【辨证】脾肾双虚,人中沟浅窄型,无黄体征。

【治则】健脾温补肾阳。

【处方】甲乙化土汤(自拟方)。

酒白芍30 g	酒当归20g	炒山药30g	炒莲肉30g
菟丝子10g	炒枳壳6g	巴戟肉20g	紫蔻仁10g
艾叶10g	厚朴6g	红参20g	细辛6g
炙甘草10g			

7剂,水煎服,2次/日。

此方之功在于健脾能使土旺，而肾气则能足，肾气足者精才能生，肾气得精才能生长。而"黄体"者是女子精血所化之物，无"黄体"者是精血不足，难受孕成胎。此方患者长期服用，时过一年有余所孕怀胎，至足月分娩。

【汤头歌诀】

自拟方	化土汤	名甲乙	当归芍
用酒炙	助阳气	走血分	温活血
枳山莲	均用炒	健脾好	能燥湿
菟巴蔻	北细辛	蒿艾叶	补肾精
暖子宫	红人参	炙甘草	厚朴皮
补阳气	健中洲	能宽中	行滞气
气化足	精血旺	受精后	孕成胎
到足月	即分娩		

【病案分析】 患者已婚数年不孕，经血量少，浑身疲乏无力，纳差，大便溏稀，白带量多，腰膝酸困无力，四肢末梢不温，得热则温，舌质淡，苔薄白，脉象沉细而迟。证属脾肾两虚。妇科诊断为"无黄体征"。祖国医学中无"黄体"之说，但《产宝》曰："五黄不中，稷合不束"，脾胃为中央戊己土，其色黄，其性温，而恶湿，湿聚中洲，久则伤及脾胃，而脾土衰退则纳差，而大便溏。湿者，水火相交之气，燥者水火不交之气，土过燥则不出物，过湿已不能生物，此症是湿伤脾阳，中土虚弱不能生育，如唐容川曰："妇人月经尽四至七天，有透明黄色汁流出者，此为土旺而生物正受孕之时也。"这说明黄体不足而应健脾温土补肾，故自拟甲乙化土汤加减治疗。而"人中沟浅窄型"是也说明督脉之气虚不足不能温养冲任矣。

不孕症是一种常见症，也是一种多发症，其病因病机较为复杂，治疗成孕者也较为难。在现实社会中已有男女不孕者较为多见，如《诸病源候论·无子论》曰"然妇人挟疾无子，皆由劳伤气血，冷热不调，而受风寒，客于子宫，致使胞内生病，或月经闭塞，或崩血带下，致阴阳之气不和，经血之行乘候，故无子也"。《诸氏遗书·求嗣》曰："合男女必当其年，男虽十六而精通，必三十而娶，女虽十四而天癸至，必二十而嫁，皆欲阴阳气血实而交合，则交而孕，孕而育，育而为子坚壮强寿。"而巢氏则强调女人如身患疾病，劳伤气血。风寒客于子宫，或月经不调，崩漏带下，阴阳之气不和者难以受孕成胎。《圣济总录》则强调冲任不足，肾气虚寒难以受孕成胎。《诸氏遗书》则强调男女交合以年龄为主，男三十、女二十皆欲阴阳气血实而交合，交则受孕成胎，而且所生男女身体健壮长寿。这三者的观点结合起来看，首先男女要健康，年龄要成熟，男女年龄要相当，才能生育有健壮之子女，这应可以说明我国之优生优育之方规。而提倡男女成婚必须是年龄要成熟，如女子21岁前而天癸之水充盈，元阴元阳并旺，婚后即育成孕矣，或有十七八岁初潮，十六七岁结婚，甚至有未初潮而先婚者，元阴元阳未足，冲任天癸未充，子宫发育不全，肾气不充，比如初萌之芽，受其摧残，子宫瘀浊、寒冷壅塞，不能成胎怀孕者并不少见。人体之气血，内而脏腑，外而阴阳表里经络，如环无端，一旦受到障碍而影响自然生理，由是而发病矣。故《产宝》云："血阻经络，不能循经，时时漏下，气滞经络，时时作痛。"这在临床确实有参考价值，不过一般月经不调者，对生育影响不太大，而不生育者主要有以下三个原因：

①早婚之害，如十四五岁初潮，真阴真阳冲任未充，子宫发育未全，真精未至，受其摧残，或因初潮期生冷过度，阴寒内结，而造成原发性不孕症。

②由于生过一胎，瘀血恶露未尽，瘀浊塞闭输卵管，阻滞胞络，而生成继发性不孕症。

③由于平素嗜食油腻厚味以致身体过于肥胖者，油脂壅积，气滞于内，湿浊瘀痰闭塞经络，阴精阳精不能相媾，造成不孕症（即脂满不孕症），有此三者，在妇女不孕症中值得参考。在妇女不孕症中不应有男子之症，但在此处要提出男子一症者是

有益也,何哉?妇女不孕之症,不专责女方,而男子恒有之,如《金匮要略·血痹虚劳病脉证并治》曰:"夫男子平人,脉大为劳,极虚亦为劳","男子面色薄者,主渴及亡血,平喘悸,脉浮者,里虚也","劳之为病,其脉浮大,手足烦,春夏剧,秋冬瘥,阴寒精自出,酸削不能行","男子脉浮弱而涩,为无子,精气清冷","夫失精家少腹弦急,阴头寒,目眩,发落,脉极虚芤迟,为清谷亡血,失精。脉得诸芤动微紧,男子失精,女子梦交……"这说明男子身疲、面色淡白无华,骨蒸潮热,自汗出而得革脉,不易诊治,以弦芤迟虚,四脉束形客则易明矣,男子得革脉,其人定是精气清冷阴头寒,定无子,而古人也能通过脉症了解无精不育症。而男子者,无阳是肾阴旺,阴阳相乘方能有子,若平素色欲过度,尤其青少年手淫频作,伤及肾阴,思欲不遂,心神不宁精虚于内,神浮于外,神不敛精则梦遗早泄,或阳痿不举,而不能生育者亦不少见,不独妇人也。尤其近代男科的兴起,对于男性不育症检查与治疗有了很大的发展,而男子不育者以另篇再论。

第五节 多囊卵巢综合征论治

【概述】祖国医学中无多囊卵巢之名,但此症应属于祖国医学不孕症范畴。而此病是发病多因性,临床症状呈多状性为主要特征的一种内分泌综合征,大多数患者表现为体内雄激素过多和持续无排卵状态,是导致育龄女性月经紊乱最常见的原因之一。其发病原因至今未明。而患者临床症状可见月经稀少或闭经、不孕、多毛和肥胖等症状,双侧卵巢呈多囊样增大,根据其症状中医可归于"闭经"、"崩漏"、"癥瘕"等病症范畴,多发于青春期。如巢元方《诸病源候论·无子候》"然妇人挟疾无子,皆由劳伤血气,冷热不调,而受风寒。客于子宫,致使胞内生病,或月经涩闭,或崩血带下,或阴阳之气不和,经血之行乖候,故无子也。""月经不通而无子"、"子藏冷无子"、"带下无子"、"结积无子",其病因有以上四种,其病机与冲、任、督脉、肝、肾、脾及垂体均有密切的关系。

【西医病因】

①内分泌失调,下丘脑—垂体—卵巢轴的调节功能失调所致持续无排卵。由于长期不排卵,雌激素对垂体分泌促性腺激素的反馈作用呈稳定不变状态。雌激素的负反馈作用使FSH降至正常范围低值,正反馈作用时LH分泌呈高水平,也不形成LH峰。持续少量的FSH刺激以及LH/FSH比值上升,影响卵泡发育不能达到成熟,也不发生排卵,成为囊状闭锁。此时雌二醇、雌酮分泌增加,持续大量的LH分泌使间质中卵泡细胞增生,于是雌二醇产生减少,但雌激素前体、雄烯二酮和睾酮显著增多。持续性LH分泌过多还引起肾上腺分泌雄激素增加,过高水平的雄激素间接影响促性腺激素分泌,增高的雌酮作用于垂体水平增加LH的储备。由此造成LH大量释放,雄激素分泌异常的恶性循环。

②与胰岛素抵抗及高胰岛素血症相关。近年研究发现40%~60%多囊卵巢综合征以肥胖为主患者,存在胰岛素抵抗及高胰岛素血症。过多胰岛素作用于卵泡膜细胞,颗粒细胞和间质细胞的相应受体,通过激活细胞内酶,启动卵泡发育成初级卵泡,同时局部雄激素大量分泌使卵泡凋亡增加抑制生长,致无优势卵泡形成。加之雄激素在外周的转化,使LH水平增高成为多囊卵巢综合征形成的重要原因

③与肾上腺皮质功能亢进相关。多囊卵巢综合征患者50%合并DHEA及DHEAS升高,其原因可能有肾上腺中合成甾体激素和关键酶P450c,17a,17,20碳健酶功能异常,活性增加,肾上腺细胞对ACTH敏感性异常增高,功能相对亢进。

【西医病理】

①其病理主要是卵巢的变化，双侧卵巢较正常增大2~5倍，包膜增厚，包膜下隐约可见许多大小不等的囊性卵泡呈珍珠样，囊性卵泡由几层颗粒细胞或卵泡膜细胞覆盖，卵巢间质有时呈黄素化，但无排卵，也无黄体形成。

②子宫内膜变化，子宫内膜因雌激素水平不同而异。卵泡发育不良时，内膜呈增生期表现，当卵泡持续分泌少量或较大量雌激素时，可刺激内膜使其增生过长。更重要的是由于长期无排卵，仅有单一的雌激素作用，是子宫内膜癌的好发因素。

【中医病因病机】本病的主要病因病机，由于冲任二脉受损，胞脉不畅，督脉不运，血海失调，而致肾虚，痰湿内阻，肝经郁热，气血瘀滞，脏腑功能失常，气血失调所致。而冲任二脉是奇经八脉之一，《素问·骨空论》"冲脉者，起于气街，并于少阴之经，侠脐上行，至胸中而散"。本经脉的疾病主要表现为：气上冲心，月经不调，崩漏，不孕等。《素问·骨空论》"任脉者，起于中极之下，以上毛际，循腹里，上关元，至咽喉，上颐循面入目"。本脉的病症主要表现为男子疝气，女子月经不调、崩漏、带下、不孕、流产、癥瘕等症。而任主胞胎，冲任同起于胞中，女子肾气充盛，发育成熟，冲任二脉气血流通，即有月经来潮和孕育胎儿的能力，而冲任对孕育胎儿起着重要的作用，故《素问·上古天真论》云"冲为血海，任主胞胎，二者相资，故能有子"。督脉更为重要，如《素问·骨空论》云"督脉者，起于少腹，以下骨中央，女子入廷孔——其孔，溺孔之端也。其络循阴器，合篡间，绕篡后，别绕臀至少阴，与巨阳中络者合。少阴上股内后廉，贯脊属肾，与太阳起于目内眦，上额交巅上，入络脑，还出别下项，循肩膊内，侠脊抵腰中，入循膂络肾。其男子循茎下至篡，与女子等。其少腹直上者，贯脐中央，上贯心，入喉，上颐，环唇，上系两目之下中央"。而中医的所谓整体观出发，而不是单一的一脏一腑，或者是只看一病，而无整体观。如多囊卵巢病，不单一的看卵巢之病变，应从整体上辨证而治，才能得到满意的疗效。

【病案分析】高某某,女,26岁,北京人。

【主症】已婚三年未孕,平时月经量少约三日尽,平时小腹发凉恶寒,经期加重,小腹恶寒疼痛连及少腹两侧,经血暗有血块,经后白带量多伴腰酸困痛,二便正常,舌质淡,苔薄白,脉象沉涩。

【辨证】气滞宫寒(多囊卵巢,原发性不孕症)。

【治则】疏肝行气,暖宫散寒。

【处方】自拟方(疏肝暖宫汤)。

【方药】

柴胡 10g	桂枝 10g	当归 20g	炒白芍 30g
丹皮 10g	熟地 20g	炒山药 30g	茯苓 30g
巴戟肉 10g	黄精 30g	菟丝子 10g	皂刺 20g
香附 10g	川楝子 10g	台乌 10g	炙甘草 10g

7剂,水煎服,每日2次。

【第二诊】患者自觉服前方后,小腹恶寒已轻,少腹已经有温和感觉,腰酸困已经有所减轻,白带已少,舌质淡,苔薄白,脉象沉,前方加细辛6g、艾叶10g,以温经散寒,温通经脉,温暖子宫。

【第三诊】患者本次月经来潮量已经大增,小腹已温未痛,月经血色正常,腰及少腹两侧疼痛未作,经后白带量中等,在排卵期有淡黄色液体排出,舌质正常,苔薄白,脉象尺浮滑。原方加炙仙灵脾30g,以温补肝肾二脏。此方大概服用达半年之余,自述已怀孕,后产下一男孩,身体健壮。

【汤头歌诀】

自拟方	疏肝气	行滞气	能暖宫
散寒气	北柴胡	桂枝尖	疏肝气
通经络	行滞气	当归芍	能活血
可调经	粉丹皮	大熟地	归血分
治伏火	能补血	可滋阴	腰膝软

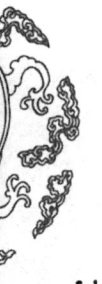

乏无力	是首选	炒山药	白茯苓
健脾气	补中气	巴戟肉	菟丝子
补肝肾	健冲任	益督脉	能养阴
可益精	能滋脾	润肺燥	醋香附
川楝子	台乌药	疏肝气	通肾气
行滞气	可止痛	炙甘草	补中气
调诸药	加细辛	与艾叶	入少阴
通经络	暖子宫	可育人	此二药
治妇科	是良药	皂角刺	能软坚
通瘀滞	破血膜		

【病案分析】多囊卵巢者应属于原发性不孕症范畴内,但祖国医学并无此诊断与病名,应该属于经闭,月经量少,或崩漏之类,从症状看是月经不调。从经络脏腑辨证是属于肝肾亏虚,气血不调,从经络辨证是冲、任、督脉虚损所致,因督脉总司一身之阳气,任脉主血海,为一身阴之总司,此二脉均与肝、肾、脑有着密切的联系。其症有气滞血瘀,寒热而致,月经失调。人之经脉脏腑以通为顺,如《素问·五脏别论》"脑髓骨脉胆女子胞,此六者,地气之所生也,皆藏于阴而象于地,故藏而不泻,名曰奇恒之腑。夫胃大肠小肠三焦膀胱,此五者,天气之所生也。其气象天,故泻而不藏。此受五脏浊气,名曰传化之腑,此不能久留,输泻者也"。其实五脏六腑之功能既藏又泻焉有只藏不泻之理者,五脏者藏精气,六腑者泻浊物。因人之脏腑均以动为主,如有一脏不动则疾病生焉,因五脏六腑既藏血亦藏气,如"胃者水谷之海,六腑之大源也。五味入口,藏于胃以养五脏气,气口亦太阴也,是以五脏六腑之气味,皆出于胃,变见于气口。故五气入鼻,藏于心肺,心肺有病,而鼻为之不利也,凡治病必察其下,适其脉,观其志意,与其病也。"而此案确诊为多囊卵巢者,卵巢多囊不能产卵及排卵,是用疏肝补肾,温阳活血,化瘀通络之法,而治怀孕者是也。而中医治疗不单纯的看一脏一腑

而治,因人身是一整体,是和阴阳调气血,通经脉,使阴阳气血达到平衡,畅达为主要目的。

第六节　妊娠病论治

一、总　论

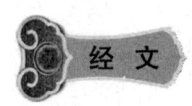

经　文

有妇女	妊娠期	所生病	种类多
要细分	辨清证	及时治	保母婴
平安产	如不治	母婴儿	均影响
胎终止	可流产	妊娠病	种类多
要详辨	要治病	要保胎	怀孕后
有恶阻	呕吐频	食不下	腹疼痛
有异位	有胎漏	有堕胎	有流产
有滑胎	有萎胎	有死胎	有烂胎
有子肿	有子晕	有子痫	有子嗽
妊娠期	小便淋	尿道痛	或小便
有不通	外阴痒	白带多	妊娠时
有贫血	腰腿痛	有胎位	怀不正
胎内动	不安宁	胎羊水	有过多
有过少	有横位	有立位	脐绕颈
有难产	其病因	与病机	较复杂
其附件	不健全	有炎症	与外感
及六淫	其血型	与男子	不相配

均有关	要优生	怀孕前	要检查
如有病	及早治		

注 释

妊娠期间所发生与妊娠有关的各种疾病,可称为胎前病或称为妊娠病。妊娠病不但影响孕妇的身体健康,而且更重要的是影响胎儿继续正常发育,甚至可造成生命终止而流产。因此在妊娠期要特别重视所出现的各种疾病,应及时检查预防及治疗。妊娠病最早见于《金匮要略·妊娠病脉证并治》,本篇内容有妊娠诊断、妊娠疾病的鉴别,以及对妊娠呕吐、腹痛、下血、小便难、水气等的诊断和治疗进行了论述,其中尤以妊娠腹痛和下血为论述的重点,因为二者直接关系到胎儿的发育,并可由此导致流产、早产,最后还提出了安胎、养胎的方法。常见的妊娠病有:恶阻、妊娠腹痛、异位妊娠、胎漏、胎动不安、堕胎、小产、滑胎、胎萎不长、死胎不下、子满、子肿、子晕、子痫、子嗽、妊娠小便淋痛、妊娠小便不通、妊娠阴痒、妊娠贫血、胎位不正、妊娠腰腿疼痛、妊娠带下过多、羊水过多、羊水过少、脐绕颈、烂胎体无完肤等。至而妊娠病的病因病机,要结合致病因素及孕妇体内环境的特殊改变两者之关系来辨证。致病外因不外乎外感六淫,内因不外是内伤七情,或是房事过度,或是劳役所伤,也有因跌仆闪挫外伤者,均能损伤冲任督带,也有因身体虚弱或阴阳气血的偏胜偏弱等。如汉代《女科辑要》所云"妊娠病源有三大纲,一曰阴亏,人体精血有限,聚以养胎,阴分必亏。二曰气滞,腹中增一障碍,则升降之气必滞。三曰痰饮,人体脏腑接壤,腹中居增一物,脏腑之机括为之不灵,津液聚为痰饮。知此三者,庶不为邪说所惑"。内因与外因相互结合,影响脏腑、气血、冲任、胞宫、胞脉、胞络或胎元、可导致妊娠病的发生。常见发病机理有四种:一是阴血亏虚,或阴血素虚,怀孕后阴血下聚以养胎元,阴血益虚,可致阴虚阳亢而发病。二是脾肾两虚,脾虚则气血生化乏源,胎失所养,若脾虚湿聚,则泛溢肌肤或水聚胞中为病,肾虚则胎失所养,胎气不固。三是冲气上逆犯胃,胃失和降则呕恶。四是气滞,平素多忧郁,气机不畅,腹中胎体渐大,易致气机升降失常,气滞则血瘀水停而致病。子宫者,是孕育胎儿藏泻有节的奇恒之腑,既藏又泻,若子宫发育有所缺陷或藏泻失司,可导致胎漏、胎动不安、滑胎、堕胎等妊娠疾病发生。妊娠诊断:如《内经·阴阳别论》所云"阴搏阳别谓之有子"。尺部之阴脉浮搏于指下,明显的与阳脉寸部之脉有别,是怀孕之脉象。问诊首先要肯定停经日期,在已超过30余日后妇女自觉头晕、浑身疲乏无力、嗜睡、胃内不适,继而恶心呕吐,症似外感或是胃肠炎而去医院,故古人有云"阴搏阳别,勿药有喜"。再检查其乳头,乳晕色素沉着变黑,乳头发硬,继而乳房胀大,这是早期妊娠之现象,再加之现代医学的检查如尿妊娠实验(阳性)者可定矣。但也有无早期妊娠反应者,也有已怀孕而月经按期而来潮者,但总之,乳头及乳晕变黑,乳头发硬是必然之现象。至于一般有妊娠脉滑者,不是初期就有滑象,正如阴搏阳别者有子而不是滑象,而滑脉约在60日后才可出现,月份越大滑象越加明显,是因胎儿之心脏起动已超越母体本身之心率,故滑有带尾之感者是胎儿之心率也。正常之分娩不述,本节将妊娠病重点论述于下。

二、辨育孕养胎妊娠脉象法

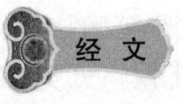

经　文

已婚妇	经正常	经来潮	过半月
有症状	似感冒	身疲乏	懒得动
胃作呕	恶食臭	或口馋	诊其脉
阳脉弱	阴脉搏	是妊娠	已怀孕
妊娠期	已两月	阴脉搏	阳脉弱

气血阻	胎已成	勿服药	恐伤胎
妊娠期	已三月	少阴脉	见小滑
流利者	胎心强	阴脉浮	虚无根
腰酸痛	小腹坠	有先兆	可堕胎
妊娠期	六七月	脉实滑	阳脉大
而有力	左脉大	即为男	右脉大
即为女	再观察	孕妇身	如腰细
丹田隆	脐眼平	为男胎	如腰粗
丹田平	不隆起	脐眼存	是女胎

注释

《素问·平人气象论》曰"妇人手太阴脉动甚者，妊子也"。已婚妇人平素月经正常按时来潮，而本次月经已后推约半月余，别无他症，诊其脉阳脉弱，阴脉搏，是以关前寸为阳脉，关后尺为阴脉，阴脉搏实有力者为有孕。王冰曰："妇人有孕，阴搏阳别，少阴脉动者，其胎已成，或阴中有阳，是阴血裹阳精，其胎初成，阴脉本不动，阳脉动于阴中者，而有孕也。"因阴脉尺部属于下焦主阴，主静，宜静不宜动。妇人尺脉动者，必见腰膝疼痛，月经来潮，或白带下，或小腹疼痛，如无上述症状者是体怀有孕。常人所知尺脉滑者有孕也，其实不然，而孕妇在经闭后、在月事未来，见滑脉亦不少。而妊娠已两月余，脉见阴搏阳弱，气血阻，胎已成，勿药有子，有妊之脉动而实与此有别。如妊娠三月有余，少阴之际，见小滑而流利者，吉。若虚浮无根而散者，必见腰疼小腹坠胀，少阴脉浮散者为堕胎之先兆也。妊娠六七月，脉来长而滑，阳脉大有力（右手为阳），即为女，阴脉大而有力（左手为阴）即为男。再观体形，如腰细小丹田隆起，脐眼平者为男；如腰宽且丹田平不隆起，脐眼存在者为女，此说有何根据？盖天圆地方，男为阳面临太阳，太阳之经在背。女为阴面朝太阴，太阴之经在腹，故《内经》经云："背为阳，腹为阴"是有一定之理。妊娠八九月，六脉滑而有力，是十月临产之脉，一息六至滑而动者是血已离经将产之脉,是胎之心动也,是滑带尾者,是胎儿的小心脏之脉动也,与湿痰带之滑脉大有别也。

三、妊娠之后如何养胎保产

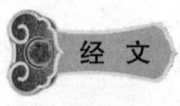

经文

怀妊娠	一个月	厥阴经	肝所养
如春生	之阳气	象太极	始为胚
胚血成	不可针	大敦穴	三阴交
行间穴	如刺针	能损胎	妊娠期
二月间	少阳胆	供养之	从太极
化两仪	始有水	脂黄膜	护胎养
如出现	恶心吐	常作呕	头昏晕
身疲困	大便干	身懒动	又贪睡
不可针	胆绝骨	阳陵泉	慎房事
勿惊吓	妊娠期	至三月	胎始动
亡而坠	手少阴	心经养	从两仪
生三才	三才者	精气血	此时期
最重要	未运型	多见男	欲成男
探弓失	观武备	欲女者	弄珠璋
观碧玉	不可针	劳宫穴	大陵穴
内关穴	开心境	无悲衰	以养心
妊娠期	至四月	受精水	水衣裹
阳包阴	从三才	至四象	四肢备
手少阴	三焦经	当养之	不可针
关中穴	阳池穴	内关穴	天井穴
六腑生	当端坐	来静养	妊娠期
至五月	胞胎内	受火精	从四象

五经成	足太阴	来供养	木火生
并金水	五行成	六气生	不可针
公孙穴	商丘穴	三阴交	阴陵泉
五月胎	五体具	四肢成	妊娠期
至六月	妊受全	精已成	其筋从
五行运	生六气	足阳明	胃经养
不可针	历兑六	丰隆穴	阴市穴
口目成	腠理密	肌肉坚	若针之
其胎儿	发育差	妊娠期	至七月
受木精	以成胃	七窍通	手太阴
当养之	不可针	少商穴	鱼际穴
天府穴	七月胎	皮毛成	心脏动
随母气	妊娠期	至八月	妊娠受
土精成	皮革存	七窍开	八卦生
手阳明	大肠养	不可针	商阳穴
二行间	及合谷	妊娠期	至九月
胎可受	成实精	从八卦	而九宫
少阴肾	供养之	百节坚	脑骨完
九九数	以相成	妊娠期	至十月
五脏备	六腑通	随母体	应呼吸
于丹田	得时生		

注　释

壬者癸水也，辰者震育也，震一阳初生之象也，妇人平素月经按时而潮，别无他患，时至半月而不行者，妊娠也。《千金》云："凡妇人虚羸气血不足，肾气不弱或当风饮冷太过，胃气虚心下有痰水，欲有胎而病阻，所谓欲有胎者，其人月经未来。颜色肌肤如常，但若沉重闷愦不欲食，不知所患何在，所谓身有病而脉无疾，脉象阳弱阴搏正是一阳初生于阴中，血结于子腑，脏气不能宣通,由此产生恶阻,应心烦愦闷,头晕,呕吐,嗜睡,拟半夏茯苓竹茹汤。"

育孕养胎妊娠脉法,是祖国医学精华之一部分,用现代医学之科学,检查小便,作B超定妊娠,识男女是易事也,但为什么要将中医之妊娠脉象及养胎法再论者,是因为它是祖国医学遗产中的一部分,即是要继承并发扬就不得不提了。

四、妊娠相关病症论治

1.妊娠恶阻

【概述】妊娠初期出现恶心呕吐,头晕浑身疲乏嗜睡,甚至闻食即呕吐者,称之为"妊娠恶阻",亦可称为"子病"、"病儿"、"阻病",如《胎产心法》所云:"恶阻者,谓有胎气,恶心阻其饮食也。"若为一般的轻微之恶阻无须服药治疗,而尤其在妊娠初期阶段尽量少服用药品为佳,一般随着时间的推移约三个月后逐渐地消失。如《金匮要略·妇人妊娠病脉证并治》曰"妇人得平脉,阴脉小弱,其人渴(呕?疑是呕孕之误)。不能食、无寒热,名妊娠,桂枝汤主之",又提出可用干姜人参半夏丸治疗妊娠呕吐不止。巢元方《诸病源候论·恶阻候》首提出"妊娠恶阻"之病名,并指出"此由妇人原本虚羸,气血不足,肾气又弱,兼当风饮冷太过,心下有痰水挟之而有娠也"。大凡妊娠恶阻均与素体虚弱,又感受风寒兼有孕系本病的主要原因。如《景岳全书》"凡恶阻多由脾虚气滞。然亦有素体不虚,而忽受妊娠,则冲任上壅之气不下行,故致呕逆等证"。傅青主则认为"肝血太燥","肝急则火动而逆也,故于平肝补血之中,加健脾开胃之品,……宜顺肝益气汤",以上各医家对妊娠恶阻的病因及治疗提出了各种见解,给后世治疗妊娠恶阻提供了有益的方法。

【病因病机】妊娠恶阻的发生主要是冲气上逆,胃失和降所致。多由脾胃虚弱,肝胃不和,并可气阴两虚的恶阻严重症状。

【病案举例1】 张某某,女,24岁,兰州市人。

【主症】 经闭已30余日,自觉头晕、浑身疲乏、恶寒、嗜睡,继而胃胀不适,纳差,闻食即呕恶,进食即吐,吐出之物为残食及清水,已10余日,头晕四肢发软无力,卧床不起,不能上班工作,无奈之下要求终止妊娠,每日依靠输液维持,在家属陪同下求治于此,舌质淡,苔薄白,脉象沉缓无力。

【辨证】 脾胃虚弱,冲气上逆(妊娠恶阻)。

【治则】 健脾和胃,降逆止呕。

【处方】 香砂六君汤加味。

制半夏6g	炒白术20g	党 参10g	茯苓10g
陈 皮6g	炙甘草10g	菟丝子10g	砂仁6g
生 姜10g	香 附3g		

3剂,水煎服,每次服约20毫升频服,服前必想法进点食物或稀粥,以养胃气。

【汤头歌诀】

六君汤	参苓术	健脾气	制半夏
广陈皮	缩砂仁	制香附	鲜生姜
和胃气	化湿浊	降逆气	菟丝子
味辛温	补肾阳	固冲任	能安胎
炙甘草	调诸药	和胃气	水煎服
先闻气	后服药	少量饮	可频服

患者3剂尽服后闻食呕恶已缓解,稍能进食水及果汁,自觉胃内向上冲逆之气已平,再嘱患者,原方继服3剂。

【病案分析】 脾胃素虚,怀孕后阴血下聚以养胎,升降失常,冲气上逆犯胃,胃失和降,故呕恶食不下,甚则闻食即吐,脾胃虚弱,运化失司,水湿内停胃气上逆,中阳不振,清阳不升,故头晕,身体四肢疲乏无力,脾胃阳虚,故舌质淡,苔白,脉象缓。方用香砂六君汤加味者,是以健脾和胃,降逆止呕,砂仁、制半夏以健脾和胃,降逆止呕,香附、陈皮以理气和中,生姜温胃止呕,菟丝子固肾安胎。

【病案举例2】魏某某,女,26岁,兰州市人。

【主症】闭经已30余日,恶心呕吐酸苦清水已数日,日益加重,故来求治中医,问及月经史,以往月经按时来潮,本次月经已超一月余,自觉恶心,呕吐酸苦清水,恶闻油腻,心烦口干口苦,头晕胸闷胁胀,打嗝嗳气,近日滴水不下,每日靠输液体维持,又加之失眠难以入睡,易怒,烦躁不安。小便赤黄量少。舌质红,苔微黄,脉象弦滑。

【辨证】肝胃不和。

【治则】疏肝和胃,降逆止呕。

【处方】橘皮竹茹汤合疏肝化滞汤加减。

橘皮10g	竹茹6g	人参6g	大枣6枚
生姜6g	生草10g	当归3g	炒白芍6g
焦黄芩6g	香附3g	制半夏6g	

3剂,水煎服,频服每次20毫升。

【汤头歌诀】

金匮方	橘子皮	合竹茹	和胃气
散郁热	降逆气	红人参	鲜生姜
生甘草	可固胎	降逆浊	不伤胎
当归芍	调气血	焦黄芩	能安胎
香附子	制半夏	疏肝气	和胃气
水煎服	慢慢饮	肝气疏	胃气和
冲逆降	治妊娠	恶阻症	有奇效

患者频饮中药后呕恶已减轻,呕吐酸苦清水已少,心烦失眠易怒已有改善,口苦口干,头晕胸胁胀闷已减,小便已清,舌质红,苔薄白,脉象滑。嘱患者原方继服3剂以巩固疗效。也曾治一早期妊娠反应严重者无法服药下咽,可用本方加蔻仁10g,煎后,用闻热蒸汽法而取得疗效者。是用所煎好之汤药用热气熏鼻呼吸可代为汤饮。

【病案分析】素体肝旺,胃内有热,怀孕后肝失所养,肝阴不足而阳偏亢,且肝脉夹胃贯膈,肝火上逆犯胃,胃失和降,则恶心呕吐,恶闻油腻,肝胆互为表里,肝气上逆则肝火随之上升,胆汁反流入胃,故呕吐酸苦之水,相火上扰君火不安,则心烦难以入睡,肝热上逆口苦烦渴,上扰清窍则头胀而晕,胸满胁痛。嗳气打呃。方用橘皮竹茹合疏肝化滞汤者,是以疏解肝郁之火,清化胃内之湿热,理肝之逆气降胃之冲气也。妊娠恶阻是妇女妊娠期的多发病又是常见病,大多不治自己调节可自愈,但有妊娠反应相当严重者,也有因反应严重而终止妊娠者,有的经辨证治疗后康复者多矣。

总之治疗妊娠恶阻,宜益气健脾,和胃降逆止呕。用药多以平淡之品补而不腻,和而不燥,降而不过,不能动气伤胎为主。如方用半夏茯苓汤、人参橘皮汤、小柴胡汤等为益。

2.妊娠腹痛

【概述】妇人怀孕后,腹中作痛者称之为妊娠腹痛。亦有称之为"胞阻"、"痛胎"、"胎痛"、"妊娠小腹痛"。本病最早见于《金匮要略·妊娠脉证并治》云"妇人有漏下者,有半产后因积下血都不绝者,有妊娠下血者,假令妊娠腹中痛,为胞阻,胶艾四物汤主之";"夫妇人怀胎六七月,脉弦发热,其胎欲胀,腹痛恶寒者,少腹如扇,所以然者,子脏开故也,当以附子汤温其脏";"妇人怀胎,腹中绞痛,当归芍药散主之"。《诸病源候论·妇人妊娠病诸候》"腹痛皆有风邪入于脏腑与血气相搏所为。妊娠之人,或虚夹冷疹,或新触风邪,绞而痛,其腹痛不已,邪正相干,血气相乱,致损胞络,则令动胎也";"妊娠小腹痛者,由胞络宿冷,而妊娠血流不通,冷血相搏,故痛也。痛甚亦令动胎也"。大凡妊娠腹痛者应引起患者的高度重视,如不及时检查及治疗有可能引起胎漏、流产,但妊娠腹痛者,有寒、热、虚、气滞、血瘀之分,在临床辨证时要细问详辨才能不误病机。

【病因病机】主要是气郁、血瘀、虚寒、血虚以致胞脉,胞络阻滞或失养,气血运行不畅"不通则痛"或"血不养胎则痛"。其病位有胞脉,胞络,但未损伤胎元,其病情严重者,可影响胎元,而发展为胎漏或胎动不安,甚至流产。

【病案举例1】温某某,女,24岁,兰州市人。

【主症】停经怀孕已40余日,现自觉小腹胀痛绵绵,疼痛加重时连及两胁肋,有时小腹有下坠感,腰眼酸困,头晕心慌,失眠多梦,面色萎黄,疲乏无力,二便正常,舌质正常,苔薄白,脉象沉细弦。

【辨证】血虚气滞。

【治则】养血安胎,行气止痛。

【处方】当归芍药散合逍遥散加减。

炒白芍10g	炒白术20g	当归6g	川芎3g
茯苓10g	菟丝子10g	炙甘草10g	泽泻10g
柴胡6g	香附6g	制首乌10g	

3剂,水煎服,每日2次,食后服。

【汤头歌诀】

当归芍	治妊娠	腹疼痛	是血虚
不养胎	炒白术	白茯苓	健脾气
大川芎	能养血	可调肝	制首乌
养肝血	菟丝子	淡泽泻	补肾气
北柴胡	制香附	疏肝气	和肝脾
血能养	肝脾和	滞气行	腹痛止
胎可安	水煎服	食后饮	还可加
桑寄生	老苏梗	补督脉	可解痉

患者3剂尽服,自觉小腹胀痛已轻,小腹下坠及腰困大减,头晕心慌失眠多梦、气短、精神也较前好转。舌质正常,脉象沉细,嘱患者原方加桑寄生10g、老苏梗3g,4剂以巩固疗效。

【病案分析】患者素体血虚,怀孕后血聚以养胎,气血更为不足,胞脉失养,因此小腹绵绵作痛,血虚气滞故小腹胀垂疼痛连及两胁肋。由于气血不能荣养其心,故失眠多梦心慌、气短。肝失调达之性,气机不畅,胞脉气血阻滞,有时重胀作痛。方用《金匮要略》当归芍药散合逍遥散加味。当归芍药散者,是治妊娠腹部绵绵作痛,其效为养血疏肝,健脾止痛安胎。妇女以血为主,怀孕后血聚养胎,阴血相对不足,肝虚血滞,气机不调,脾气虚弱健运失常,脾虚为木邪所克,谷气不举,湿气下流,搏于阴血而痛,气血不足,胎失所养,故可小腹拘急,绵绵作痛。所以当归芍药散为治妊娠因气血不足而腹痛者之圣耳。

【病案举例2】 谢某某,女,31岁,白银市人。

【主症】素体虚弱,停经怀孕已50余日,自觉小腹发凉疼痛,绵绵不休,得温则痛减,面色㿠白,浑身及四肢恶寒怕冷,纳差,大便溏稀,头晕,浑身疲乏无力,白带时下,腰困,小便清长,嗜睡多梦。舌质淡,苔薄白,脉象沉细滑。

【辨证】肾阳虚弱,宫寒腹痛。

【治则】补肾温阳,暖宫安胎。

【处方】胶艾四物汤加味。

阿胶 10g	焦艾叶 10g	白芍 10g	当归 6g
川芎 3g	熟地 10g	巴戟肉 10g	香附 6g
菟丝子 6g			

4剂,水煎服,每日2次,饭后服。

【汤头歌诀】

胞宫寒	腹胀痛	芎归胶	艾叶芍
调冲任	暖宫寒	熟地黄	巴戟肉
菟丝子	香附子	补督脉	温养胎
宫寒散	胎可安	腹痛消	其阿胶
养血好	但现在	真的少	倒不如
用猪蹄			

患者4剂尽服后,自觉小腹绵绵作痛发凉已轻,浑身及四肢恶寒已减,大便溏稀已成软便,头晕浑身疲乏无力,嗜睡多梦已有改善,腰困,白带已少。舌质淡,苔薄白,脉象沉滑。再嘱患者原方加杜仲10g、川断10g,连服6剂以巩固疗效。

【病案分析】患者素体阳虚,寒自内生,怀孕后胞脉失于温煦,气血寒凝运行不畅,故小腹冷痛绵绵,喜温而是血得温则行,寒遇热则散,气血暂通,胀痛得以缓解,用胶艾汤者,如《金匮要略》所说"……有妊娠下血者,假令妊娠腹中痛,为胞阻,胶艾汤主之"。如《诸病源候论》"有娠之人经水所以断者,壅之以养胎。而蓄之为乳汁,冲任气虚,则胞内泄漏,不能制其经血,故月经时下,亦名胞阻"。故艾叶苦辛温,温经安胎止血,而四物汤以养血活血,安胎止痛,芍药、甘草、阿胶具有养血、滋阴、缓急止痛之功,也是妊娠腹痛之圣药耳。此方治疗妊娠期胎位不正也是相当有效的。妊娠腹痛,病位在胞脉,但此时之腹痛尚未损及胎元,因胞脉与冲、任、督、带是有着密切的联系的,三脉者同起于胞中是一源三岐也,中间者由带脉总束也。妊娠期也有腰腿疼痛难以站立或行动不便者,这与阴跷、阳跷、阴维、阳维四脉有着密切的关系,总之在妊娠期要注意调节八脉,也就是重视脾肾肝之调养。这时如调治及时,多能好转恢复,预后良好。若痛久不止,病情日益加重,伤及胎元,变生胎漏或胎动不安,也有可能导致流产或早产,这里顺便也要提醒一下,异位妊娠也有腹痛者,异位妊娠之名来自西医,而中医籍中未见有记载,它还是包括在"妊娠腹痛"、"胎动不安"、"胎漏"、"癥瘕"之有类似症状之描述。如《金匮要略·妇人妊娠病脉证并治》云"妇人素有癥病,经断未及三月,而得漏下不止,胎动在脐上者,为癥痼害。……下血者,后断三月衃也,所以血不止者,其癥不去故也,当下其癥,桂枝茯苓丸主之"。而异位妊娠者因素很多,如素体肾气不足,房事不节,人流堕胎,损伤肾气,或素体虚弱,饮食不节,劳倦伤脾,中气不足,气虚血运无力,血行瘀滞,以致孕卵不能及时运达子宫而停留他位。或者因情绪抑郁,或愤怒过度,或过度劳力负重,气郁而致血瘀,或经期后余血未尽,不禁房事,感染毒邪,以致血瘀气滞,胞脉不畅,孕卵受阻而不能运达子宫,而在异地坐胎,形成"癥瘕"为害。日久,实感小腹剧烈疼痛难忍,而阴道流血,色暗有块,淋漓不尽,甚至疼痛流血过多而晕厥休克,此时要借助现代医学妇科检查可明确其诊断,有的可手术,有的可保守用中药治疗也是有很好疗效的,如"桂枝茯苓丸"、"少腹逐瘀汤"、"桃红四物汤加生芪、水蛭、三棱、莪术等"均可收到良好的效果。有一宫外孕之病例前面已述,这里不再举例。

3.妊娠阴道出血

【概述】妊娠期阴道出血,"胎漏"、"胎动不安"系此种妊娠病,"胎漏"在临床中并不少见,也有阴道流血无小腹疼痛者。在现代妇产科将此症可统称为先兆流产。但胎漏与胎动不安者,名不同,症也不同。胎漏者,其症为怀孕后,腰痛,小腹下坠,有时阴道流出暗红色之血液,但量不多。胎动不安者,其症为怀孕大约3月后,自觉小腹蠕动不安,未见阴道流血。但此二者均能导致流产或小产。

【病因病机】导致胎漏、胎动不安的病机是冲任损伤,胎元不固,血海空虚所致,因胎儿在母体子宫内生长发育和成熟的过程中,母体的心神健康心情舒畅,营养充足,节制房事,避免过劳负重,是促进胎儿发育成长的必然基础。否则就会产生胎漏、胎动不安或者流产小产。而中医把母胎之间的微妙关系以"胎元胎气、胎儿、子宫"三个方面来概括。《金匮要略·妇人妊娠病脉证并治》"妊娠六月动者,前三月经水利时胎也"。如隋代巢元方《诸病源候论》首先提出"胎动不安之苦",首创补肾安胎法。唐代《经效产宝》指出"安胎有二法"。明代《妇人规》首先提出动态观察"腹痛、下血、腰酸下坠,胎动不安"四大症状的轻重变化,预测胚胎存活与否,以决定安胎或下胎,提出"治病与安胎并举"和"下胎"两大治法。清代《傅青主女科》论述安胎七法。叶天士提出"保胎以绝欲为第一要素"等都对后世保胎起到了指导意义。假如胎儿在母体内所受精气、胎气、胎儿、胎盘任何一方有问题,均可发生胎漏、胎动不安。妊娠期冲任损伤,胎元不固的常见病因病机有肾虚、血热、气血虚弱和血瘀,或者过劳负重,房劳过度所致。

【病案举例1】张某某,女,24岁,兰州市人。

【主症】怀孕已两月余,因职业是纺织挡车工人每日要在工作岗位上行走约20余千米,又加之素体虚弱而自觉腰困,小腹下坠疼痛,继而阴道出现少量鲜血,急诊来门诊妇科,诊断为先兆流产,建议保胎治疗,诊其脉象尺浮滑,舌质正常。

【辨证】肾虚胎漏。

【治则】补肾健脾。

【处方】寿胎丸加味。

菟丝子10g　桑寄生10g　川断10g　炒白术20g
党参20g　　炙甘草10g　焦芥穗10g　茯苓10g
焦黄芩6g　　阿胶10g　　生芪30g

3剂,水煎服,每日3次。

【汤头歌诀】

寿胎丸	加味用	补任督	固冲带
治胎漏	是首选	菟丝子	桑寄生
川续断	炒白术	野党参	白茯苓
生黄芪	健脾气	补肾气	冲任督
发源地	在宫内	是一源	为三岐
有带脉	为总束	治胎漏	此四经
至重要	焦黄芩	焦芥穗	能安胎
可止血	真阿胶	滋阴血	治胎漏
炙甘草	调诸药	升下陷	凡诸虚
不可少			

患者服前方后,腰困小腹下坠疼痛已轻,阴道流血已少,色淡,舌质正常,脉象尺滑,再在原方基础上加焦杜仲10g、熟地10g、枸杞子10g,6剂而愈。但应嘱患者每月用本方连服6剂,至7个月时停药以保安全。后患者顺产一女孩,体重6kg余,健壮。

【病案分析】胞系于肾,肾为冲任之本,肾虚冲任不固,蓄以养胎之血下泄,因此阴道少量出血,肾虚胎元不固故腰酸困小腹下垂疼痛,欲有堕胎之象。方中菟丝子补肾益精以养胎,冲任得以固摄,肾之精血旺盛自能荫胎,桑寄生、川断补益肝肾,能养血安胎,阿胶补血益阴,共奏补肾养血,固摄安胎,加党参、黄芪、白术能健脾益气,是以后天养先天,生化气血以成精,是以先后天同补,加强安胎之功。

【病案举例2】柴某某,女,30岁,兰州市人。

【主症】怀孕后已四月余,因嗜食辛热营养之食品,于当日中午后始觉腰痛,小腹下坠疼痛,胎动不安频动,阴道有少量流血,色为鲜红色,口苦咽干,心烦不安,平时大便干结,小便赤黄,舌质红,苔薄黄,脉象滑数

【辨证】血热气盛。

【治则】清热凉血,养血安胎。

【处方】当归散加味。

当归 10g　白芍 10g　焦黄芩 6g　白术 20g
川芎 6g　生地 6g　焦黄柏 6g　生草 10g

3剂,水煎服,每日3次。

【汤头歌诀】

当归散	金匮方	治妊娠	肝血虚
生湿热	胎频动	不安宁	下漏血
归芍芎	滋肝血	补肝阴	焦黄芩
焦黄柏	细生地	清血热	安胎动
血气盛	自然平	腹堕痛	胎漏止
生甘草	生清热	炙温中	当归散
妊娠期	常服用	临盆时	最容易
炒白术	健脾气	固带脉	安胎气

患者3剂尽服后,自觉腰痛小腹下垂疼痛已轻,阴道流血已少,胎动已轻,口苦咽干已轻,小便赤黄已淡,大便较前已软,心慌不安已平。原方加莲须20g,患者6剂已服尽,上述诸症完全消失。

【病案分析】虽者素体较为瘦弱,加之嗜食辛热之品,热邪直犯冲任,内扰胎元,胎元不固,热迫血行不能养胎,故阴道出

血,血为热灼故血色鲜红,热邪内扰胎元,故胎动不安,胎系于肾,故见腰酸。心烦不安,口苦咽干,小便赤黄,大便干结均为热邪耗血,阴血不足而致,方以当归散者。如《金匮要略》所云"妇人妊娠,宜常服当归散主之"。"妊娠常服即易产,胎元疾苦,产后百病悉主之"。方中当归、白芍补血养肝、黄芩、白术滋阴清热,健脾除湿,川芎能舒气血之滞,全方为养血健脾,清化湿热以安胎。如瘦人血少有热,胎动不安,或有习惯性流产者宜服之。本方还可用于肝脾失调,湿热阻滞,以致月经量少,或行经时腹痛,属于血瘀气滞之痛经者宜服。还可治月经三四月不行,或一月再行腰痛者也很有效,在临症中多以此方为基础加减灵活运用。

4.胎产诸病论(胎漏、胎动不安、堕胎、小产)

（1）总述

《内经·上古天真论》曰"女子二七而天癸至,任脉通,太冲脉盛,月事以时下,故有子"。"三七"至"七七"之年,即21岁至49岁,为生殖功能由成熟,旺盛,至后期走向衰退期,大约历经30年。妊娠胎产是已婚妇女之必然性。如"天地氤氲,万物化醇,男女媾精,万物化生",上古时人已认识到"男女媾精"创造人的生命。按二七之数,女子至14岁以后,如月经按时而下者,就有了受精怀孕之可能,受孕的机理是肾气充盛,天癸的成熟,冲任脉通盛,男女之精适时相合,便可构成胎孕。如《灵枢·决气》曰"两神相搏,合而成形"。《女科正宗·广嗣总论》说:"男精壮而女经稠,有子之道也"。男精壮者应视为正常精液,及正常的性功能,女子经稠应为正常的月经,正常的排卵以及正常的子宫发育,正常的位置。袁了凡言"凡妇人一月经行一度,必有一日氤氲之偎于一付辰间,……此的候也,……顺而施之,则成胎也"。如男女之精妙合,结为胚胎,并在子宫内种植,在肾气、天癸、冲任、胞宫各个环节的协调和滋养下,逐渐发育成长。如《千金要方》描述了胚胎发育的过程。怀孕十月,则"瓜熟蒂落"是称为足月分娩。这是正常的怀孕至足月分娩过程。但性成熟之已婚妇女不尽然都能怀胎,或者是足月顺产。这里重点对妊娠期的各种疾病论述。

(2)堕胎、小产(习惯性流产)

【概述】祖国医学对妇女妊娠病认识很早,如公元前司马迁《史记·扁鹊仓公传》记载了扁鹊在邯郸以带下医而闻名,自然也包括经产在内。在东汉时期张仲景《金匮要略·妇人妊娠脉证并治》中有"妇人有漏下者,有中产后因续下血都不绝者,有妊娠下血者"等记载,并提出了诊治方法。尤其是华佗对妊娠,脉证的诊断及治疗更为神奇。如给甘陵相夫人有妊六月,腹痛不安。华佗诊视后曰"胎已死矣"。使人手摸之所在,在左则男,在右则女。人云"在左",于是为汤下之,果下男形,即愈。后为李将军妻病甚,华佗诊后曰"伤妊而胎不去",李将军言"实伤妊,胎已去矣"。佗曰"案脉,胎未去也"。后妇人病如前,佗曰"此脉故是有胎,前当生两儿,一儿先出,血出甚多,后儿不及生。母不自觉,旁人亦不寤,不复迎,遂不得生。死胎,血脉不复归,必燥著母脊,故使多脊痛,今当与汤,并针一处,此死胎必出"。汤针既加,妇痛急如欲生者。佗曰"此死胎久枯,不能自出,宜使人探之"。果得一死男,手足完,其色黑,长可尺所。堕胎之名则见于晋代王叔和《脉经》。隋代《诸病源候论》"有妊娠卒下血候"和"妊娠堕胎后血不止候"是专论"堕胎,损经脉,故血不止也,泻血多者,便致烦闷,乃致死也"。唐代《经效产宝》提出如母病在前或胎病在先,给以辨证治疗,确定了流产的治疗原则。如张景岳《妇科缉要》等医对堕胎,小产症候记载详细确切,指出孕妇腹痛阴道出血多腰酸下坠,乃是胎堕难留之势,"若胎已死,当速去胎,以救其母"。至清代各医家对妇人堕胎者论述及治疗更为广泛更为详实。如《医宗金鉴·妇科心法要决》云"五月成形名小产,未成形为堕胎言"。古云"小产重于大产,盖大产如栗熟自脱,小产如生系,破其皮壳,断其根蒂,岂不重于大产"。这些理论都是古人在实践中总结出来的,所以中医妇科经、带、胎、产、学是我们祖国医学中一支独秀之国宝,对于繁衍华夏儿女起到了功不可没的作用。

【病因病机】主要是损伤冲任，胎气虚不实，胎元不固，气血津液不足不能养胎，而致胚胎、胎儿自然殒堕离宫腔而下。其发生原因多由于胎漏，胎动不安而造成，也有不经此般而直接堕下，小产者。如扭伤，跌伤，房事过度，营养不良，久病急病，泄泻，恶性刺激，情绪激动，盛怒，子宫腔小，宫颈短，宫口松弛等，都能造成堕胎小产。如每次怀孕2~3月以上自然堕胎者称之为习惯性流产。总之堕胎、小产病因病机是素体虚弱，禀赋不足，子宫发育不良，冲任督带不固所致。

【病案举例1】陈某某，女，37岁，兰州市人。

【主症】怀孕已3月余，今晨自觉腰酸困痛，小腹下坠隐痛，又见阴道有少量出血，颜色鲜红。急去医院妇科检查，诊断为先兆流产。建议中医用中药保胎治疗。患者素体虚弱，气血不足，加之怀孕后又加妊娠恶阻，纳差呕吐不能进食，而头晕浑身疲乏无力，腰困双膝发软，大便稀，量少、次数多，日益加重，今晨感腰困酸加重小腹下坠胀痛，阴道流血量少色红，舌质淡，苔薄白，脉象沉细，尺浮。

【辨证】脾肾双虚，气血不固。

【治则】脾肾双补，养血固胎。

【处方】(傅青主)援土固胎汤加味。

炒白术30g	炒山药30g	焦杜仲10g	制附片3g
菟丝子10g	山萸肉10g	枸杞子10g	炙甘草10g
焦当归6g	炒白芍6g	人参10g	川断10g
砂仁6g	生芪30g		

3剂，开水煎服，每日2次。

【汤头歌诀】

补脾土	固肾气	炒白术	炒山药
红人参	生黄芪	均健脾	补中气
焦杜仲	菟丝子	山萸肉	枸杞子
川续断	补肝肾	固冲任	焦当归

炒白芍	能活血	可止血	生甘草
调诸药	缩砂仁	制附子	温肾阳
暖脾胃	怀孕后	要流产	有先兆
用此方	保安康	水煎服	食后饮
制附子	用开水	要先煎	

患者3剂尽服,自觉腰酸困小腹下坠胀痛已减,阴道流血已少,头晕浑身疲乏已轻,纳差呕恶减轻,已经能进食,大便已成形。舌质淡,苔白,脉象沉细滑。原方继服6剂而愈。

【病案分析】 素体虚弱,肾气不足,脾气虚弱,纳食少而呕吐甚,伤脾损胃,气血化源不足,耗伤肾气,肾虚冲任不固,胎元不实,气血两伤,无以载养胎元,因而发生堕胎、小产。而用援土固胎汤加生芪、当归、白芍者以脾肾双补而固胎也,是温肾阳以健脾土,土旺则冲任气血足,气固血足能充养胎元,是援土者以健脾也,固胎者以补肾也,当归、白芍养血理血以安胎,使蒂固者,果不落也。

【病案举例2】 娜某某,女,24岁,蒙古族人。

【主症】 闭经怀孕已6月,因学习紧张过度,而感腰困浑身疲乏无力,头晕睡眠不好多梦,于昨晚腰困痛小腹坠胀,胎儿频动疼痛不安,继而阴道流血鲜红,但量不多,口干口渴欲饮,小便赤黄,大便干,心烦易怒,手足心烦热。产科检查:胎心正常,羊水量中等,建议中医保胎治疗。诊其舌质:正常略红,脉象:滑数尺浮。

【辨证】 肝肾阴虚,血热动胎。

【治则】 滋补肝肾,清气凉血安胎。

【处方】 (傅青主)利气泻火汤加味。

沙参20g	白术20g	甘草10g	生地10g
当归10g	白芍20g	芡实30g	焦黄芩6g
焦栀子6g	焦芥穗10g	焦柏叶10g	阿胶10g

3剂,水煎服,每日2次。

【汤头歌诀】

傅青主	用利气	清火汤	其用法
滋肝肾	清气盛	凉血热	北沙参
细生地	焦黄芩	焦栀子	焦芥穗
焦柏叶	清肝热	可凉血	炒白术
炒芡实	健脾气	可固带	当归芍
可活血	用猪蹄	代阿胶	与诸药
相互用	使清热	不太过	适中活
用双向	龙雷火	自然熄	水煎服
食后服			

患者3剂尽服,自觉胎动不安已轻,腰酸困及小腹垂痛已减,阴道流血已少、色淡。口干欲饮,大便干,小便赤黄亦有减轻,舌质正常,脉象滑数,嘱患者原方继服6剂,而上述症状均好,至足月分娩一男婴体重3kg多。

【病案分析】患者性情急躁,亦嗜牛羊肉等辛热之食品,肝火易动而不静,肝本为藏血之脏,如肝易动而不藏,不藏则血难固,而肝属木,而肝寄属龙雷之火,是所谓相火者也,相火宜静不宜动,而静则安,动则炽,而木中之火又易动而难静,性情暴躁,则火易动,火动而不可止遏,则火势飞扬,不能生气养胎。正所谓的"少火生气,壮火食气",用利气泄火汤加味者,是平其肝中之火,利其冲任之气,使气生,而火自清。方中人参改用沙参、熟地改用生地,加焦栀子、焦芥穗、炒侧柏叶、阿胶以清泄肝胆之热邪以凉血安胎。

【病案举例3】谢某某,女,39岁,兰州市人。

【主症】每怀孕二至三月后自然流产,已三胎。本次怀孕已三月,近日自觉腰酸困,小腹下坠胀痛,阴道有少量出血,急去产科检查,胎心尚好,但宫颈短,宫口松弛,建议将宫口缝合,或者是用中医中药保胎,故来求治中医,症见头晕,浑身疲乏无力,腰酸腿困,小腹垂胀疼痛,纳差睡眠不好多梦,白带多有异味难闻,舌质淡,苔白,脉象滑数。

【辨证】脾肾两虚,胎元不固(习惯性流产)。

【治则】健脾补肾,固冲养胎。

【处方】猪肚建莲汤(自拟方)。

党参 30g　　　生芪 30g　　　炒白术 20g

炒山药 20g　　炒建莲肉 30g　焦黄芩 3g

砂仁 6g　　　菟丝子 6g

鲜猪肚子,一具洗净,先煮熟后去油,用猪肚汤煎药,一日3次服,服后再将猪肚服用。

3剂,每日3次,用肚汤煎,后食肚肉。

【汤头歌诀】

参术芪	炒山药	炒莲子	均健脾
焦黄芩	缩砂仁	菟丝子	和脾胃
能安胎	可补肾	更奇妙	用猪肚
健脾胃	治虚损	补中气	精血足
养胎元	冲任督	带脉固	治习惯
流产症	保生者	可上千	

患者3剂尽服后,腰酸小腹胀坠疼痛已轻,阴道流血已止。舌质正常,脉象滑数。嘱患者原方再服6剂,后上述诸症均好,产科检查均已正常,但是本方可每月连服10剂,以至7月后可停,用此方保胎生育者可以数百计也。

【病案分析】大凡滑胎者,现代产科称为习惯性流产。但历代医学家对滑胎论述及治疗,积累了很多的宝贵经验。如隋代巢元方提出《妊娠数堕胎候》专论,为以后医学奠定了认识本病的理论基础。如巢氏提出"阳施阴化,故得有胎,荣卫和调,则经养固足,故胎得安,而能成长,若气血虚损者,子脏为风冷所居,则气血不足,故不能养胎,所以致胎数堕。使其妊娠而恒腰痛者,喜堕胎也"。如宋代《女科百问》治滑胎病的要点是补肾安胎。至于后世医学家提出了很多治滑胎的经验和有效之处方。如胎元饮、泰山盘石散、寿胎丸等,都是临床治疗有效之处方。至于家传猪肚建莲汤者,此方之妙在于益气健脾,补中焦之精

第一章　妇科疾病

气以固冲任,用建莲肉及猪肚子者,是大补脾气以养胃,因胃为中土,为五谷之海,气血生化之源,只有精气血旺者,才能养胎元,固胎蒂,使滑胎者自固而不滑。猪肚者,补虚损,健脾胃,莲子能养心益肾,补肾固胎,妇人崩漏带下,加入参芪之大补元气,砂仁、焦黄芩则和胃安胎,是谓治滑胎者的万全之方也。总之滑胎之病机有二:一为其母体冲任虚损而致,其二是为胎元不健所致。经曰"胞脉者系于肾,冲任二脉皆起于胞中,胎儿坐居于母体之内,全赖母体肾以系之,气以载之,如母体脾肾不足,或气血虚弱,或房劳过度,或素有宿疾,或跌伤等均可导致滑胎小产"。

【病案举例4】海某某,女,31岁,临夏人。

【主症】每于怀孕后约三至四月余,自觉小腹发凉不温,无胎动感,继而腰困,小腹疼痛,阴道流血后流出胎儿,色变黑有腐臭难闻之异味,已流三胎。本次月经闭后约40余日,已怀孕,来求中医治疗。患者素体瘦弱,易感多病,纳差,大便溏稀,小便清长,腰困酸软,失眠多梦,小腹不温,白带下量多,性欲冷淡,阴道不温,月经量少,色淡无块。平时头晕浑身疲乏无力,舌质淡白,脉象沉细而迟。

【辨证】气血不足,血寒宫冷(胎萎不长)。

【治则】益气养血,温经暖宫育胎。

【处方】叶氏长胎白术散加味。

炒白术30g	川芎6g	生芪30g	当归10g
茯苓10g	焦艾叶10g	川椒3g	砂仁10g
川断20g	党参20g	巴戟肉20g	小茴香10g
炙甘草10g	熟地10g	菟丝子10g	

4剂,水煎服,每日2次。

【汤头歌诀】

参术芪	白茯苓	缩砂仁	小茴香
健脾气	养冲任	焦艾叶	川花椒
巴戟肉	菟丝子	熟地黄	川续断

小茴香	温厥阴	暖少腹	乙癸温
当川芎	温活血	炙甘草	调诸药
育胞宫	怀胎后	自然长	

患者4剂尽服，自觉头晕浑身疲乏无力，腰酸困软已轻，睡眠纳食已有改善，自觉小腹发凉不温有所减轻，白带已少。说明投方对证。再服前方6剂，服法同前。

【第二诊】患者投以益气养血，温经暖宫育胎之法切中其证。原方加味继服加炒白芍10g，以此方服用至上述症状完全消失已是六月有余，去产科检查，胎儿发育正常，胎心率正常，羊水量中等。再继服原方，一月余停药。其产妇足月分娩一女婴。

【病案分析】患者是由于气血不足，冲任虚损，不能载胎养胎，故屡孕屡堕。由于气血虚弱，上不能充养清窍，故头晕目眩，内脏得不到濡养故疲乏无力，心悸气短，先天不足，复损于肾，肾精亏虚，难以滋养胎元，故胎蒂枯萎不长而自落。正如花草之嫩芽，无光无水均不能生长壮大，甚至萎缩而脱落也。但胎萎不长者，现代医学称为"胎儿宫内发育迟缓"，也可称为"胎萎不长"、"妊娠胎萎燥"等。最早《金匮要略·妇人妊娠脉证并治》曰"妇人怀娠六七月，脉弦发热，其胎欲胀，腹痛恶寒者，少腹如扇，所以然者，子藏开故也，当以附子汤温其藏"。如《诸病源候论·妊娠胎萎候论》说："胎之在胞，血气滋养，若气血虚损，胞脏冷者，胎则翳燥，委伏不长。其状，胎儿都不能转动，日月虽满，亦不能生，是其候也。而胎在内委燥，其胎多死"。《妇人大全良方》说"夫妊不长者，因有宿疾，或因失调，以至脏腑衰损，气血虚弱而胎不长也"。也有因精神抑郁或过度刺激耗及阴血胎燥而萎者。总之是素体虚弱或有宿疾或精神刺激，或过度劳累或房劳过度或营养不良，或跌伤扭转，或急性热病等都能造成胎萎不长变成死胎者多矣。要治愈此症，应究其根本，辨其虚实寒热之邪，正所谓的"虚虚实实，补其不足，损其有余"。

5.妊娠水肿

【病案举例1】 展某某,女,31岁,兰州市人。

【主症】 怀孕已四月余,而出现腹部异常胀大,随之出现胸腹胀闷喘满,遍及全身四肢发胀,不能平卧,小便不利,浑身皮肤发亮发紧,行动不便,随之去产科检查:胎心遥远,羊水过多。除用西药利尿药外,建议服用中药治疗。诊其脉象滑濡,舌质淡白嫩。面部及浑身浮肿,下肢压之陷指不起,皮肤发亮,腹大,如巢氏《诸病源候论·妊娠胎间水气·子满体肿候》曰"胎间水气子满体肿者,此由脾胃虚弱,脏腑之间有停水,而挟以妊娠故也"。

【辨证】 脾虚湿甚,水停宫内(子满)。

【治则】 健脾利水,益气养血安胎。

【处方】 鲤鱼汤加味。

| 生芪30g | 当归6g | 白芍10g | 茯苓20g |
| 生姜10g | 橘红10g | 桂枝10g | 炒白术30g |

鲤鱼一条,去内脏洗净,先煎鲤鱼,加生姜,约一小时,去鲤鱼,用鱼汤煎上方诸药约40分钟,去渣,顿服后,自觉小便利而量大增,小腹胀满减,胸闷气短而喘已改善,腰困酸下腹沉垂,肿胀按之下陷不起已轻。嘱患者原方加炒薏米仁20g,以加强健脾除湿利水之功。6剂服后腹胀大、浑身及四肢肿胀均减,小便增多,精神好转,已能平卧,舌质正常,脉象滑。

【汤头歌诀】

芪术苓	姜桂橘	健脾气	利水湿
生氧气	当归芍	能补血	煮鲤鱼
用肉汤	再煎药	入脾胃	归肝肺
能消肿	可利水	主安胎	妊娠肿
可选用	能利水	不伤胎	

【病案分析】 本症多由于脾胃虚弱,脾虚不能制水,肾虚不能化气所致,故《叶氏·女科证治卷二》云:"妊娠五六月间,腹大异常,胸膈胀满,小水不通,遍身浮肿,名曰子满。此胞中蓄水也,若早不治,生子手足必然软短,形体残疾,或水下而死。"此

种子满病多由于子宫内膜有炎症,或者怀孕后由感染所造成,由于脏腑失调,水液代谢无权,子宫内之液体循环得不到及时的代谢,停聚宫内故羊水大增混浊不清,流于浑身皮肤腠理之中故浑身肿胀,皮肤发紧发亮,膀胱气化无权,小便不利,菌类滋生,如不早治易引起胎儿畸形等。在妊娠期间最好少进房事以保胎儿健康成长。

【病案举例2】 姚某某,女,39岁,兰州市七里河人。

【主症】患者怀孕已五月余,于近日头面四肢浮肿,头晕头疼,气短腰困,浑身疲乏无力,纳差,大便稀,下肢逆冷,按之陷指不起如泥,白带多色淡白,睡眠不好,多梦耳鸣,口干不欲饮水,小便量少,去产科检查血压150/90mmHg,尿常规检查,尿蛋白(++),舌质胖大嫩,苔白腻,脉象滑濡。

【辨证】脾肾两虚,水气不化(子肿)。

【治则】益气健脾,温补肾阳化水。

【处方】真武汤加味。

制附片 6g	生姜 10g	茯苓 20g	白术 20g
炒白芍 10g	薏米仁 30g	蔻仁 10g	杏仁 10g
肉桂 6g	葶苈子 10g	车前子 10g	生芪 30g
炒山药 30g			

4剂,开水煎服,每日2次。

【汤头歌诀】

炒白术	姜附子	炒薏仁	白蔻仁
苦杏仁	健脾气	温肾阳	利水气
用肉桂	益火源	葶苈子	泻肺水
车前子	利肾水	生黄芪	炒山药
固表气	补肺气	益脾气	饮入胃
散于脾	上归肺	通水道	输膀胱
益火源	消阴翳	上蒸腾	化为气
气化利	水道通	膀胱者	州都官
藏津液	三焦者	决渎官	水道出

如水道	闭不通	浑身肿	妊娠期
有此症	称子肿		

【第二诊】患者服前方后,小便量增多,腹胀满已大减,四肢肿胀已轻,头晕头疼,气短浑身疲乏无力也有好转,血压130/80mmHg,尿蛋白(+),嘱患者原方再服6剂,后去产科检查。

【第三诊】患者6剂尽服,自觉上述各症均已大减,去产科检查,胎心正常,腹大已较软在正常范围,尿蛋白(−),血压130/70mmHg,下肢浮肿基本消失。舌质正常,苔薄白,脉象滑,并嘱患者每月应按原方服3剂以保胎产平安。

【病案分析】《素问·经脉别论》云"饮入于胃,游溢精气,上输于脾,脾气散精,上归于肺,通调水道,下输膀胱,水津四布,五经并行"。《素问·水热穴论》云"肾者,胃之关也,关门不利,故聚水而从其类也"。《金匮要略·妇人妊娠病脉证并治》云"妊娠有水气,身重,小便不利"。均以为妊娠肿满者都与脾肾肺胃有着密切的关系,如脾、肺、肾、胃任何一脏发生病变,均可能引起水液代谢障碍而发生肿胀。此肿胀者脾是尤为重要的,如病机十九条所谓:"诸湿肿满皆属于脾。"水湿为病,其制在脾,其本在肾,其标在肺,脾与胃相为表里,故脾者胃也。肾者,胃之关也。妊娠肿胀的发生与妊娠期特殊生理有着密切的关系。妊娠5~6月后,此时胎体逐渐长大,升降之机为之不利,若脏器本虚,胎体阻碍脏腑,因孕更虚,水湿不能化气,或气滞湿停是造成妊娠肿胀的主要机理。既是肺、脾、肾脏本虚而致气滞不化,水湿内聚,气水阻胎之势,是应益气温阳补肾,化湿利水之治为要,选真武汤,加生芪、薏米仁、蔻仁、杏仁、葶苈子、车前子、肉桂者,是真武汤加三仁汤再加生芪、肉桂、车前子,肉桂是加强益气泻肺水而不伤肺,健脾除湿化湿而不伤胃,温阳补肾利水而不伤胎。但本症也有气滞而水聚不行者,是由于肺气机不利,通调水道失司,气滞水停,胃关不利,脾胃受累,中洲水湿不利,升降失常而造成此症者。总之治妊娠浮肿(子肿、子满)者,要调节脏腑之虚实,使升降之平衡,行气利水消肿除满而不伤胎为要。如失治导致妊娠高危症状后果较为严重,甚至可危及心脑血管疾病预后不佳。

6.妊娠咳嗽

【病案举例1】 钱某某,女,24岁,榆中人。

【主症】怀孕已六月余,于两月前因外感而咳嗽,咽喉发炎,咽干少痰,胸胁胀闷气喘,不能平卧,晚间加重,难以入睡,口干欲饮,小便黄,遂经多方用消炎止咳平喘,中西医治疗均无其效,随着月份日益增大,咳嗽气喘日益加重,每咳时小便随咳嗽而出,有时连大便也难以自控。舌质红少津,脉象细数滑。

【辨证】阴虚肺燥(子嗽)。

【治则】滋养胃阴,润燥安胎。

【处方】百合固金汤加味。

炙百合20g	生地10g	麦冬10g	当归6g
射干6g	炙百部30g	白芍10g	元参10g
桔梗3g	阿胶10g	川贝母6g	生草10g
沙参20g	生芪30g		

4剂,水煎服,每日2次。

【汤头歌诀】

炙百合	细生地	北沙参	麦门冬
苦玄参	滋肺阴	可润燥	生津液
炙百合	川贝母	生黄芪	补肺气
能止咳	可安胎	枯桔梗	射干梗
肺肝脾	均能入	治喉痒	咽喉痛
咳喘逆	痰涎多	利咽喉	降逆气
当归芍	可养血	生甘草	调诸药
现阿胶	多有假	均不用	猪蹄汤
其效果	更加好		

【第二诊】患者服后自觉咽干发痒干咳似有减轻,胸胁胀闷气喘已有好转,二便失禁已有减轻,舌质红少津,脉象细数滑。

嘱患者原方再服6剂,加炙枇杷叶20g、焦黄芩10g,水煎服,每日2次。

【第三诊】6剂尽服,干咳少痰咽痒大有减轻之象,有轻咳时小便再未遗出,胸闷气短基本消失,舌质正常红润,脉象滑。

【病案分析】此症是妊娠期,咳嗽时久不止,是由外感而引发,因妊娠期生理与本病发生发展有着特殊的关系,故古人称为"子咳"亦可称之为"妊娠咳嗽"。因咳出之声出此肺,但咳者不是肺单独而咳,而五脏均可致咳。肺脾不伤不咳,而妊娠久咳不止,基本在肺脾,因为肺为娇嫩之脏,不耐寒热。若素体阳虚,怀孕后血聚养胎,肺金失养,肺燥金伤,肺失于清肃,气逆而咳,若脾胃素虚,孕后气以载胎,土不生金,金失津则燥,肺主诸气,又为水之上源,膀胱为水之下源,如肺虚无以宣肃之权,肾关松弛,膀胱失约,故咳时小便不禁而遗出。肺与大肠相为表里,肺气虚不能约束大肠,故咳久伤其升提之气而大便随咳声而自遗。肺燥者是火也,火旺能食气。正如《内经》云"壮火食气",是此之谓也。方中用百合固金汤加味者是以滋阴润肺,润燥安胎。百合润肺止咳,元参、麦冬、阿胶养阴润肺,川贝母、桔梗止咳平喘,沙参、黄芪益气补肺,当归、白芍理血安胎。此方可谓治妊娠肺阴虚而久咳不愈者之效验方。大凡妊娠期不管有何病症,总是要在治病的基础上以保胎为要,古有云"有故无损,是无损也"。也不见得都是无损。在妊娠期治病者千万要注意这一点。

7. 妊娠腰腿痛

【病案举例1】唐某某,女,26岁,兰州市人。

【主症】怀孕已六月余,腰腿疼痛日益加重,白天行动困难,夜间不能翻身仰卧。疼痛如有牵涉之象,疼痛有时连及小腹。妇科及外科检查均未有明显器质病变,产科认为是胎儿逐渐长大后胎胞压迫神经所致,但无特效药可用。故求治于中医,观患者怀孕六月余,腰腿疼痛,行走困难,家人用车推行,患者述晚间腰腿疼痛加重难以入睡,大便干,小便黄,白带多,舌质较红,苔薄白,脉象沉涩兼紧。

【辨证】肾虚气滞（妊娠腰腿痛）。

【治则】补肾温阳，行气安胎。

【处方】五加皮丸加减。

刺五加皮20g	川断10g	杜仲10g	香附6g
川芎6g	独活6g	狗脊20g	草薢10g
白芍10g	菟丝子10g	巴戟肉10g	当归10g

4剂，水煎服，每日2次。

【汤头歌诀】

五加皮	川续断	盐杜仲	菟丝子
巴戟肉	毛狗脊	入肝肾	强筋骨
助肾阳	当归芍	川独活	川草薢
活气血	通经络	香附子	行气滞
可安胎	腰腿寒	关节痛	用此方
亦可治			

【第二诊】患者4剂尽服，自觉腰腿疼痛已有减轻，白天已能行走，晚间翻身自如，大便正常，小便利，舌质正常，脉象沉紧。原方加白术20g，6剂，水煎服。每日2次。

【病案分析】腰为肾府，而肾主腰腿，因劳伤或扭伤损动其经，或虚则风冷乘之，故腰痛，冷气乘虚入腹则腹痛，故令腰腹相引而痛，其疼痛不止，多动胎气，或房劳过度有伤奇经八脉。因妇人肾以系胞，而妊娠腰腿连及腹痛甚者，胞堕也。如督脉起于胞中，为阳脉之海，与肾有着密切的关系，任脉起于胞中，出会阴，在生理上任脉能任一身之阴经，故称为"阴脉之海"，又主胎胞，冲脉起于胞中，冲脉是总领诸经气血的要冲，能调节十二经脉之血，故又称之为十二经脉之海，又称为"血海"。带脉总束诸脉，对固护胎儿有着主要的作用，阴跷、阳跷左右成对，是分主一身左右之阴阳平衡之作用，阴维、阳维左右成对，有维系诸阴经或阳经，使阴经、阳经之功能协调。总之妊娠腰腿疼痛者是属于气滞经脉不调所致。此案用五加皮丸加减者是补肾温阳，行气安胎为主。

8.胎位不正

【病案举例1】 魏某某,女,26岁,兰州市人。

【主症】 怀孕已七月,因产科检查胎位不正,在产科用手扶转胎之法后还是不正,故求治中医,舌质正常,脉象滑数。

【辨证】 子横(胎位不正)。

【治则】 益气养血,顺胎。

【处方】 保产无忧汤(又名宫中十二味方)。

菟丝子10g　生芪30g　当归10g　白芍10g
荆芥6g　　　羌活6g　　川贝母6g　厚朴6g
枳壳6g　　　生草10g　生姜10g　川芎10g
艾叶10g

4剂,水煎服,每日2次,饭后服用。

【汤头歌诀】

用保产　　无忧方　　当归芍　　荆芥穗
炙黄芪　　活气血　　川厚朴　　炒枳壳
能宽中　　行气血　　调胎位　　川贝母
菟丝子　　补肾气　　固冲任　　安五脏
治难产　　蕲艾叶　　肝脾肾　　均可入
温宫寒　　能安胎　　治崩漏　　及带下
十二经　　都能通　　治妇科　　是要药
服此方　　临产时　　保母子　　均安康

患者连服12剂后,去产科检查胎位已恢复正常,可望产时顺利而生矣。

【病案分析】 有古云:"生产如入鬼门关。"如是难产者,在过去临产而难者死亡之十有八九,尽管有老娘婆,也可用于牵拉,或用刀破其腹胎儿取出者有之,但毕竟是很危险的,如有生后胎盘不出而引起大出血者,多为无救而死亡。此案因子横而用保产无忧汤调理而生产。此方:胎动不安,胎儿横位不正者服之有奇效,在临床多用此方取得很好之疗效,并且对母子安康均有效,方中黄芪益气,当归、川芎、白芍养血活血,厚朴、枳壳、荆芥行气也能松弛平滑肌之收缩,菟丝子补肾安胎,川贝母润肺调气,因肺主诸气,生姜、生草发散调和诸药,使气顺血活,胎正产顺。

9.妇人怀孕后有死胎、烂胎、怪胎论治

经　文

孕妇人	怀孕后	有死胎	有烂胎
有怪胎	其原因	较为杂	有男方
有女方	血型错	或近亲	染色体
各异常	在婚前	要检查	成婚配
其结果	结婚后	已怀孕	所产子
其发育	多畸形	先天成	实难医
已生出	是累赘	要预防	在婚前
要检查	其近亲	免婚配	死胎者
其病因	有外伤	或外感	或内伤
怀孕后	或跌扑	或外伤	或宫寒
胎气伤	气血利	难养胎	胎枯躁
胎即死	防死胎	免过劳	或跌打
慎房事	过频繁	伤冲任	或撞碰
挤压伤	使胎儿	与母体	气血断
不相连	即枯死	有烂胎	所产子
其皮肤	全溃烂	无气息	成死胎
其原因	是湿毒	有此症	性感染
是主因	有相连	其治法	清湿毒
利湿热	再怀胎	所产子	皮完好
不再烂	有怪胎	所产子	有畸形
体不完	或无脑	或缺肢	或双脑
或连体	或无目	或缺耳	或二阳

均闭锁	其病因	是近亲	或染色
有异常	要细查	要怀胎	看环境
与气候	及情绪	无邪念	放宽心
如胎前	要服药	来调养	有死胎
不发育	其病因	胞宫寒	督脉虚
阳不足	冲任虚	精血亏	阳不温
精不供	其胎儿	危生命	不发育
天胞中	胎蒂枯	自行落	每怀孕
三四月	生三才	四象成	阳明虚
血海宫	冲任脉	无供养	命火衰
阳气虚	不暖宫	阴可坐	阳可长
如阳衰	胎不长	时间长	必枯萎
不足月	自然出	是死胎	其治法
补冲任	益火源	温胞宫	保胎血
到足月	自然生	血健壮	母安康

【病案举例1】海某某,女,37岁,临夏市人。

【主症】每怀胎后在3~4月,自觉小腹发凉,有微痛感觉,随时间的增长,小腹再无强大之势,每次妊娠时间如此,已怀孕第三胎,已40余日。故来求治于中医。舌质正常,苔薄白,脉象沉滑。

【辨证】冲任虚损,胞宫虚寒。

【治则】调补冲任,温养胞宫。

【处方】黄芪建中汤加味。

黄芪30g　桂枝10g　当归10g　炒白芍20g
炒白术30g　茯苓30g　红参20g　菟丝子10g
健莲肉30g　川芎10g　川断10g　淮牛膝10g
炙甘草10g　杜仲10g　艾叶10g　细辛6g
肉桂6g

7剂,水煎服,2次/日,饭后2小时服用。

患者服前方后,自觉精神可,无不适感觉,食欲有增,舌质正常,苔薄白,脉象沉滑,拟前方加砂仁10g,每月连服6剂,以补冲任,暖宫保胎。至足月分娩一女孩,发育正常,身体健康。

【汤头歌诀】

参芪桂	建中汤	归芍芎	能理血
苓术莲	炙甘草	健脾气	补冲任
菟断牛	与杜仲	补肝肾	缩砂仁
温脾胃	蒿艾叶	北细辛	紫油桂
益火源	暖胞宫	宫得暖	湿浊去
胞宫清	环境变	可保胎	所产子
得健康			

【病案分析】 此患者连怀三胎均在3~4月间胎心不发育而成死胎,现已第三次怀胎已有40余日,故求治于中医。《诸病源候论·妊娠胎死胞腹中候》曰:"此成因警动倒仆,或染瘟疫,伤寒,邪毒入于胞脏,致令胎死。其候当胎如理,为死胎也。"论其病因病机,无外乎房劳与外伤或内感所致,如妇人怀孕其间不慎跌伤,腹部受到撞碰挤压而致胎儿不能受到母体气血之供养而终止胎儿发育导致死亡。但此患者明显无外伤及内感之疾。是什么原因所致?是患者素体虚寒,子宫寒冷所致,怀胎可,育婴难,有阴无阳则不能长,而肾阳者是命门中一点真火,命火衰,其宫寒盛。故胎不发育,芽无阳则萎枯而死,补阳暖宫是关键。而此患者已怀之胎,两死一生,因妊娠3~4月,是胎儿发育生长之关键时期,此时是手太阴经所养。胎始形元而坚,两仪而生三才,三才者焦膜三焦也,此时最为重要,未有定形见物而欲化男者,探弓矢观武备。欲女者,弄硅碎观碧玉,在养胎时要注意不能房事过度,要劳逸结合,适当休息,放松情绪,精神乐观,加强营养,温饱适度,忌食生冷,免受风寒,少涉冷水,保存精血以供胎儿取摄气血之精微。冲任脉总主一体之阴血,而督脉总主一身之阳气,而阴阳者,是互相制约,互相生长,故独阴不生,孤阳不长。《老子》曰"万物贯阴而抱阳"。《易经》曰:"一阴一阳

谓之道。"而督脉主阳,督脉阳气足,而能温胞养胎,而冲任之精血来源于阳明胃经,如胃气虚脾不能运化水谷之精微,散精于冲任,胎血得不到充足的精血供养将死无疑。故冲任督三脉均起于胞中是一源三岐也,如此三脉协调者才能使胎儿健康发育。故非用调补冲任、温养胞宫者莫治也。本方是自拟方,以黄芪建中汤加味而成,能温阳祛寒,能调补冲任,温暖子宫,此方加减应用甚广,治症甚多。方中人参、黄芪、白术、茯苓、炙甘草、健莲肉、砂仁均为大补中洲脾土之气,当归、川芎、白芍强血养血化生血源,充养冲任督脉,菟丝子、淮牛膝、川断、杜仲、细辛、艾叶温补肾阳益火源以化阳气暖宫,总之,可使宫内之血液循环改善以养胎。

【病案举例2】杜某某,女,29岁,景泰县人。

【主症】每次足月分娩出胎儿,浑身皮肤溃烂,体无完肤,数日内必死,现产四胎均如此,遂经多次检查治疗均未取得疗效,但其原因不明,故来求治于中医。舌质暗,苔黄腻,脉象滑数。本次怀孕已两月。

【辨证】胎毒。

【治则】清热解毒,去浊化湿。

【处方】换肌消毒散加味。

当归 10g　　炒白芍 10g　　川芎 10g　　土茯苓 30g
银花 30g　　连翘 10g　　　白芷 6g　　　茯苓 10g
白鲜皮 30g　陈皮 10g　　　龙葵 30g　　生地 10g
黄连 6g　　 炒薏米仁 30g　炒白术 30g　生甘草 10g

6剂,水煎服,2次/日,饭后2小时服。

宁可堕胎,但要治此顽疾,患者服前方6剂后无腰困及小腹胀痛感觉,如以往怀孕时一样,在本方的基础上加生黄芪30g、苦参10g,服30余剂,已停服后经足月分娩一男孩,皮肤完好,无溃烂之处,患者及亲属甚喜,表示感激之情。

【汤头歌诀】

　　　胎儿烂　　用换肌　　消毒散　　加味用

随症变	归芍芎	能活血	可理血
土茯苓	加苦参	龙葵草	炒薏仁
炒白术	化湿毒	去浊邪	瓜黄连
大生地	白鲜皮	金银花	连翘壳
清湿热	解百毒	祛梅腐	香白芷
广陈皮	辛香燥	醒脾胃	生黄芪
补中气	扶正气	健中洲	气血足
有升降	循环好	宫湿毒	即可除
宫腔尽	胎可保	无腐浊	胎儿健
皮肤好			

【病案分析】 患者每怀胎所产儿皮肤溃烂，数日内必死，《医宗金鉴·幼科杂病心法》提出"婴儿生下无皮，其证有二，或因父母素有杨梅结毒，传染胞胎，故生下上半身赤烂，或下半身赤烂，甚至色带紫黑，又因月份未足，生育太早，遍体浸渍红嫩而光。二证俱属恶候，遗毒赤，内服换肌消毒散；胎元不足者，内服当归饮，以上方均用于小儿，但重在母体。如将父母体内的病因病机不诊断清楚要治此症者难矣。而父母之体为胎儿之本，如有梅毒性病，势必要遗传给胎儿，除用西药治疗外，中药对此类病也是很有效的。因此案未作有关性病之类检查很难确定是性病，但从所生四胎均有婴儿皮肤溃烂，可考虑是湿毒内结于胞宫及气血之中。因所处农村无条件作有关检查。但此患者服用清热解毒，去湿化浊之法，服后足月分娩后婴儿全身皮肤完好健壮。全家甚喜，表示感激之情。在怀孕时一般不可用清热解毒、化浊之品，但此患者强烈要求下给以处方。古有云："有故无损，是无损也。"只有将母体内之毒素湿浊排除干净，才能孕育出健康之婴儿。本方具有清热解毒，祛湿化浊，杀灭霉菌之用。方中土茯苓为主为君，解毒除湿治梅毒、淋浊、丹毒、恶疮、肿瘤，有报道以土茯苓为主配银花、甘草、苍耳子、白鲜皮、蒲公英、马齿苋等治疗现症梅毒及隐性梅毒，其血清转阴性率在90%上下，其中晚期现症梅毒治愈率为50%左右，对晚期麻痹

性痴呆,不仅脑脊液检查,华氏反应转阴,而且精神症状亦获得不同程度的改善,对于小儿先天性梅毒性口腔炎,效果亦佳。而且土茯苓味甘,性寒无毒,入肝胃脾经,孕妇可用苦参,性味苦寒,可入肝肾大小肠经,能燥湿杀虫,治疥癣恶疮,阴疮湿疹,补中安五脏,定志益精,治梅毒均不离土茯苓,不仅治热毒风,皮肤干燥生疮,赤癫眉脱,还能解毒化浊,活血化瘀,益气健脾兼以补肾。过去农村或城市多见。自新中国成立后党和国家对人民健康之关怀,而城市基本已消除,但偏远农村中也有极少患此症者,此患者是农村之妇人,经过治疗后所生一男孩皮肤完好健康。但未作康华氏反应试验是否与梅毒有关,很难定论。

【病案举例3】杨某某,女,29岁,临夏县人。

【主症】怀胎足月分娩两胎,每胎所产出婴儿,四肢短细,头大发软,一月内因不会吸食母乳而亡。故前来求治于中医,而患者本身体质较差,易感冒,出汗,头晕,浑身疲乏无力,纳差,大便溏稀,月经量中等,小腹发凉恶寒,白带量多,质清稀,腰膝发软,舌质淡,苔薄白,脉象沉细。问其病因,因体虚易感冒,经常服用感冒药物如伤风胶囊及克感敏之类。

【辨证】疫邪伤胎。

【治则】益气扶正,养胎。

【处方】扶正养胎汤(自拟方)。

黄芪 30g	红参 20g	炒白术 30g	当归 10g
炒白芍 10g	艾叶 10g	女贞子 20g	菟丝子 10g
炙仙灵脾 20g	巴戟肉 10g	蔻仁 10g	炙甘草 10g

7剂,水煎服,2次/日,饭后2小时服用。

【第二诊】患者服用前方后自觉精神较前大有好转,腰困,出汗及纳食均可,白带量已少,大便已成形,舌质正常,苔薄白,脉象沉缓,原方加土茯苓30g、狗脊30g、川断20g、淮牛膝20g,水煎服,2次/日,饭后2小时服用。本方大约服用三月有余,停服以观其效,约一年后所产一婴儿健壮。

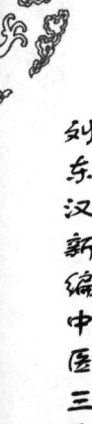

【汤头歌诀】

自拟方	用扶正	养胎汤	活怪胎
要补气	调冲任	兼补肾	参术芪
健脾气	补肺气	当归芍	蒿艾叶
女贞子	菟丝子	巴戟肉	仙灵脾
补肾汤	兼固精	温肝肾	补冲任
白蔻仁	炙甘草	和胃气	醒脾气
土茯苓	除湿浊	湿热毒	均可除
狗川断	淮牛膝	补督脉	强筋骨
胎养好	怪胎少		

【病案分析】怪胎或胎儿发育不良者，古医籍记载较少，《诸病源候论·妇人妊娠病诸候》曰："二十三，四时之间，忽有非节之气，如春时应暖而反寒，夏时应热而反寒，秋时应凉而反热，冬时应寒而反温，非其节而有其气，一气之至，无人不伤，长少虽殊，病皆相似者，多挟于毒，言此时善行此气，故云时气也，妊娠遇之，重者伤胎也。"巢氏时四季的非时之气，温热寒凉之邪气将能伤胎，能使胎儿发育受到影响，而造成胎萎不长，发育畸形，或损胎流产，而尤其是在怀孕后二至三月之间，如《诸病源候论》云"妊娠二月，名曰胎膏。无食臊辛之物，居必静处，男子勿劳，百节皆痛，是谓胎藏也，一二月之时，儿精成于胞里，妊娠三月，名始胎，当此之时，血不流，形象始化，未有定仪，见物而恶，欲令见贵盛公主，好人端庄严，不欲会见佝偻侏儒，丑恶形人，及猿猴之类，无食姜兔，在情绪上要端心正坐，清虚如一，目无邪视，耳无邪听，口无邪言，心无邪念，无妄喜怒，无得思虑，食无邪腐等"。这是古人对畸胎的认识及防治，也是一种带有胎教的行为。而此患者自然是属于体虚易感冒，多服感冒之药所致，使药毒过量伤胎损儿，首先是伤及冲任，正气不足，不能充养胎儿，又加之时邪病毒及药物之毒而造成。本方具有扶正养胎，兼补脾肺，温补肝肾，强筋健骨，清除湿热瘀毒之功效。

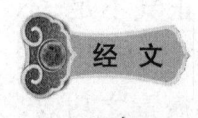

当代提倡优生优育,至于染色体及近亲结婚及血缘等,政府均有明确规定。此种患者多用益气扶正养胎之法治疗也有治愈者。

【个人体会】我认为现在中医师在临床实践中必须要"参西用中",借助西医检查手段,协助配合我们的四诊工作,这对于我们提高疗效,降低医患纠纷都是十分必要的。我在临床上曾遇到多名孕妇,其一是孕2月有余,因为感冒而来就诊,诊其脉为双手迟脉均沉而无力,孕妇见此脉,我认为是胎儿停止发育之征,故当即建议她去产科复查B超,以证实自己的观点。这名孕妇当时还解释到:"前一周做过产科B超示:早孕单活胎,胎心正常。"我说再去做一次,脉上看不太乐观,等做完看结果后,我在开药。产科复查B超结果示:"未见胎心管搏动。"果然孕妇胎儿停止发育,这时我才给她开了治疗外感病的处方,并建议去产科处理胎儿。通过这个病例,目的是引起临床医师注意,如果当时稀里糊涂的给那名孕妇开了中药,结果过段时间发现胎儿停育,那能说清与服用中药无关系吗!

在临床上诊病时,要善于运用西医检查手段(如血尿粪常规、生化全项、B超、心电图、胃镜、肠镜等),将结果当做是凭据,如胆结石、肾结石、胰腺炎、过敏性紫癜肾炎等,治疗时参考指标,辨病与辨证结合,参西用中,使西医能够认可,使治疗有效,使病人信服,更使我们自身安全,不至于陷入医患纠纷中难于自拔!

第七节 产后杂病论治

经 文

古有云　　产后病　　其难治　　用绣针

第一章 妇科疾病

气与血　血
耗气血
有三法
气血亏
心中烦
要加味
身疲乏
宜选方
气可益
可伤肾
五苓散
膀胱经
失气化
多恶露
如不治
通脉络
治产后
奶汁少
益化源
猪蹄汤
增乳汁
气血足
自拟方
可下行
乳房肿
乳腺炎
乳汁结
宜首选
焦枳实
赤芍药

产以后　邪易入
产后病
三便难
难入眠
枣仁汤
大汗出
可止汗
桂炙甘
小腹压
仲景方
太阳腑
不通畅
排不尽
实难问
可化瘀
化瘀滞
若产后
补阳明
首选方
生津血
阳明旺
首选者
敛津气
其产后
是急性
火气盛
可化脓
蒲公英
当归尾

其原因　正气虚
金匮中
二郁冒
不成寐
首选方
表不固
敛卫气
加龙牡
汗即止
宜无尿
加肉桂
水道停
有瘀血
气味臭
要活血
能活血
其效好
化源亏
奶汁生
益胃气
可自流
可收敛
收奶口
自然少
可发烧
是阳明
成肿块
全瓜蒌
生大黄

挑不尽　均大亏
百病生
一痉病
不养心
实难言
正气虚
要固表
玉屏风
表可固
气化衰
首选方
气化衰
水不行
流不尽
久成病
生化汤
恶露症
阳明虚
气血足
要加味
奶汁多
宜下降
要加减
其奶汁
红肿痛
其原因
不通顺
自拟方
炙黄芩

139

用皂刺　通乳管　散瘀结　肿可消
烧可退　痛可止　有产后　发高烧
是感染　有寒战　重无汗　抗生素
大量用　其发烧　还不退　无奈何
用中药　解表邪　清里热　身燥炭
汗出散　腑热清　表里和　高烧退
首选方　大柴胡　要加味　其邪热
即可退　其产后　不避风　正气虚
风寒湿　容易入　其症状　关节疼
恶风寒　肌肉强　遇寒重　得热轻
三伏天　其棉衣　不离身　脉浮虚
舌质淡　桂枝附　为汤名　要加味
风湿去　寒气散　营卫调　血脉畅
浑身痛　自然愈　其产时　身体虚
用力猛　胎儿出　宫脱垂　不能收
蹲便时　其子宫　随便出　手不扶
不自收　其治法　补中气　要收敛
黄狗汤　合益气　为补中　服药后
俯在床　用手指　探其喉　要作呕
不吐药　外用法　枯白矾　焦黄柏
水煎洗　可收腑　其产后　因外感
或感染　发高烧　抗生素　其高烧
除不下　用辨证　表实证　可解表
汗出散　六亏用　柴蒿汤　解肌表
热可退　表虚证　有高烧　大汗出
口大渴　饮水多　渴不止　白虎汤
加洋参　生黄芪　能固表　清里热
可生津　产后病　大便难　不易解
实痛苦　其病因　是气虚　精血枯
不润便　宜补气　用养血　润大便

140

气血足	便通顺	润肠丸	要加味
其妇女	年七七	四十九	任脉虚
太冲脉	已衰少	天癸竭	地道萎
已不通	形体坏	而无子	脏躁证
就来临	心烦躁	神不安	善悲怒
经无常	胸烦闷	伤欲哭	数欠伸
其症状	失眠多	噩梦做	如神灵
难捉摸	身烦热	时汗出	汗出后
浑身冷	现代医	可称为	绝经前
综合征	其病机	任脉虚	血气耗
其冲脉	升降失	气机乱	阴不敛
阳不交	其治法	调阴阳	养心血
安神志	肝苦急	急食甘	以缓之
浮小麦	炙甘草	红大枣	其为汤
名甘麦	大枣汤	在临证	要加味

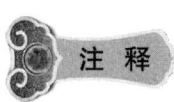

注 释

妇人产后杂病甚多，其病因病机、症状多而复杂。而产后患者多由于气血大亏而致，这是本也，但外因不外乎受风寒，思想情绪环境饮食，过早房事等因素而致。因产后气血大亏，抗病力减弱，容易感受不时之邪气，又加感染所致的多种疾病多涉及五脏六腑、经络、肌肉、关节、精神等方面的各种症候。至于绝经前后综合征如《素问·上古天真论》曰："七七，任脉虚，太冲脉衰少，天癸竭，地道不通，故形坏而无子也。"《素问·经脉别论篇》曰："凡人之惊恐恚劳动静，皆为变也。是以夜行则喘出于肾，淫气病肺。有所堕恐，喘出于肝，淫气害脾。有所惊恐，喘出于肺，淫气伤心。渡水跌仆，喘出于肾与骨。当是之时，勇者气行则已，怯者则着而为病也。故曰：诊病之道，观人勇怯，骨肉皮肤，能知其情，以为诊法也。"大凡人处之环境不同，劳动强弱不同，情志的影响，而经脉血气也要随之改变，所以能走五脏而发生生理病理之变化而百病生焉。而妇人在49岁时,任脉冲脉,对妇人月经的调节有着重要作用。如任脉起于胞中,下出会阴,上行于腹、胸、颈、面部的正中线。在生理上任脉能总任一身之阴经,故称为"阴脉之海"并与妇女妊娠有关,故有"任主胞胎"之说。冲脉起于胞中,并在此分为三支,一支沿腹腔后壁,上行于脊柱内,一支沿腹腔前壁挟脐上行,散布于胸中,再向上行,经喉环绕口唇,一支下出会阴,沿股内侧下行到大趾间。冲脉是总统经气血的要冲,能调节十二经脉的气血,故又称"十二经脉之海",因冲脉与妇女月经有密切关系,故又称为"血海"。大凡妇女一般年龄至49岁时,冲任之脉空虚,不能充养血海,使一身阴血不足而表现一派阴虚血燥之症,而督脉是总督一身之阳气,起于胞中,下出会阴,后行于腰、背、项、头后部的中线,入脏,属心,络肾。而肾精虚者督脉亦虚,督脉虚者一身之阳亦虚,而妇女至49岁之数,阴阳两虚者不相交合故可百病出焉。

产后病者《金匮要略·妇人产后病脉证治》曰:"新产妇人有三病,一者痉病,二者病郁冒,三者大便难,何谓也?师曰:新产血虚,多汗出,喜中风,故令病痉;亡血复汗,寒多,故令郁冒;亡津液,胃燥,故大便难。""产妇郁冒,其脉微弱,呕不能食,大便反坚,但头汗出。所以然者,血虚而厥,厥而必冒。冒家欲解,必大汗出。以血虚下厥,孤阳上出,故头汗出。所以产妇喜汗出者,亡阴血虚,阳气独盛,故当汗出,阴阳乃复。大便坚,呃不能食。小柴胡汤主治。"这也是说明新产之妇的郁冒与一般产妇眩晕不同,此乃产后血虚亏耗,兼受外邪,阳气上冒所致,除但头汗出,大便坚,呃不能食外,当有周身汗出发热恶寒等症状。这就是由于产后气血两虚,抗病能力减弱所致,在一般情况下容易感受外邪以及其他疾患。《诸病源候论·妇人产后诸候》大约提出有10种之多:①产后下血病症,②产后常见之痛证,③产后虚证,④产后月经病,⑤产后前后阴诸证,⑥产后积聚证,⑦产后杂病证,⑧产后时疫病,⑨产后外科病,⑩产后乳汁病。所提出此10种疾病种类繁多,但总不离产后血气虚损,体质未复,又感如此等病,其发作和预后都较一般病情为急,这是产后病之特点。而妇人产后病是妇科中一个重要组成部分,其病不仅影响产伤之恢复,如处理不当,还可能出现其他后遗症,而且影响妇人一生的健康。

产后郁冒证,其状头晕心烦气短,其因失血过多,也有因人体气血不足之所致者,皆能发生郁冒证,如产时出血过多,血虚气滞,只是头晕胸闷气短而已,若出血过少而气逆者,则血随气上扰于心,亦会晕闷,则烦闷而心满急、憋气。此二者是有别,医者当详细辨别,如有烦闷不止者则为危证。如产后24小时内阴道出血量达到或超过400ml的病理现象。正常分娩时失血150~300ml,若产程处理恰当尚可降低。产后出血是产妇死亡的主要原因之一,也是产科严重并发病之一,发生率约2%。其发生率多少依次为子宫收缩乏力(70%~75%),胎盘滞留(15%),软产道损伤(8%~10%),凝血功能障碍(5%左右)。大量出血可引起失血性休克或有产褥感染。若休克未及时挽救,可危及产妇生命,若休克时间长,及时挽救生命,还可产生垂体功能减退(希恩氏综合征)等后遗症。产后大出血主要多因为产程过长,产妇疲劳衰竭,或精神过度紧张,产后用镇静药过多,或麻醉过深,呼吸衰弱及原有全身性、急慢性疾病,内部因素如双胞胎、巨大儿、羊水过多、子宫收缩不良以及严重贫血、慢性肝病、子宫肌瘤、子宫畸形、前置胎盘,均能引起产后出血。在现代医学中大出血各种处理得当无生命危险,我曾在1958年秋遇一从新疆前来我科生产后,一直阴道出血不止,不能离开产床,从静脉大量输血,从阴道口大量出血不止,产床下用桶子接血,最后因大量出血无法拯救而死。这是1958年之事,但在过去之年代可见因产后大出血之亡者多矣。如现在无法止血时可将子宫切除。

【病案举例1】冯某某,女,35岁,兰州市人。

【主症】产后数日,阴道流血淋漓不尽。患者已产后四日阴道流血淋漓不尽,小腹胀痛,腰困,头晕浑身疲乏无力,出汗较多,夜烦不寐,要求中医服用中药治疗,舌质淡,苔薄,脉沉细。

【辨证】气虚血漏。

【治则】补气健脾，摄血止漏。

【处方】将军斩关汤加味。

炙黄芪30g　　红参20g　　炒白术30g　　焦芥穗10g
焦当归20g　　焦白芍10g　　茯苓20g　　醋益母30g
仙鹤草30g　　生熟地炭各10g　　干姜炭6g
阿胶珠10g　　三七粉10g(冲服)　　炙甘草10g

2剂，水煎服，每日2次，急煎速服。

患者前方2剂服完，阴道出血已止，少腹疼痛已消，头晕浑身疲乏出汗已可，舌质正常，脉象沉细，原方加五味子10g、狗脊30g、川断20g、牡蛎30g，6剂，水煎服，每日2次。

【汤头歌诀】

斩关汤	名将军	治崩漏	首选方
参术芪	云茯苓	先健脾	补肺气
当归芍	荆芥穗	干姜片	均炒炭
醋益母	仙鹤草	入血分	能凉血
可止血	三七粉	阿胶珠	止血好
可摄血	北五味	毛狗脊	川续断
煅牡蛎	补肝肾	固冲任	敛浮阳
可止汗	血汗止	心气足	因血汗
是同源	如损多	必出现	心烦梦
睡不安	冲任督	均得补	其产后
是虚损	用此方	配精良	效果好
是奇方			

【病案分析】患者产后阴道出血淋漓不尽者，是由于平素体损虚弱，加之产时气虚，产程较长，耗气太多，损伤冲任督带，不能固气摄血，故产后阴道流血淋漓不尽。所用将军斩关汤加味，是以补气摄血，使冲任督带四脉均得以充养，用于妇女崩漏及各种阴道出血，均能取得良好的效果。

因冲任之脉属血海,隶于阳明胃经,而胃为五脏六腑之大源,人身之气血均来源于阳明胃,督脉者总摄一身之阳气,如督脉虚衰不能摄血而血自流不收,带脉者总束一身之诸脉,如带脉虚衰之源是脾,故脾主带脉之说,如带脉不固,则妇女带下、月经失调者,故治漏者补其气而止其血,而治崩者,则清其热凉其血,引血归经,但也有血崩势如涌涛者,治宜参附片急补其气而调其养,因血脱者阳亦脱。但在治妇女阴道出血者,应灵活辨证,有其病用其药,不可妄加随意,而贻误病情。

【病案举例2】 金某某,女,26岁,榆中县人。

【主症】产后24小时小便不通,用导尿管后仍无小便排出,而排之少量血性尿约数毫升。故请求中医会诊,患者少腹疼痛,少腹隆起压痛明显,口干欲饮,心烦不安,出汗,舌质正常,少津,脉象浮数。

【辨证】产后小便不通(癃闭证)。

【治则】温阳化气利尿。

【处方】五苓散加味。

茯苓30g	猪苓30g	泽泻30g	炒白术20g
肉桂3g	升麻6g	当归10g	炒白芍10g
黄芪30g	车前子20g	生草10g	

3剂,水煎服,急煎速饮,每日3次。

患者急服1剂后不久即有便意,随即有少量小便排出,浑浊不清,大约已过3小时后有小便排出约400ml,浑浊已清所用导尿管取出后自己排尿自如,舌质正常,湿润有津,口已不渴,脉象浮缓,前方3剂治疗目的已达到,不再处理。

【汤头歌诀】

五苓散	太阳腑	蓄水证	首选方
治产后	癃闭证	也适用	要随症
可加味	猪茯苓	炒白术	健脾气
利水湿	冲任损	气化差	桂升麻

第一章 妇科疾病

温气化	当归芍	理气血	车前子
生甘草	专利尿	调诸药	饮入胃
游精气	散于脾	归于肺	肺宣降
水道通	膀胱者	州都官	藏津液
主气化	三焦者	主决渎	成水道
尿出焉	能利尿	不伤津	

【病案分析】患者产后小便不通，医者所用导尿管导出少量血性之小便，但无尿可排，小腹隆起疼痛，口渴心烦不安，出汗，故急请求中医会诊，诊其脉象浮数，舌质正常少津，证属产后癃闭证，治则温阳化气利尿。故五苓散加味，急煎服后不久即有便意，随即排出少量浑浊不清之小便，大约时过3小时有小便排出约400ml，后已将导尿管取出，自己已能排尿。《诸病源候论》曰："因产动气，气冲于胞，胞转屈辟，不得小便故也。亦有小肠本挟于热，因产水血俱下，液津竭燥，胞内热结，则小便不通也。然胞转则小腹胀满，气急绞痛；若虚热津液竭燥者，则不甚胀急，但不通。津液生，气和，则小便也。"而巢氏所论产后小便不通有两种病情，一为胞转，一为虚损津液竭燥。是有其辨证意义，后者多见于前者。现代医学认为，产妇在分娩过程中不顺利时，致使胎儿先露部位较长时间压迫膀胱，造成膀胱黏膜水肿，膀胱肌的张力及收缩力明显减弱，甚至膀胱麻痹而尿液不能排出。或由于分娩后腹壁松弛，腹壁肌肉张力下降，不能协同膀胱产生排尿的压力。或由于分娩时会阴部的裂伤，或者侧切伤口等所引起的会阴部疼痛，往往对排尿产生恐惧心理，尿前反射性痉挛，也可能引发排尿困难。而此患者是产程过长，膀胱受压所致的膀胱排尿无力。服用五苓散者是温阳益气利尿，因肺主气为水之上源，膀胱主水藏津主气化，如上源不宣通则下源无力排出，因为上下相引相招之故，而三焦者为决渎之腑，水道出焉，是行水之道路，水液代谢是由三焦管理，而中医治病者治其本也，治本者达其治标也。

【病案举例3】 刘某某，女，29岁，兰州市人。

【主症】产后已数月余,自汗不止,汗后浑身恶寒,心烧气憋胸闷,头晕浑身疲乏无力,睡眠不实多梦已数日余。故来诊治。舌质正常,脉象浮缓。

【辨证】产后表虚自汗证。

【治则】益气固表,潜阳止汗。

【处方】玉屏风散加味。

| 黄芪 30g | 炒白术 30g | 防风 10g | 桂枝 10g |
| 牡蛎 30g | 浮小麦 30g | 制附片 6g | 炙甘草 20g |

7剂,开水煎服,每日2次。

患者,前方7剂,尽服后,自汗出已止,胸闷气短,浑身疲乏无力,头晕已可,心慌失眠多梦已愈,舌质正常,脉象缓。并嘱不再服药,调养即可。

【汤头歌诀】

玉屏风	治表虚	自汗出	生黄芪
炒白术	川防风	固表虚	和营卫
生牡蛎	浮小麦	潜浮阳	能敛阴
制附子	滋少阴	补督脉	炙甘草
健脾气	调诸药	对一切	表虚证
阳浮越	自汗出	不自止	用此方
加减用	治自汗	出奇功	

【病案分析】患者是产后数月来自汗不止,头晕浑身疲乏无力,心慌气短,失眠多梦,汗后浑身恶寒,舌质正常,脉象浮缓,而自汗者表虚所致,而此患者则是产后所致,由于阴气虚而阳气加之,表里俱虚,阴不敛阳,阳气独受于外,故汗出不止。血为阴,产则伤血,是阴之故,气出阳,其气实者,阳加于阴,故令汗出。如《诸病源候论》"汗出而阴气虚弱不复者,则汗出不止也。凡产后血气皆虚,故多汗也,因之遇风,则变为痉。纵不成痉,则虚乏短气,身体柴瘦,唇口干燥,久则经水断绝,由津液竭故也"。而产后多汗者临床则多见,一般治则益气固表,潜阳敛汗即愈,但如不治久则伤津损肌,筋枯则变为产后关节疼痛,到

那时治者较为难矣,故古有云"产后得了病,绣针挑不尽"。此因首选玉屏风散者,黄芪益气固表,炒白术健脾,补肺固脾,因脾为肺之母,欲补气者先健其母。防风、桂枝调和营卫,交通气血。牡蛎、浮小麦潜阳敛阴止汗,制附子、炙甘草温阳益气,能助心肾之阳气,阳气足者津液亦足,因血汗同源,如出汗过多耗损心液,故心慌失眠多梦气短,心血得肾精和藏,心肾交通已畅,诸证已安。

【病案举例4】安某某,女,29岁,兰州市人。

【主症】产后失眠,虚烦不寐,出汗,心情烦躁不安,大便干燥数日未解,口干欲饮,小便发黄,故要求中医诊治,舌质红少津,脉象细数。

【辨证】产后失眠(心肾不交)。

【治则】滋阴养血,交通心肾。

【处方】交泰汤加味。

生地 10g	当归 20g	旱莲草 30g	女贞子 30g
石菖蒲 10g	远志 10g	牡蛎 30	龙骨 30g
炒枣仁 30g	柏子仁 30g	焦栀子 10g	淡豆豉 6g
炙甘草 10g			

6剂,水煎服,下午5时服用1次,晚间服用1次。

患者,服用前方后,已能安然入睡,心烦已除,出汗已少,大便已通畅,口干欲饮已可,小便赤黄已矣,舌质正常,津液已升,脉象沉细。原方去焦栀子、淡豆豉,加生黄芪30g、茯苓30g、炒白芍20g,6剂,水煎服以巩固疗效。

【汤头歌诀】

有产后	失眠症	心烦躁	卧不安
难入眠	自汗出	口干燥	善欲饮
大便干	小便赤	心阴虚	不敛阳
细生地	当归身	滋心阴	敛心阳
旱莲草	女贞子	滋肝肾	固精气
石菖蒲	远志肉	通心窍	生牡蛎

生龙骨	潜浮阳	能镇惊	焦栀子
淡豆豉	引心火	入坎水	升坎水
入离火	炒枣仁	柏子仁	养心血
能安神	可定志	云茯苓	炒白术
生黄芪	炙甘草	健脾气	要培土
能生金	肺气旺	循环好	若烦躁
不能寐	服此方	疗效好	

【病案分析】本患者由于产后气血俱虚,脏腑虚衰,气在内不宣,而心气不足,血不养心所致。而心者主血藏神,肾者主水藏精,肝者主筋藏血,肺者主气藏魄,而脾胃为生化之源,为五脏六腑之大源,而产后虚损其气血者,其病理变化在于心肺,气不足者不足叹息,血不养心,则虚烦甚至惊悸恍惚,故仅滋养心血,交通心肾,则虚烦不寐得安矣。

【病案举例5】杨某某,女,30岁,银川市人。

【主症】产后关节疼痛,三四年余,恶寒出汗,四肢关节凉不温,经多方求治未效。

【现症】浑身关节疼痛恶寒恶风,出汗后浑身更加恶寒,四肢关节肿胀活动不灵,晚间疼痛加重难以入睡,由银川来兰某医院专治风湿病,经两月之余治疗后不但其症未减,连行动已困难,生活难以自理,故家人搀扶前来就诊。面色及四肢皮肤发青不温,活动受限,动则惊呼疼痛,浑身恶寒出汗恶风,晚间疼痛加重,难以入眠,口干不欲饮水,小便少,大便不畅无力排出,纳食大减,月经量少色黑有块,月经来潮其浑身恶寒疼痛更加严重,白带量多,舌质暗,苔红,脉象沉细而迟。

【辨证】产后关节痛(寒痹证)。

【治则】温阳除湿,通痹活络舒筋。

【处方】乌头汤加味。

焦麻黄 10g	桂枝 10g	当归 20g	炒白芍 30g
炒白术 30g	黄芪 30g	制附片 6g	制川乌 6g
独活 10g	草薢 30g	细辛 6g	川牛膝 6g

炙甘草 10g

7剂，开水先煎制附片、川乌头，加蜂蜜两勺，先煎40分钟后，后纳诸药同煎30分钟，温服，每日2次，饭后2小时服用。患者前方尽服后，自觉浑身关节痛大有减轻，出汗恶风已轻，四肢关节恶寒发凉略有温热感觉，肿胀已轻，活动较前已好转，自己不用搀扶来门诊就诊，睡眠困难已轻，已能入睡，舌质暗淡，薄白苔，脉象沉细，原方加透骨草30g、红参20g以加强益气通痹之效，续服7剂，煎法同前，每日2次，饭后2小时服用。

【汤头歌诀】

金匮方	乌头汤	温经寒	除湿痹
桂麻黄	制附子	川乌头	温寒湿
通经络	当归芍	能活血	北细辛
与草薢	除寒湿	参术芪	补气血
温通阳	气则行	透骨草	能舒筋
可通络	川牛膝	炙甘草	调诸药
可饮药	归其经	治风湿	不可汗
出汗多	风气去	湿气留	易成痉
其原因	因汗多	伤其津	津所伤
则筋萎	关节强	不能升	活动限
其症状	更严重	治风湿	是忌症
要解表	微微汗	始可止	风与湿

【病案分析】此患者因其产后气血俱虚，不避风寒，而风湿寒邪俱中肌表，留滞于肌肉关节之间，故浑身关节疼痛恶寒，汗出四肢浑身恶寒冰冷，不温遇风寒及夜间疼痛更加严重，夜间是阴盛阳衰。《诸病源候论·产后中风候》"产则伤动血气，劳损腑脏，其后未平复，起早劳动，气虚而风邪乘虚伤之，致发病者，故曰中风。若风邪冷气，初客皮肤经络，疼痹不仁，若乏少气；其人筋脉挟寒，则挛急喝僻；挟湿则强，脉缓弱；若入伤诸脏腑，恍惚惊悸。随其所伤腑脏经络，而为诸疾。凡中风，风先客皮肤，后因虚入伤五脏，多从诸脏俞入。若心中风，但得偃卧，不得倾侧，

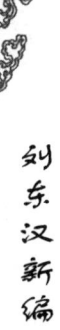

汗出,若唇赤汗流者可治,急灸心俞百壮。若唇或青或白,或黄或黑,此是心坏为水,面目灰青,时悚动者,皆不可复治,五六日而死。若肝中风,踞坐,不得低头,若绕两目连额上色微有青,唇青面黄,可治,急灸肝俞百壮。若大青黑,面一黄一白者,是肝已伤,不可复治,数日而死。若脾中风,踞而腹满,体通黄,吐咸水出,可治,急灸脾俞百壮。若手足青者,不可复治也。肾中风,踞而腰痛,视胁左右,未有黄色如饼大者,可治,急灸肾俞百壮。若齿黄赤,鬓发直,面土色,不可复治也。肺中风,偃卧而胸满短气,冒闷汗出,视目下鼻上下两边下行至口色白者,可治,急灸肺俞百壮。若色黄者,为肺已伤,化为血,而不可复治。其人当妄掇空,或自拈衣,如此数日"。而巢氏对风中五脏者论述较为详细,五脏中风者各有其症状为特征。但就产后中风者一般而言,风湿寒三痹于肌肉筋脉关节之间,以虚寒者多见,如此症就是寒湿痹闭肌络关节之间,故浑身肌肉关节疼痛恶寒,出汗后恶寒更盛。如《素问》云:"邪之所凑,其气必虚,正气存内,邪不可干。"《金匮要略·中风历节病脉证并治》"寸口脉浮而紧,紧则为寒,浮则为虚,寒虚相搏,邪在皮肤,浮者血虚,络脉空虚,贼邪不泻,或左或右,邪气反缓,正气即急,正气引邪,㖞僻不遂,邪在于络,肌肤不仁,邪在于经,即重不胜,邪入于腑,即不识人,邪入于脏,舌即难言,口吐涎沫"。这是说明中风的病机与脉象,是说寸口脉浮是指里虚,脉紧为表寒,总之寸口脉浮而紧,是外中风和里虚相结合,为形成中风的病理机制。本条还分为轻重两症,而脉浮者主要是指血虚,血气虚则络脉空虚,卫外不固,风寒会乘虚侵袭,由于里虚不能抗邪,故邪随虚而停留,痹阻肌肉经络之间,故疼痛不忍,停留关节之间,故活动不灵,血虚津枯不能润养筋脉,故屈伸不利,久则肌肉萎缩,湿浊留滞关节则肿胀变形,此均为风、寒、湿三痹所致。然有因湿邪余热相搏滞留肌肉关节者,为红肿发热疼痛,活动受限高烧者,是属于急性风寒热,一般与链球菌感染有直接关系。故《素问·痹论》"风寒湿三气杂至,合而为痹也"。"以冬遇此者为骨痹,以春遇此者为筋痹；以夏遇此者为脉痹；以至阴遇此着为肌痹；以秋遇此者为皮痹"。"五脏皆有合，病久而不去者，内舍于其合也。故骨痹不已，复感于邪，内舍于肾。筋痹不已，复感于邪，内舍于肝。脉痹不已，复感于邪，内舍于心。肌痹不已，复感于邪，内舍于脾。皮痹不已，复感于邪，内舍于肺。所谓痹者，各以其时重感于风寒湿之气也"。"痹在于骨则重，在于脉则血凝而不流，在于筋则屈不伸，在于肉则不仁，在于皮则寒，故具此五者，则不痛也"。本篇对痹症之病因病理、分类、证候等做了系统的论述。《素问·逆调论》"是人多痹气也，阳气少，阴气多，故身寒如从水中出"。《灵枢·官针》"病痹气痛而不去者，取以毫针"。《圣济总录·痹气》："痹气内寒者，以气痹而血不能运，阳虚而阴自胜也，故血凝泣而脉不通，其证，身寒如从水中出也。"总之，病痹证者，寒多于风，更多于湿，其治法总是以温阳祛寒通痹，行血活络止痛为一大法也。我曾治一类风湿病，是一女患者，其病数年余，治之失法，而入院治疗，症见四肢关节变形，生活不能自理，经过活血化瘀，温阳舒筋效果相当好，而能行走出院，后能行至菜市场，买菜做饭均可，但由于山西某地医疗风湿者在东岗成立专治风湿病的机构，此患者之女闻知后将其带去治疗，将患者用药水泡在汽油筒内淋坐一小时浑身大汗出，只用喝包谷面糊粥，经数日治疗后，其症未减而加重不能行走，又将患者用担架抬至我科来治疗。症见患者浑身关节疼痛难忍，日夜不安，咳嗽不停，其头皮有肿痛发硬块八九个。可见，治病者，服药治疗后有症状减轻者是疗效好，未减而不加重者亦可称为有效，因中医要守方为第一要法。而风寒证所涉气、血、寒、虚、实、热、湿、风、热、痹、脏、腑、筋、脉、骨、络等较为复杂之疾辨证立法，处方等应细辨才能取得较好的疗效。

【病案举例6】 张某某，女，25岁，兰州市人。

【主症】产后已一月余恶露不止。患者产后已一月余恶露不止，少腹及小腹胀痛，腰困浑身疲乏无力，头晕睡眠不实多梦，大便稀，小便清长，胃脘胀不适，纳差，奶水较少，所留恶露有异味,舌质暗,苔白腻,脉象沉滑。

【辨证】损伤冲任,瘀血内停。

【治则】补益冲任,活血化瘀。

【处方】生化汤加味。

当归 20g	赤芍 30g	桃仁 10g	川芎 10g
红花 10g	茯苓 30g	生蒲黄 10g	五灵脂 10g
醋益母 30g	干姜炭 6g	炙甘草 10g	香附 10g

3剂,水煎服,2次/日,饭后服用。

患者3剂尽服后,前来就诊,服后恶露已止,小腹及少腹两侧疼痛已消除,腰困浑身疲乏已好转,睡眠已可,大便已成形,胃胀不适已可,已能纳食,奶汁明显有增,舌质正常,苔薄白,脉象沉。原方加生黄芪30g、炒白术30g以健脾益气固表。3剂,水煎服,每日2次,饭后服。

【汤头歌诀】

傅青主	生化汤	治产后	有恶露
流不尽	要加味	小腹痛	连两侧
有异味	芎归芍	桃红花	干姜炭
醋益母	能活血	能止血	生蒲黄
与灵脂	化瘀血	生新血	能止痛
生黄芪	炒白术	云茯苓	炙甘草
健脾气	补冲任	醋香附	行滞气
化瘀血	对产后	有恶露	流不尽
是首选			

【病案分析】产后恶露不止者多与损伤冲任,瘀血内停宫腔之内有关,如《诸病源候论·恶露不尽论》曰:"产伤于经血,其后虚损未平复,或劳役损动,而血暴崩下,遂因淋沥不断时来,故为崩中恶露不尽。""风崩中,若小腹急满,为内有瘀血,不可断之;断之终不断,而加小腹胀满,为难矣。若无瘀血,则可断,易治也。"巢氏说明恶露有虚损及瘀血内停之分,对指导临床治疗是有一定的指导意义的,而此患者是属于虚损而致。而

冲任者隶于阳明，阳明为化生气血之源，五脏六腑之大源，其虚损者有之，其伤其冲任及胞宫有亦不少见。如《金匮要略·妇人产后病脉证治》曰："产后七八日，无太阳证，少腹坚痛，此恶露不尽也；若不大便，烦躁，发热，脉微实者，宜和之；若日晡所烦躁，食则谵语，至夜即愈者，大承气汤主之。热在里，结在膀胱也。"本条恶露不尽，瘀血停留于子宫的证候。如见不大便，烦躁发热，脉微实，且在日晡时烦躁发热更重等征象，说明这是邪热结在胃肠所致，是将瘀血停留于宫腔、停留于胃、膀胱等证分而辨之。

【病案举例7】祁某某，女，27岁，兰州市人。

【主症】产后一周，双乳汁不通，双乳房红肿胀痛，随之浑身寒战发烧，体温达39.7℃左右，急用抗生素输液抗菌消炎，但亦无济于事，大便干燥数日未解，口干欲饮，小便赤黄，双乳房红肿疼痛不可触及，不能入寐，出汗，要求中医会诊治疗，发烧头部及两腋下用冰块降温。舌质红苔黄腻，脉象数洪大。

【辨证】产后急性乳腺炎。

【治则】疏乳散结，清热解毒，消肿止痛。

【处方】自拟方。

全瓜蒌30g	当归20g	赤芍30g	焦枳实10g
蒲公英30g	丹皮10g	黄芩10g	柴胡10g
路路通20g	银花30g	连翘10g	生甘草10g

3剂，水煎服，2次/日，饭后2小时服用。

患者服前方3剂后，自觉乳房肿痛大减，高烧已退至37.1℃，口干心烦已减，已能入睡，大便已通，小便赤黄已清淡，舌质正常，脉象微数。看来前方3剂已中病，原方加橘络20g，以通络脉。

【汤头歌诀】

自拟方	治乳痛	红肿痛	乳汁结
管不通	疼难忍	不能眠	邪火攻
不急治	可成脓	心烦躁	阳明热

气血盛	急已清	疏肝络	通乳汁
散瘀结	热毒解	疼可止	全瓜蒌
消肿痛	润滑肠	可通便	当归芍
能活血	可化瘀	亦止痛	消肿痛
焦枳实	性苦寒	除痞积	行滞气
蒲公英	金银花	连翘壳	枯黄芩
粉丹皮	均苦寒	能凉血	解热毒
散肿痛	阳毒症	痛肿疗	不可少
橘子络	路路通	北柴胡	疏肝络
解肝郁	通乳汁	络脉通	乳肿痛
自能消	生甘草	调诸药	少不了
阳明腑	燥热通	肝气疏	滞气顺
血热清	热毒消	红肿痛	即消散
治乳腺	急性期	用此方	是首选

【病案分析】此患者产后乳汁不通,壅结于乳房中,而发肿胀疼痛,继而浑身恶寒发烧体温高达39.7℃,西医用大量抗生素消炎治疗时已一周未解,而口干欲饮,大便干燥数日未解,乳房胀痛难受,不能入睡,家属要求请中医治疗。诊其脉象浮数洪大,舌质红少津,苔黄厚,头部及两腋下均放冰袋降温。乳汁不通,郁结于乳房者,是阳明之热邪过胜所致,因阳明为多血多气之腑,乳汁所化是由阳明所生,而阳明属于中央戊己土,如青壮年孕妇产后,虽有亡血损气之时,而阳明之气血实未尽衰,必得肝木之气以相通,如能化成乳汁,未可全责之阳明也,而乳汁不同者,全有气而不再血,而产后数日,两乳胀满疼痛,是所化乳汁不得通所致,不通者是气郁所致,而妇人之乳房有乳头属肝,乳房属阳明,有产后由于肝郁,乳头口紧闭不开而作胀痛者,因肝虚乳头口松弛不收者,则乳汁自流不收,而此患者由于乳汁化生过胜,而乳头开放不畅,乳腺管通而不畅所致,乳者由精血所化,如郁久而不排则结紧红肿疼痛发烧作腐化脓成痛,西医只有抗菌消炎或者切开排脓。而中医之治者,则以疏乳散结,清

热解毒消肿止痛,用本方者意在疏肝解郁,清阳明之热邪,疏通乳腺管使郁滞之乳汁多由乳腺排出,减轻乳房之结紧,清阳明者是以热解气降,所涌之乳汁归其所道而通畅,红肿热痛自消矣。如产后乳汁过少者,多由阳明气血不足所致,大多用益气健脾养血生津增乳汁为宜,多用猪蹄增乳汤服之,服食多加食醋。

第八节 妇女更年期综合征论治

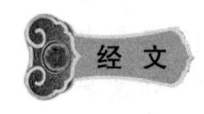

经文

妇女者	年七七	四十九	任脉竭
太冲虚	天癸竭	月经止	地道闭
形体衰	故无子	冲任竭	肾脉虚
此时节	变化极	症状多	体质弱
心烦躁	性情急	或郁状	失眠作
恶梦多	头眩晕	两耳鸣	记性差
有胡思	与乱想	身燥热	阵汗出
后背凉	既怕热	又恶寒	易生气
常发怒	浑身痛	无定处	状厥癫
有忧烦	带下多	腰困疼	小便频
尿不尽	疑鬼神	与丈夫	或子女
闹矛盾	不能容	易激动	常啼哭
数欠伸	脏躁症	涉五脏	气血衰
阴与阳	不调和	遇事和	少计较
心情畅	要耐心	渡过此	难关消
是更年	此时期	其丈夫	应理解
要帮助	多理解	不要闹	伤感情

如若闹　　　几十年　　　恩爱情　　　毁一旦

注　释

妇女绝经期前后,是妇女肾气渐衰,天癸将竭,冲任二脉虚惫,而导致阴阳不相协调所致,而出现的各种症候等,此时应注意精神、环境调适,还应到医院找心理医师与中医师检查调理治疗,也就能减轻症状,很快能渡过这一阶段。如《素问·上古天真论》"七七,任脉虚,太冲脉衰少,天癸竭,地道不通,故形坏,无子也"。也就是说妇女年至49岁时,肾气已衰,任脉已虚,太冲脉衰也,是已进入由青壮年至衰老的自然规律阶段,这是人生、长、壮、老、已的自然规律,但妇女在这一阶段症候表现较男子更为多而复杂,但从近年来看男子至八八(64岁左右)时也有症候的表现,如失眠多梦、烦躁易怒或郁闷不快,或尿频,性功能大减,头晕腰腿酸软,甚至夫妻之间、子女之间、同事之间多有摩擦、家庭不和谐等现象。但比妇女人数较少。但一般妇女在日常生活中能顺利渡过,但有一部分的妇女由于体质、生理、疾病、营养、劳逸、社会环境、精神因素、夫妻关系等影响,而自身又不能很好地调节这一生理变化过程,而使阴阳平衡失调而导致本病,也可涉及心、肾、脾、肺、肝、胆、胃等五脏六腑及阴阳气血失调,而尤其是以心、肺、脾、肝、肾为主。如肾阴不足,心火独亢,肾水不能上济于心火,则心火独亢,则可出现心烦、心慌、心悸怔忡、易怒多梦等,肝肾同源,肾阴不足,精气不能化血,导致肝不藏血而肝肾阴虚,肝失所养,则肝阳独亢,症见头目眩晕,易怒暴躁,口干发苦,胸胁胀满或情绪不畅,耳鸣手足发麻等,气滞血瘀。肾为先天之本,脾为后天之本,相互充养,脾阳全靠肾阳以滋润,肾阳虚衰,火不暖土,又可导致脾肾阳虚,而易出现水流内停,痰涎湿浊内聚,症见脘腹胀满,白带浊物增多,腰困四肢发软无力,小腹及腰部发凉恶寒,大便溏稀,小便清长而频数等。如《金匮要略·百合狐惑阴阳毒病证治》"百合病者,百脉一宗。悉致其病也。意欲食复不能食,常默然,欲卧不能卧,欲行不能行,饮食或有美食,或有不用闻食臭时,如寒无寒、如热无热,口苦小便赤。诸药不能治。得药则剧吐利。如有神灵者。身形如和。其脉微数。"《金匮要略·妇人杂病脉论并治》"妇人脏躁,像如神灵所作,数欠伸,甘麦大枣汤主之"。又指出"妇人年五十,所病下利,数十日不止,暮即发热,少腹里急,腹满,手掌烦热,唇口干燥,当以温经汤主治"。这就是祖国医学最早指出妇女在绝经前后所出现的病症,并指出治疗方法。《景岳全书·妇人规》"妇人于四旬外,经期将断之年,多有渐见阻隔,经期不至者。当此之际,最宜防察。如果气血和平,素无他疾,此固渐止而然,无足虑也。若素多忧郁不调之患,而见此过期阻隔,便有崩决之兆。若隔之浅者,其崩尚轻;隔之久者,其崩必甚。此因隔而崩者也"。而本病的发生主要机理是肾虚,因肾为水火之脏,也是人体太极阴阳变化之所在,是调节阴阳平衡的重要脏器,如阴阳失调,就能导致肾阴虚,或肾阳虚,或者阴阳俱虚,可以累及于心、肝、脾、肺。所出现的症状如心肾不交之失眠心烦多梦,肝肾两虚所表现:腰腿酸软、头目眩晕、四肢发麻不仁、耳鸣眼花等。脾肾双虚可表现:四肢疲乏,沉重无力、纳呆大便稀、小便频数性功能低下,妇女月经量少或量多。带下崩漏、纳呆大便溏稀、小腹发凉恶寒、四肢不温、痛经色黑有块,或卵巢早衰等症,这时妇人已进入老年阶段。随着社会的发展,科技的进步,人民生活环境的改善,妇女在这时期平稳过渡是至关重要的,要更加的关注妇女同志。

妇人脏燥者,是阴阳俱虚,也是错综复杂之症,有医者认为是"子宫血虚"感受风热而致,由于血虚脏躁,内火扰神不安故欲悲伤欲哭,如有神灵者,而虚病也。也有人认为是"心脏"所谓脏躁者有关心脏也。故心藏神则静,若七情所伤,心不得静,则心神躁扰不安,故喜悲伤欲哭,是神不能主情也,但陈修圆认为不必拘于何脏,乃脏阴虚而火乘之,与心、肝、脾、肺、肾五脏的关系较为密切,但陈氏所言较为切合实际。故人之情、人之病、人之脏是一个整体关系,相互滋生,相互为用,相互制约,关系很复杂,不是单一的看病在某脏某腑或是某证。总之要综合具体临床辨证而治,妇人更年期综合征是涉及多个脏腑及十二经络和奇经八脉之综合证候,正如《金匮要略》:"百合病者,百脉一宗,悉致其病也。"百合病既是心肺阴虚的疾病,但从所表现的症状来看,如失眠、纳差、恶心、呕吐、浑身疲乏无力、发热、恶寒、口苦、小便赤黄等症,不单纯是心肺阴虚之症,而是与肝、脾、肾、胃有关系,如单纯的一证一用一方,或数次使用者其效不佳。故有"诸药不能治,得药则剧吐利",脾肾双虚,心肺阴虚等症。妇人在此阶段所表现之证候既多又复杂。如我在1950年遇到一妇女患者,因其症状对她自己来说难以接受,诊断为更年期综合征,经多方治疗无效,最终用缝衣服的剪刀将自己喉管及食管剪破,在那时因医疗条件所限,无法将食管缝合,故用橡胶管将食管套接,所用饮食均为流食从鼻饲入,唾液无法自己下咽,说话因漏气不能发音,故将终身致残。近年来有男性或女性因抑郁症自杀者,不论男女,在此时都要自己调节情绪,多与人接触,多谈心,多交往,或找些有益于自身健康的事,也可渡过,但严重者非看医师诊治不可。而妇女更年期一般可辨证分为:①心肾不交,②脾肾双虚,③肝肾阴虚。

1.心肾不交

【病案举例】姚某某,女性,52岁,榆中人。

【主症】心烦失眠,心悸怔忡,出汗,喜数欠伸,多梦盗汗,喜怒无常,身疲乏力,纳差,脘腹胀满,懒言欲哭,手足烦热,口干欲饮,小便频数,大便干而不畅,舌质红少津,脉象细数。

【辨证】心肾阴虚,水火失济。

【治则】滋补心阴,交通心肾。

【处方】甘麦大枣汤加栀子豉汤。

炙甘草30g	浮小麦30g	生地20g	麦冬10g
五味子10g	当归20g	炒白芍30g	淡豆豉6g

焦栀子10g　　大枣10枚　　茯苓30g

7剂，水煎服，每日2次，最好下午5时、晚上9时服用效果更好。

【汤头歌诀】

炙甘草	浮小麦	大红枣	健脾气
与归芍	补中气	能生血	气血足
能养心	心阴躁	以可滋	大生地
细麦冬	北五味	可滋阴	加茯苓
能安神	山栀子	淡豆豉	除烦热
胸懊恼	难成眠	味苦寒	可导热
以下行	心火下	肾水升	离坎交
脏躁症	自然清		

【病案分析】此症在临床较为多见，由于妇人年至49时，任脉虚，太冲脉衰少，天癸竭，地道不通，故形坏而无子。也就是现代所言妇人大多在此时内分泌紊乱，而任脉者是人体阴血之总司，冲脉者是调节气血之运者，而此时阴血衰少，冲脉运行不足，故出现心烦失眠，心悸怔忡，出汗烘热，喜数欠伸，多梦，手足烦热，口干欲饮，小便频数，大便干而不畅，脘腹胀满，纳差，懒言欲哭。心者主神明而藏血，肾者主水而藏精，心为离火，肾为坎水，而水火济济者则神安，脾为坤土，能生万物，为气血生化之源，后天之本，脏腑之大源，脾之健者由火而生，脾之郁者由肝木而克，而肾虚封藏失职冲任不固，脾虚不能固摄，此时月经或多或少或前或后，紊乱不定，阴竭于内，阳浮于外，故胸中懊恼，失眠多梦，心悸怔忡，心慌不安，是神不守舍所致，因脾虚中气、宗气所失，故头晕浑身疲乏无力，四肢酸软，肺气不足，而致百脉之症，故悲喜欲哭，懒言喜数欠伸，脾胃气虚纳运失职故纳差，大便不畅，故选甘麦大枣汤合栀子豉汤以宣热解郁，益心健脾，交通心肾。如《素问》"肝苦急，急食甘以缓之"。《灵枢》"心病者，宜食麦，是谷先入心也矣"。是以甘平之虚，调养心血，以缓和肝急，小麦味甘，微寒入心经，调心阴，养心血而安

神,又能补肝安魂为君药,甘草甘平缓急,补脾益气而养心气为臣药,大枣性温而味甘,质润而性缓,补中益气,和缓柔肝,既能滋养心脾,又能滋养肝肾之阴,为使药,诸药配伍,温凉升降兼备,清补兼施,其有甘润滋补,养心安神之功,此方合用可谓配伍全局,临床用之广。

2.脾肾两虚

【病案举例】 金某某,女性,49岁,兰州市人。

【主症】腰膝酸软无力,月经已终止,四肢沉重,纳食呆板,食后脘腹胀满,吞咽时有梗塞感,胸闷气短,大便溏稀,白带清晰量多,嗜睡多梦,小便频数,性欲冷淡,因拒绝与其夫同床而经常闹矛盾。甚至夫妻分居,性情改变,忧郁惊恐,四肢及后背部发凉恶寒等,舌质淡,薄白苔,脉象,沉细无力。

【辨证】脾肾阳虚。

【治则】温中补气,和里缓急,温补肾命门。

【处方】黄芪建中汤合右归饮加减。

黄芪30g	桂枝10g	炒白芍30g	炙甘草20g
生姜10g	大枣10枚	熟地10g	炒山药30g
山茱萸20g	肉桂6g	制附片6g	杜仲30g
茯苓30g	炒白术30g		

7剂,水煎服,先煎附片,后下诸药,饭后2小时服用。

【汤头歌诀】

建中汤	右归饮	补脾肾	合着用
要加减	才适应	芪归芍	生姜枣
炙甘草	炒白术	炒山药	性甘温
健脾好	补中气	后天虚	其根本
在先天	肾气者	是命火	熟地黄
山茱萸	杜仲皮	善补肾	强筋骨
腰酸软	易惊恐	桂附片	补命火
益火源	阳气生	精血足	大便溏
小便数	身疲乏	性冷淡	即可复

建中汤	纳立增	升降顺	脘腹满
喉如梗	即通顺	精神复	心情好
此症状	能改变	夫妻和	感情好

【病案分析】《素问·上古天真论》"女子五七,三十五岁时,阳明脉衰,面始焦,发始堕"。而阳明胃者为五谷之海,生化之源,如此时脾胃不健者易于面部生锈斑及脱发。"六七,四十二,三阳脉衰于上,面皆焦,发始白"。而三阳脉者是指会于头部的手足太阳经,手足阳明经,手足少阳经这六条经脉而言,是气血精神现于面部的感观,也是指出此时手足三阳经均已走向衰退,故在面部有双目鱼尾纹的出现,锈斑及老年斑加重,头发失去气血之充养,故开始脱落较多;"七七,任脉虚,太冲脉衰少,天癸竭,地道不通,故形坏而无子也"。而此时冲任衰微,天癸的枯竭,月经的断绝,故形体进入老年时期,而现因生活的改善,保健意识的提高,妇女之衰老不一定按期而至,而此时如何保护卵巢是延缓衰老的重要法则,而卵巢与脑垂体是有着密切的关系,卵巢的发育、成熟、衰退是贯穿着青春期、性成熟期及衰老期之过程。而在此时是妇女身体内脏腑气血经脉在改变时期,故所涉脏腑是多方面的,故《金匮要略·百合狐惑阴阳毒病脉证治》论曰:"百合病者,百脉一宗,悉致其病也。意欲食复不能食,常默默;欲卧,不能卧;欲行,不能行,欲饮食,或有美时,或有不用闻食臭时;如寒,无寒;如热,无热;口苦、小便赤,诸药不能治,得药则剧吐利;如有神灵者。身形如和,其脉微数。"这段经文所包括心、肺、肝、脾、肾五脏之阴阳气血失去平衡,故其证复杂用药较难,但总体治则是以调和阴阳气血之平衡为主。

3.肝肾阴虚

【病案举例】孙某某,女,48岁,武威人。

【主症】心烦不寐,口舌发干欲饮,腰膝酸软,手足发抖夜间加重,头目昏花,耳鸣听力减显,双目干涩,作痒流泪,月经量少或正绝经,易怒胸闷,小便赤黄而频数,大便干而不畅,阴道内干涩无分泌物,有时阴道内有烧灼感,干涩有时红肿痒疼。舌质红、少津,脉象细数。

【辨证】肝肾阴虚。

【治则】补肝滋肾,潜阴潜阳,强筋健骨。

【处方】六味地黄丸加味。

熟地10g　　山萸肉10g　　炒山药20g　　泽泻6g
茯苓20g　　丹皮10g　　　炙龟板10g　　枸杞子20g
女贞子20g　炒白芍20g　　焦黄柏10g

7剂,水煎服,每日2次,饭后2小时服用。

【汤头歌诀】

六味丸	钱乙方	补肝肾	能滋阴
阴不足	火上矣	头目眩	双耳鸣
双目干	又失眠	心中烦	腰膝软
经血少	经期乱	常易怒	胸中闷
小便赤	大便涩	阴道干	无分泌
内烧灼	外红痒	手足抖	夜加重
六味丸	加味用	有三补	有三泻
炙龟板	枸杞子	女贞子	炒白芍
入肝肾	能潜阳	补肾精	头不昏
眼不花	耳不鸣	腰膝软	冲任健
天癸生	经血足	心情畅	易怒消
六味丸	配方妙	治疗好	

【病案分析】肝肾者,是乙癸同源,是母子关系,肾为肝之母,故水生木者木胜,水竭则肝不得水精所养,故干燥枯萎,而肝肾之经脉均循经上头与脑、目、耳相通,故目得血而能视,耳得精而能聪,肾主骨生髓,脑为髓海,腰为肾府,肝主筋而藏血,精血旺则目视清晰不昧,如肝肾精血不足不能上荣于头目,出现头晕眼花等症,这是妇女49岁时的常见症状,是肝肾虚损冲任失调。如阴不敛阳,虚阳上越,头面烘热出汗,五心烦热,肾虚

则腰膝酸软无力，有时浑身肌肉关节疼痛，失眠多梦心烦易怒，是血虚不能润肌肉，精虚不能润养其筋及关节所致，阴血不足血虚则生风，故皮肤干燥瘙痒，阴虚生内热故口干，小便赤黄短少，精血虚不能润养大肠，故大便干燥数日不解。如《金匮要略·脏腑经络先后并脉证》"妇女病三十六病"但现在看来何止三十六病矣，故其总的治疗原则应是辨证，随证处方，随证用药，如《内经》："虚虚实实，补不足，损有余。"大凡治病均应宗此法。

【后论】治其妇女病者其难甚于男子及小儿病，其难者因妇女其生理有者与男子不相同之处，其病理表现与男性不同，如妇女其生理、骨盆与男性不同：①骨盆四壁，耻骨联合短而宽，耻骨弓角度较大，骶骨岬突出较小，骶骨宽而短，弯曲度小，坐骨棘平伏，切迹宽阔。②骨盆入口，近乎圆形，或横椭圆形。③骨盆出口，宽大，坐骨结节间距离宽阔。④骨盆腔，呈圆筒形，浅而宽。外生殖器不洁。故与男子其他疾病外，还有其特殊的生殖病理条件。

第九节 妇人阴户杂病论治

一、总 论

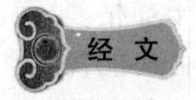

经文

妇人病	与男人	有差别	有二窍
为外阴	有尿道	有阴道	有阴蒂
有阴唇	各有别	阴道名	为玉孔
有分泌	津津湿	润玉孔	如过多

名带下	性成熟	天癸至	月经下
又排卵	可怀孕	怀孕后	足月产
阴道出	有会阴	易撕裂	既感染
可缝合	白带多	有浊物	有泡沫
有渣块	有五色	赤白黄	青绿黑
均常见	阴道内	及外部	有感觉
有作痒	有烧灼	有作痛	有发凉
有红肿	有潮湿	有干燥	有白斑
有湿疣	有生疮	有溃疡	有膨出
有脱垂	有生虫	有异味	有恶臭
有阴吹	有闭锁	有阴臭	前阴疾
有交接	易出血	冲任督	三经病
是基本	兼脏腑	有脾肾	肺膀胱
与三焦	病局部	涉脏腑	与经脉
要深辨	更细审	妇女病	更难治

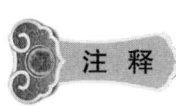

注 释

前阴诸病者，病在局部，其与脏腑经脉，虚实寒热，痰气血及情绪均有一定关系，冲任督脉之疾均可表现于外阴部。因足厥阴之脉，入毛中，过阴器，抵少腹。是前阴肝脉所过也。督脉起于少腹以下的骨中央。女子入孔循阴器。前阴又为督脉所过也，任脉起于中极之下，以上毛际，循腹里，是前阴又为动脉所过也，此为三脉所过，故前阴之病皆系于此三经，而以三经为主症，但其病因多与湿热下注，败精瘀血及性感染有关，或是久坐湿地，或淋浴不洁之器，或是产期经期以及人流等不注意均易感染此症，而现代社会之不洁，如人不自爱，易于被感染，而悔之晚矣。带下不洁者前带证已论治，这里不再论述。妇人阴部及阴道疾病大约有15种之多，现分述如下。

二、分　　论

(一)妇人阴痒症、生虫症

【概述】 妇人阴痒症、生虫症是虫食所作，一般与蛲虫有关，但有患者无虫者多，是系湿热所致。亦有患者均系农村之妇女，阴道之内作痒晚间加重，作痒难以入睡，阴道内有白色小虫爬出，有头有尾有四足，长约0.5厘米，其夫用镊子从阴道口取出多则数十，少则几个，这两妇人一姓马，年岁约40岁；一姓魏，年岁30多岁，因当时农村条件差，也不知道是什么寄生虫，但经过除湿杀虫内服、外用冲洗法可以治愈。而妇人阴痒症，除阴部瘙痒外，重者兼有肿痛，并有带下，而此症与现代医学之阴道滴虫、霉菌感染者不同，此虫能爬行而大有头有尾有足，而滴虫、霉菌是肉眼看不到的，是与两症有别。

【处方】 自拟方。

土茯苓30g　　苦参20g　　炙百部20g　　当归20g
赤芍30g　　　草薢30g　　焦黄柏10g　　炒苍术10g
龙胆草10g　　生甘草10g

7剂，水煎服，2次/日，饭后2小时服用。

【外洗方】

土茯苓60g　　苦参30g　　蛇床子30g　　苦楝皮30g
黄柏30g　　　川椒10g　　白矾6g　　　生百部30g

水煎去渣，用汤药冲洗阴道，每晚1次。

【汤头歌诀】

自拟方　　治阴痒　　阴道内　　生白虫
往出爬　　用手抓　　有头尾　　足可爬
痒难忍　　不能眠　　其病因　　是湿热
湿热盛　　可生虫　　此二症　　实罕见

第一章 妇科疾病

土茯苓
亦止痒
利湿毒
阴疮生
白细胞
性甘寒
均可杀
内可服
当归芍
可改善
炒苍术
寒清热
湿热重
龙胆草
泻肝胆
烧灼痒
更为好
应用时
蛇床子
川花椒
后坐浴
烧灼痒
不可取
来抢救
霉菌虫
虱可生
白明矾
燥湿浊
效果好

杀毒虫
可杀虫
清湿热
皮肤痒
牛皮癣
炙百部
阴道虫
痒难忍
善杀虫
血循环
焦黄柏
均可用
能除湿
自能除
味苦寒
阴肿痛
其效果
在临床
与苦参
生黄柏
先冲洗
走阴窍
均可用
急洗胃
阴道炎
阴毛际
可无虱
杀虫毒
用此药

燥湿热
祛霉菌
味苦燥
可止痒
痔漏血
均可用
阳道虫
泡沫状
其性味
阴道内
虫不生
湿热盛
善健脾
二妙者
龙胆草
带下症
合而用
是自拟
土茯苓
生百部
其煎汤
湿热毒
有生虫
可中毒
治滴虫
红肿痛
用汤洗
收涩敛
阴道虫

去湿热
能燥湿
苦参寒
杀虫毒
盆腔臭
减少症
无头虱
白带多
外可洗
能活血
酸性增
名二妙
苦燥湿
下通急
与甘草
清湿热
与甘草
煎洗方
其效灵
苦楝皮
明白矾
治肝胆
红肿痛
如服用
用此方
带下痒
将毛剃
性酸寒
带下症

此处方针对妇女外内阴部湿疹作痒带下红肿疼痛，生虫有异味者内服,外冲洗坐浴均能取得很好的疗效。其中此两病案至今我也没有见到过第三例此症,古籍记载生白虫、蛲虫者有之,但有头有尾有足能爬行未记载,也算为罕见病案吧。但古籍记载有三虫,即长虫、赤虫、九虫,而蛲虫则临床可见,而九虫自阴道出者未见也。

(二)阴蒂疼痛

【概述】阴痛之症是说指外阴部及阴道部疼痛,其病因是由胞络损伤,或脏腑正气虚弱或受风邪。而三虫、九虫因虚动作,如食生冷物则痛者,或有生疮,有无疮作痛者较为多见,一般与感染不洁之物有关,如现代妇女所用卫生巾,如不洁或对某种卫生巾过敏者用之则红肿烧灼疼痛,但也有外、内阴损伤而作痛者,以上此症均为易治,但有种是外阴阴蒂抽痛,疼痛难忍入夜更甚,心烦意乱,难以入睡,口干舌燥者,不是外因所伤而是内因所致,此症舌质红少津,脉浮数,大便干燥,小便赤黄,此症多因龙雷之火上攻心窍所致,决非三虫九虫因虚而动者,多因房劳过度,损伤胞络,虚火妄动所致,其症有痛在阴道者,有痛在阴蒂者,痛在阴道者,多由于房劳过度损伤阴道内膜,或阴道炎症所致;而痛在阴蒂者,其症疼痛难忍,心烦意乱,夜间加重,难以入睡,是多由肝经湿热所致。如《医宗金鉴》"阴中痛名小产嫁,痛极手足不能舒也"是由郁热损伤肝脾,湿热下注所致。《妇人良方》"玉门肿作痛,或寒热往来,憎寒壮热,其内证。或小便涩滞,或腹内急痛"。此证属肝经湿热壅滞所致,因肝厥阴经沿着股部内则,进入毛际之中,绕过阴部,如肝经湿热郁结壅滞不通,则女子外阴阴蒂玉门红肿热痛甚至溃烂。《妇人良方》"妇人阴肿,因胞络素虚,风邪客之,乘於阴部,血气相搏也"。李氏曰:"阴户两旁肿痛,手足不能舒伸者,用四物汤入乳香末同捣成饼,安阴中立效。"治阴户肿痛不外清热除湿,如龙胆泻肝汤加逍遥散之类,如气虚者用补中益气汤,血虚者用四物汤之类亦可随证加减应用。

自拟"阴户肿痛方"亦用于交接后阴道肿痛烧灼,干涩而见血者。

【处方1】消肿止痛增液汤。

黄芪30g	当归20g	赤芍30g	玉竹30g
红花10g	桃仁10g	银花30g	乳香3g
龙葵30g	生甘草20g	生地10g	

7剂,水煎服,2次/日,饭后2小时服用。

【汤头歌诀】

自拟方	治玉门	红肿痛	内干涩
交接后	肿更痛	或流血	同床时
很恐惧	其原因	肾精虚	风寒邪
分泌少	不润滑	有损伤	黏膜肿
或出血	四物汤	要加味	当归芍
能活血	可止血	细生地	玉竹根
归肺经	补肝肾	能润肺	可生津
肾精足	可养肝	桃红花	制乳香
龙葵草	生甘草	能活血	化瘀浊
消炎肿	止痛好	生黄芪	补肺气
肺气足	宣通畅	水道通	下阴润
不干燥	交接时	疼痛消	

【处方2】镇雷潜龙汤(自拟治阴蒂疼痛方)。

柴胡10g	龙胆草10g	黄连6g	黄芩10g
黄柏10g	当归10g	赤芍10g	焦栀子10g
生地10g	木通6g	生甘草10g	

7剂,水煎服,2次/日,饭后2小时服用。

【汤头歌诀】

镇肝雷	潜肾龙	为汤名	龙雷火
上攻心	阴蒂痛	肝经热	命门火
虚上升	攻心窍	疼痛瘀	心烦乱
夜间甚	难入眠	疼痛痒	心有热
心烦躁	肾属水	阴蒂痛	火攻心

第一章 妇科疾病

用三黄	清心火	泻龙雷	潜坎中
柴胡栀	龙胆草	细生地	清肝胆
可凉血	当归芍	能活血	消肿痛
白木通	味苦寒	入心肾	走膀胱
能泻火	可行水	利九窍	通血脉
小便涩	不通畅	淋浊病	君相火
宜木通	泻清火	能通淋	火毒消
痛自消			

【功用】此方治阴蒂疼痛，心烦意乱入夜疼痛难忍者其效更佳，亦治男子阴茎龟头肿痛者其效很好。

【外洗方】三黄汤加味。

　　土大黄 30g　生黄柏 30g　乳香 6g　当归 30g
　　赤芍 30g　　萆薢 30g　　黄连 10g

水煎洗外用，亦可坐浴。

【汤头歌诀】

阴蒂痛	玉门痛	或男子	阴茎痛
龟头肿	痛不忍	三黄汤	加味用
当归芍	赤萆薢	制乳香	共煎汤
可热敷	蒂外洗	可坐浴	用三黄
泻离火	壮坎水	能涵木	龙雷火
自然消	阴蒂痛	即可止	

【功用】此方用于男女龟头肿痛以及女子阴蒂疼痛者相当有效。用煎洗外阴及男性龟头。

(三)妇人阴臭症

【概述】妇人阴道所流浊物恶臭难闻者应及时去妇科检查，排除宫颈恶性病变，这种病在农村中老年妇女中亦是常见病，而在甘肃省陇南及天水地区较为多见。现代由于人们的保健意识提高，在妇科检查中有恶臭浊物排出者亦有不少是早期宫颈癌患者。《诸病源候论》"阴臭由于脏有寒，寒气搏于津液，蕴积，气冲于阴，故变臭也"。因妇人阴中发出臭气及污浊之物是因子宫有寒,蕴积生热,气冲于阴所致,这是一般病情,如若所下污浊之物恶臭难闻,兼有小腹胀垂而痛者,应急去医院作妇科检查,要排除有严重炎症或患有宫颈恶性病变者,应及时手术治疗以免贻误病情,千万不可讳疾忌医,而医师也应对患者做详细解释。《医宗金鉴》认为"寒化清彻臭则腥,内溃五色有脏气,时下而多命必倾"。但古代医家认为阴臭恶气难闻者是虚风郁积所致,其症重者必损命。这与现代医学所指的宫颈癌极有相似之处,在过去医学还不太发达的时代,患有宫颈癌如"倒翻花"者确实性命不保,在甘肃省此类患者较为妇女病之多发病,尤其是陇南及天水地区是高发区,因为这两地区地处潮湿,一般妇女在休息时喜欢就地而坐,焉知潮湿入人体后热化,成湿积久而腐败污浊之物排出恶臭难闻,而现代城市内经妇科检查后宫颈病亦有增长之势,要论卫生,城市妇女要比农村条件优越,但其宫颈病有增多之势是何因。大凡阴臭患者,舌苔白腻者多见,脉象沉滑,其因是脾虚湿盛,治则应以健脾除湿、疏肝化浊为宜。

【处方】华佗三豆饮合完带汤加减。

炒白扁豆30g　绿豆3g　赤小豆30g　玄参20g
炒白术30g　炒白芍30g　炒苍术10g　柴胡10g
制半夏10g　萆薢30g　土茯苓30g　艾叶10g
甘松10g

7剂,水煎服,每日2次。

【汤头歌诀】

华佗饮　　三豆汤　　合完带　　青主方
治阴臭　　下浊物　　其气味　　奇恶臭
实难闻　　如人遇　　捂鼻走　　三豆饮
能健脾　　可化湿　　利湿浊　　完带汤
健脾气　　湿浊消　　蒿艾叶　　萆薢片
香甘松　　炒苍术　　可醒脾　　健脾气
化湿浊　　除腐臭　　宫颈炎　　宫内膜

有炎症	均可治	如宫颈	有癌变
早手术	去根治	莫贻误	

【功用】清热解毒，化浊去腐，除臭等。

（四）阴疮

【概述】妇人阴疮者是指阴户外部溃烂久治不愈肿痛作痒之症，古人一般认为是与三虫、九虫动作，侵食所为，而诸虫在人肠胃之间，若脏腑调和，气血充实，则不能为害，若劳伤经络，肠胃虚损，则动作侵食于阴，轻者作痒或疼痛，重者则生疮也。而古人认为此与肠胃有关这是十分可贵的。如口、眼、外阴三联证，在现代医学中认为是免疫低下或自身因素诱发的一种免疫病。也应包括现代医学的性病之类，但自身因素免疫病与性病有着根本的区别。按阴痒、阴肿、阴痛、阴疮在临床此类症候，每夹杂出现，或依次演变。而后是多认为由肝经郁热，湿热下注所致。而阴疮是为数症中最重要者，又可称之为阴蚀，为阴道及外阴部溃烂成疮，或痒或痛，局部肿胀，或见赤白带下，小便淋沥，阴䘏虫，为阴道及外阴部溃烂成疮，一般多见于白塞氏综合征，但非性病，而此证多见于妇女阴户内外红肿结块，或溃烂赤黄分泌物淋沥不尽，百般痛痒难忍，或溃烂如虫蚀者，可称之为阴疮，或称为阴蚀疮。如《金匮要略·妇人杂病脉证并治》"少阴脉滑而数者，阴中即生疮，阴中蚀疮烂者，并以狼牙汤洗治"。《金匮要略·百合狐惑病脉症治》"狐惑之为病，蚀于阴者为狐，不欲饮食，恶闻食臭，其面目乍赤、乍黑、乍白。蚀于上部则声喝，蚀于肛者，雄黄熏之，蚀于下部则咽干，苦参汤洗之"。总之说白塞氏病者多用甘草泻心汤为主。《三因极一病症方论·䘏疮证治》论述阴疮的证候及病机，指出"或痛或痒，如虫行状，浓汁淋漓。阴蚀几尽者，由心肾烦郁，虚弱，致气血流滞"。张景岳指出"妇人阴中生疮，多由湿热下注，或七情郁火，或纵情敷药，中于热毒"。毛际阴疮分为两种，一是狐惑病（白塞氏综合征），二是指梅毒性病之类，（下疳）性恶紧之类疾病，治则总是以清热解毒杀虫，扶正提高免疫力为主。如属于肝胆郁热，热毒郁结应清热

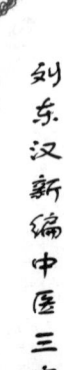

利湿,解毒消肿为宜。宜龙胆泻肝汤加味治疗。

【汤头歌诀】

龙胆草	炙黄芩	栀子皮	味苦寒
入肝胆	能疏肝	气分热	血分热
均能清	入心肝	解心烦	当归芍
大生地	能活血	可止痛	肿痛脓
不可少	蒲公英	地丁草	金银花
无名肿	热疼痛	热肿痛	痛可止
土茯苓	淡泽泻	车前子	生甘草
利湿毒	除湿浊	下焦热	有毒邪
均可用	生甘草	北柴胡	调诸药
引诸药	归肝胆	组此方	清肝胆
利湿热	清肿痛	疼痛作	成脓疡
能解毒	可杀虫	湿热毒	清利后
疼溃疡	可愈合	以上药	水煎服
日两服	空腹用	其效果	更显著

如是属于白塞氏综合征者不能用此方,而要寒热并用,甘草泻心汤加味其效更好。

【汤头歌诀】

炙甘草	炙黄芩	红人参	干姜片
爪黄连	大红枣	制半夏	赤小豆
炙鳖甲	与苦参	加升麻	寒热用
阴阳调	升降平	胃气升	浊气降
口眼病	常多见	会外阴	较为少
其病因	胃气虚	医多用	清下药
使胃气	更衰败	湿内阻	时日久
结于内	更不通	用苦寒	攻下之
是误治	用清热	其症状	更严重
治此症	用药时	更要审	赤小豆
清热毒	炙鳖甲	能滋阴	可软坚

第一章 妇科疾病

能化瘀	用升麻	能升清	清气升
浊气降	升降行	胃气顺	气血调
用此方	临证验		

注释

此症为湿热之邪毒内侵，或因霉菌繁生，结与内腑下流阴部，上结清窍为患，局部经脉阻塞，蕴结成毒，腐酿成脓，溃烂久不收口，如妇女经期处于情绪变动时其症加重，是热毒与正气相搏则疼痛难忍，心烦失眠，性情烦躁不安，热邪上挠则口腔溃疡反复发作，热邪郁结肝胆则双目红肿或成脓疡，或眼底黄斑就易于有分泌物或出血。《金匮要略·百合狐惑阴阳毒病脉证治》："狐惑之为病，状如伤寒，默默欲眠，目不得闭，卧起不安。蚀于喉为惑，蚀於阴为狐。不欲饮食，恶闻食臭，其面目乍赤、乍黑、乍白。蚀于上部则声喝，甘草泻心汤主之。"而甘草泻心汤用于治疗消化道疾病，如肠胃炎、溃疡病、结肠炎、慢性胰腺炎、慢性肝病、脾胃虚弱等症也有不错的疗效。此方重在治疗消化系统疾病，但以上所举之症均与肠胃虚弱有关，如现代医学所谓的免疫功能差者之由，是产生之于肠胃，因胃为五脏六腑之大源，而人身之气血精液均产自肠胃，而人身之气血为同源，血为气之母，先有物质，有物质才能产生动力，故气为血之帅，气摄血而行血，血不行则停留于某处则作疼痛或红肿，中医所谓的血瘀，而治血者必先治气，故气行则血行，气滞则血瘀，故心跳者是气之所为，如气停则血不能运行人即死亡。而甘草泻心汤者重在和胃益气降逆，调理气血之功，故此方是寒热并用，苦辛并进，兼利湿除腐，愈合溃疡止痛，临床用之较广。

（五）子宫脱出（包括阴挺或阴道前壁或前庭球、前庭腺）

【概述】子宫脱出症，在过去较为多见，尤其是农村中的妇女多产多生。产后不注意劳逸结合，伤及任冲带之脉，故为常见病又为多发病。而现在此症已不多见，但不等于现在已无此症。《诸病源候论》"胞络损伤，子脏虚冷，气下冲则令阴挺出，谓之下脱。亦有临产时用力损伤子宫韧带而下脱者,诊其少阴脉浮动,浮则为虚,动则为悸,故气下脱也"。此症或因气虚下陷或因湿热下注,阴中突出一物如茄者,或如菌,如鸡冠者,即均称之为秃症类也,属热者,必肿痛,小便赤数。属虚者,必垂坠小便清长,以阴挺出者辨湿热与气虚下陷。而治湿热者为以龙胆泻肝汤加减,而气虚下陷者,宜补中益气汤加味,或黄狗汤加味治疗,或用苦参、白矾、升麻、萆薢,水煎冲洗外阴,在临床用之均有效。就论脉象,而双手阴脉沉弦者,主阴挺出,厥阴少阴为母子关系,厥阴之脉弦,少阴脉主沉而静,今不沉静而反弦,是子投母怀,肝气下迫,法当阴挺出,而阴挺与茄证病情相似而名异也,但有软硬之分,而阴挺是子宫颈下脱出于阴道之外形长质硬,茄症质软不硬,如鸡蛋,有白茄、紫茄之分,白茄者湿热流于气分,紫茄者是湿热流入血分,而茄症是会阴之阴道壁或前庭球、前庭大腺脱出于阴道口外,故质软而不硬,有白有紫。由于妇人行经将尽,或产后用力过度,或劳逸过重伤及冲任,血海亏虚,故气血虚者善受之,且终日卧坐湿地,秃得人气而干,湿随人气已纳入内,湿郁血海,先有带下久之则茄症出,在临床中所见者较多,但用古方治疗此症疗效较差,在临床治疗中一定要古方今用,变化加减灵活应用,其效很好,在临床治疗中体会白茄症用补中益气汤合黄狗汤有效,而紫茄正红者有时兼有血性分泌物,腰及少腹困痛精神疲乏无力,或疼痒,或麻木,但阴道内干枯不润,以至经水渐闭,面黄肌瘦、恶寒发热、自汗盗汗、纳差大便干涩、小便淋沥不畅者补中益气汤合黄狗汤。

【处方】补中益气汤合黄狗汤加味。

生黄芪30g	红参20g	炒白术30g	陈皮10g
茯苓30g	升麻6g	柴胡3g	当归10g
炙甘草20g	泽泻20g	猪苓10g	狗脊30g
川断20g	五味子10g	淮牛膝20g	桂枝10g

7剂,水煎服,2次/日,饭后2小时服用。

【功用】治由于体质虚弱中气下陷而子宫脱出。色白质软者为白茄。

【汤头歌诀】

补中气	提下陷	升清阳	降浊气
生黄芪	红人参	炒白术	广陈皮
加茯苓	健脾气	补中气	提下陷
升至肺	肺主气	主治节	柴升麻
素升气	毛狗脊	川续断	补任督
固胞胎	全当归	炙甘草	和气血
淡泽泻	猪茯苓	桂枝尖	利湿浊
通经脉	利阴窍	服药后	倒俯床
用指探	至咽喉	作呕吐	只作呕
不吐药	是升提	其效好	

【方析】 此方之功用是补气则健脾气，脾气足者肺气足，而脾又主带脉，带脉者总束诸经，脾又为肺之母，而肺又主诸气，如肺虚宗气不足，不能宣通诸气，使气虚下陷不能升举，带脉虚损，累及任脉，而致不能提子宫而脱出阴道之外，而任督之脉，起于胞中，是升提子宫之系，带脉是约束诸脉之总司，如带脉松弛，不能约束诸脉，而诸脉者是气血供养运行之隧道，而气血虚者诸脉亦虚，而气血化生来源于脾胃，而脾胃者为后天之本，气血之源，《素问·经脉别论篇》"食气入胃，散精于肝，淫气于筋。食气入胃，浊气归心，淫精于脉。脉气流经，经气归于肺，肺朝百脉，输精于皮毛。毛脉合精，行气于府。府精神明，留于四脏，气归于权衡。权衡以平，气口成寸，以决死生。饮入于胃，游溢精气，上输于脾。脾气散精，上归于肺，通调水道，下输膀胱。水精四布，五经并行，合于四时五脏阴阳揆度，以为常也"。而此症是属于脾肺气虚，不能升提下陷之势，而任督带脉虚损，气血不足亦是无力升举之象。固用补中益气汤和黄狗汤加味者，重在健脾补肺气，益任督带脉之气血。以固其子宫不至下脱出于阴道之外。而紫茄症则是质硬而体长，色紫者是子宫也，其因是多产或产后劳力过度，或体虚不能提升下陷而致者多见，其症见头

晕,浑身疲乏无力,腰腿酸困,每于小便或大便时阴道之物随之而脱出阴道之外,非用手扶之于内,而不能自收,其色紫红如茄子者故得此名矣。此症多产老年妇人易患者,但青年妇女所产一子而得者亦有之,最严重者患者不能蹾,如一蹾其子宫即脱出阴道非用手扶入。但经过各种治疗以及阴道内系带注射明矾注射液其效未愈。此应治宜补益中气升提下陷,补肾活血化瘀以及阴道内冲洗之治是很有效的。

【处方】

炙黄芪 30g	红人参 20g	当归 20g	茯苓 30g
炒白术 30g	炒白芍 20g	陈皮 10g	柴胡 3g
升麻 10g	狗脊 30g	川断 20g	鹿茸 10g
炙甘草 10g	肉桂 6g		

7剂,水煎服,每日2次,服后俯卧床边用食指探咽喉部欲作呕吐状后即止。

【汤头歌诀】

炙黄芪	红人参	当归芍	云茯苓
健脾气	益中气	补肺气	升下陷
柴升麻	广陈皮	载诸药	举下陷
可上升	毛狗脊	川续断	血鹿茸
柴油桂	温补肾	补督脉	与冲任
脾气健	带脉温	子宫脱	即可收
作呕状	提中气	上达肺	下收缩
以固脱			

【外洗方】明矾五倍汤。

明白矾30g、五倍子30g,共煎水,冲洗阴道,每晚1次。

【外洗方汤头歌诀】

白明矾	五倍子	共为末	煎成汤
内洗法	冲阴道	其作用	酸寒涩
可收敛	对脱肛	子宫出	均有效
冲洗后	用温水	再冲洗	酸内敛

【方析】 此方治子宫脱出者临床用多有效。治疗是以脾肺肾为主,因脾主带脉,而带脉者总束诸经,脾为肺母,肺又主诸气,如脾虚中气、宗气均虚而不足,不能宣通诸气,使气虚下陷不能升举,带脉虚损,累及任督,而致不能升提子宫而脱出阴道之外,而任督之脉,起于胞中,是升提子宫之系所在,带脉者约束诸经,如带脉松弛,不能约束诸经,而诸经者应有气血所供养,才能起到正常的生理功能,气血与诸脉虚者之源是脾也,而脾胃为后天之本,气血之源。如《素问·经脉别论》"食气入胃,散精于肝,淫气于筋。食气入胃,浊气归心,淫精于脉。脉气流经,经气归于肺,肺朝百脉,输精于皮毛。毛脉合精,行气于府。府精神明,留于四脏,气归于权衡。权衡以平,气口成寸,以决死生。饮入于胃,游溢精气,上输于脾。脾气散精,上归于肺,通调水道,下输膀胱"。总之子宫脱出症,其本在脾肺肾,其标在阴道内,子宫脱出于外,是脾肺肾之气不能提升之故,任督带三脉之虚损,气血不足,无力升举故下脱外出也。故用补中益气汤加味合黄狗汤者,意在健脾补肺之气,益任督带三脉之血,以致其子宫不致下脱外出于阴道之外也。

(六)阴吹

经文

阴吹病	始金匮	阴道吹	气自出
无臭味	如失气	噼噼响	难自控
其病机	分虚实	谷气实	胃肠燥
大便硬	腹满痛	胃气泄	走旁窍
干阴户	发此症	此属实	仲景方
膏发煎	是首选	其作用	既润燥
又通便	临证时	辨证用	凭加减
脾气虚	气机乱	清不升	浊不降
中气陷	气下泄	走前阴	前阴口
气自出	缓而微	此属虚	健脾气

升清阳	是关键	刘教授	辨证活
立法严	处方简	疗效奇	妇人病
中药治	是特色		

注释

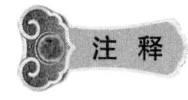

阴吹是中医证名,西医称为产气菌感染性阴道炎。其症状主要为阴道口有气排出,无臭味,状如矢气,难以自控。由于此证属隐微之候,多数患者常隐忍不言,导致临床医生易忽视或误诊。如今,笔者有幸跟随甘肃省名中医,兰州大学第一医院刘东汉教授临证拾贝,以上三字经是对刘教授论治阴吹思想的精练总结。

【病因病机】刘教授认为导致阴吹的病因有诸多,如:经产体弱之妇、产后劳作过早、习惯性流产、难产、子宫脱垂、多次刮宫引产、月经不调、痛经、更年期综合征、子宫肌瘤、生殖器结核等。阴吹病机有虚实之分,但临床上往往虚实夹杂。①胃肠燥结:多有素体阳气偏盛,气火有余或过度饮酒、过食辛辣、肥甘厚味等助食生热难化之物,导致中焦云化迟滞,热与肠中糟粕相合形成燥屎,煎熬肠中津液,浊气下泄,别走旁窍,干及与前阴则发生阴吹。尤在泾《金匮要略·心典》"谷气实者,大便结而不通,是以阴阳下行之气,不得从其故道,而别走旁窍也,猪膏发煎润导大便,便通则气自归矣"。②脾虚气陷:多由于素体脾虚或者过度疲劳,导致脾气亏虚,中气下陷,气体经阴道排出时与阴道壁发生摩擦发出嘭嘭声响,缓而气微,无臭味。李东垣《脾胃论》"脾胃不和,谷气下流"。《医宗金鉴·妇科心法》"气血大虚,中气下陷者,易十全大补汤加升麻、柴胡以升提之"。

现代医学认为:阴吹发生具有其生理学基础。阴道后穹窿,子宫是一个相对的空腔结构,由于多产体弱、久病体虚等原因使阴道壁松弛,宫口开放,气体很容易进入后穹窿或宫腔,当体位改变或者其他原因导致腹压升高,空腔减小空气从阴道排出与阴道壁发生摩擦故发出嘭嘭作响的声音。

【病案举例1】 张某某,女,47岁,兰州市人。

【主症】 近半月来,自觉头晕,浑身疲乏。劳累后诸症加重,胃脘部胀闷不适,晨起口臭明显。平素纳呆,大便干硬不畅,4~5日一行。最痛苦的是前阴阴道内时时有气排出,状如矢气、嚓嚓作响、无臭味、舌略红、苔薄黄、脉沉弦。

【辨证】 阳明气陷,燥结于大肠。

【治则】 补虚润燥,化瘀通便。

【处方】 猪膏发煎加减。

猪板油60g	乱发30g	生芪30g	柴胡10g
升麻10g	炒白术30g	当归20g	桂枝10g
炒白芍30g	陈皮10g	焦枳实10g	火麻仁30g
炙甘草10g			

煎法:上猪板油炼油去渣,乱发洗净后放置油内熔化并煎为膏状备用,其余药物水煎为汤剂。

服法:每次用汤勺舀取2勺,用热汤药冲服,每日2次。患者服7剂后,大便畅,胀满除,阴吹症大减,但纳食不香。二诊,刘教授原方加减再服7剂,巩固告安。

【汤头歌诀】

阴吹病	虚实兼	中气陷	胃肠燥
刘教授	选经方	膏发煎	凭加减
猪板油	火麻仁	与乱发	三位齐
解内热	润燥结	通二便	燥屎下
肺气通	生黄芪	炒白术	升麻柴
健脾气	升清阳	清阳升	浊气降
焦枳实	除胀满	当归芍	陈桂枝
炙甘草	养阴血	暖脾阳	诸症平

【病案分析】 此患者素体脾虚、清阳不升、头窍失养故头晕、气血生化无源、脾主四肢、四肢失其滋养则浑身疲乏、动则静气甚,所以劳累后诸症加重,同时阳明胃肠燥屎互结,腑气不通,浊气上犯则口臭,浊气下泄,别走阴窍则阴道内有气排出,

状如矢气。舌脉与症相符

【病案举例2】 李某,女,32岁,武威市人。

【主症】 产后半月余一直头晕、多汗、恶风、易感冒,同时脘腹胀满、喜温按、下腹部重坠、四肢酸困麻木,大便时干时溏,睡眠差、多梦,最难忍的是每天间歇性发作,阴道口有气排出,状如矢气,缓而微,无臭味,恶露未尽,舌淡苔白,脉沉细。

【辨证】 产后血虚,脾虚气陷。

【治则】 益气养血,升提清阳。

【处方】 补中益气汤合归脾汤加减。

生黄芪30g	桂枝10g	当归20g	炒白芍30g
柴胡3g	升麻10g	炒白术30g	天麻10g
防风10g	焦枳实10g	砂仁10g	茯苓20g
山药10g	炙甘草20g		

【汤头歌诀】

新产后	脾气弱	气血虚	中气陷
走旁窍	阴道口	气自出	生黄芪
炒白术	升麻柴	健脾气	升清阳
清阳升	浊亦降	焦枳实	除胀满
理脾气	配砂仁	云茯苓	淮山药
燥脾湿	益脾阴	当归芍	养阴血
添桂枝	和营卫	卫表虚	腠理开
自汗出	易外感	加防风	玉屏风
卫表固	御外邪	头眩晕	用天麻
炙甘草	益脾胃	和诸药	刘教授
组方严	用药简	用古方	凭加减
疗效著			

【病案分析】 刘教授将妇人产后三病概括为"郁冒、多汗、大便难"。这理论依据来源于《金匮要略·妇人产后病脉证治第二十二》"新产血虚、多出汗、喜中风……亡血复汗,寒多,故令郁冒,亡津液,胃燥,故大便难"。产后失血耗气伤津,生气损

伤、脾胃虚损,清阳不升,清窍失养故头晕、表阳不足、清气不升、浊气不降、清浊相干、气机逆乱、胃气下泄、腑气不循常道而别走旁窍故发阴吹,小腹重坠,气血不足,心失所养,心神不宁故睡眠差。

初服7剂,精神逐渐恢复,头晕、出汗已轻、阴吹大减。

【复诊】刘教授去山药、防风加煅牡蛎、炒枣仁、柏子仁以养血宁心安神,再服了7剂诸症平。

第二章 男性疾病

第一节 男性疾病总论

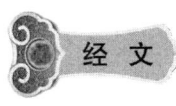

经文

内经云
发生长
天癸至
三八时
发长极
五八时
六八时
发鬓白
天癸竭
八八时
受五脏
今五脏
故发白
故无子
有外阴
有睾丸
有性交

其丈夫
齿更换
精溢泻
肾气平
四八时
肾气衰
阳气衰
七八时
精液少
齿发去
及六腑
皆衰退
身体垂
肾开窍
其外阴
垂两边
可射精

八岁时
二八时
阴阳和
筋骨强
筋骨盛
发堕落
竭于上
肝气衰
肾藏衰
肾主水
精气血
筋骨懈
行走时
于二阴
有阴茎
除排尿
其睾丸

肾气实
肾气盛
故有子
真牙生
肌满壮
齿枯槁
面始焦
筋疲软
人衰老
主藏精
而藏之
天癸尽
步不正
有内阴
有尿道
成年后
能产精

前列腺
为男子
输尿管
是肾脏
是关键
前列腺
其阴茎
生繁衍
为龟头
其内部
充血时
阴茎头
积污垢
其阴囊
称睾丸
能调节
囊松弛
为精子
是男性
雄激素
产精子
所组成
有附睾
尿道球
其颜色
或黄绿
有感染
平均为
低于7
一小时

输精管
助排精
上可走
其总司
宗筋坚
不生精
均有关
可排精
其前段
最敏感
海绵体
坚又硬
最容易
发炎症
有两个
最敏感
过热时
极重要
其睾丸
和分泌
精子管
与精浆
其包括
前列腺
来组成
如过黄
有血精
7.2~7.8
是过碱
有堵塞

其内阴
天癸液
其膀胱
连尿道
相并连
不发育
对生育
与性交
阴茎体
刺激时
长柱体
变大粗
其腔内
最容易
其里面
对温度
可收缩
对睾丸
至重要
产精子
是曲细
由精子
而生成
精囊腺
混合物
略带黄
生殖道
pH值
超过8
射精管

精养
调机
接肾
任小
炎症
排尿
关键
性感
三个
阴茎
包皮
沟状
囊袋
阴囊
冷时
温度
长成
殖腺
丸内
精液
睾丸
输精管
所分泌
呈灰白
均可能
酸碱度
7.60
是过酸

能蓄精
可调养
发动机
下可接
与任肾
睾丸小
有炎症
除排尿
是关键
对性感
由三个
其阴茎
称包皮
冠状沟
为囊袋
其阴囊
其冷时
调温度
生长成
生殖腺
睾丸内
其精液
在睾丸
输精管
所分泌
呈灰白
均可能
酸碱度
7.60
是过酸

第二章 男性疾病

大多系精液量，或过多有炎症，过于少有堵塞，其侧面外形似，其数量两千万，称多精往前进，能活动占百分，及性腺及动力，任督脉入颈部，至垂体下丘脑，与后叶性激素，能控制能分泌，其阴囊能维持，不同者其男性，发育成质细胞

其原因有障碍，为正常精囊腺，精液量输精管，卵圆形而弯曲，是异常一毫升，过两亿直线行，一小时若少于，输精管存活率，均有关上脊柱，下丘脑来调节，分前叶其全身，性激素其睾丸，前列腺及喉结，与女性能促进，第二性与睾丸

为异常液化酶，2~6ml均异常，可过多是缺乏，头上面尾部长，非此形其密度，称少精在动时，排精后之七十，为异常会影响，与任督过长强，归中枢属睾丸，小突起能控制，促性腺可发育，能促进与胡须，至成熟及睾丸，生殖器曲细管

不液化前列腺，成年人或过少，精液量雄激素，其形态为扁形，蝌蚪状四千万，低于此活动力，存活率占百分，之五十有炎症，性腺轴出精室，过大脑性腺轴，有一个其垂体，能分泌其性腺，雄激素及阴茎，促发育有阴茎，内与外成熟后

共同产　雄激素　曲细管　汇集成
精直管　在睾丸　上端处　则形成
睾丸网　后通过　其小管　入附睾
输精管　其管内　分泌体　供精子
作营养　其管壁　有肌肉　其肌肉
收缩时　使精子　能排出　输精管
其上行　通骨盆　入下腹　与精囊
腺相接　精囊腺　排泄管　其连接
射精管　射精管　其穿过　前列腺
在平时　呈关闭　在强烈　兴奋时
才开放　让精液　入尿道　如无精
可绝后　前列腺　其大小　如栗子
性腺体　其位于　尿道部　其后面
贴直肠　其尿道　从前列　体内过
前列腺　有导管　与尿道　相连通
可分泌　前列腺　腺体液　性高潮
前列腺　可收缩　此时间　才射精
尿道内　其肌肉　亦收缩　使精液
作连续　冲击状　将精液　往外射
性生活　要节制　性生活　过频繁
前列腺　受伤害　对小便　对排精
有影响　其肾者　连命门　水火脏
阴生精　阳化气　与任督　均相通
故称之　生命源　命之本　肾阴虚
不生精　肾阳虚　精活率　与动力
均减少　湿热重　阴囊潮　湿汗多
气味臊　小便时　见分叉　有淋沥
不畅通　要等待　如热盛　阳强作
茎中痛　尿赤浊　茎中痛　尿短赤时
频数作　如有寒　阳可痿　临阵时

清又长　查阴茎　是关键　时不久　两分离　精清冷　或带血　连腹腰　或患有　狐惑病　要详问　均相连　肝主筋　称乙癸　为肺母　五脏强　精神旺　主阴阳　更不同　不成男　为专科　有障碍　与精子　为发育

次数多　外生殖　看大小　结婚后　其结果　有早泄　精混浊　茎中痛　茎冰冷　或患有　检查时　与五脏　为肝母　是母子　居中州　精血旺　心血足　任督脉　与女病　无阳刚　男性病　性功能　不孕症　与内外

尿清长　往里缩　发育否　不正常　难长久　有梦遗　或少精　头晕厥　疼痛作　与曲张　性感染　男性病　主藏精　为总筋　脾主土　气血足　又主神　技巧成　男性病　属阳刚　故称为　有其三　是关键　生殖器

即倒戈　龟头寒　看睾丸　发育差　性不交　如内伤　或不射　同床后　睾丸肿　精索炎　或患有　要细查　肾主水　其阴茎　为同源　是化源　心主血　有作强　管气血　男为乾　在现代　男性病　前列腺　是有关　不完全

注释

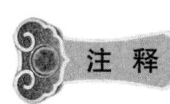

祖国医学自古治男性疾病者有之,但无分男病之科,直至清代《傅青主男科》一书成男科专著,而男性也有着自身特有的生理和病理特点。《素问·上古天真论》云:"丈夫八岁,肾气实,

齿更发长。二八,肾气盛,天癸至,精气溢泻,阴阳和,故能有子。三八,肾气平均,筋骨坚强,故真牙生而长极。四八,筋骨隆盛,肌肉满壮。五八,肾气衰,发堕齿槁。六八,阳气衰竭于上,面焦,发鬓斑白。七八,肝气衰,筋不能动,八八,天癸竭,精少,肾脏衰,形体皆极。则齿发去。肾者主水,受五脏六腑之精而藏之,故五脏盛,乃能泻,今五脏皆衰,筋骨解堕,天癸尽矣。故发鬓白,身体重,行步不正,而无子耳。"古人早就认识到了男子的生、长、壮、老的生理过程,从人的生理发展过程中看与现代的发展年龄基本相同。男性本身之病有70余种之多,其中包括阳痿、早泄、遗精、不射精、血精、阳强不倒、不育以及前列腺炎、前列腺肥大及性感染等。以上这些疾病就有异于妇女病了。但以上这些疾病常因某些原因不能得到及时恰当的治疗,而导致成为性功能障碍性疾病,成为某些隐私而不好明言去医院检查,而致成性病者不少见矣。由于很多男性疾病长期得不到治疗,而造成严重的精神创伤,导致夫妻关系不和,甚至家庭关系解体,而现代中医应加以重视及研究。

第二节 男性的生理、病理

1.男性生理解剖特点

男性生殖器官包括内生殖器和外生殖器两个部分。外生殖器包括阴茎和阴囊,内生殖器包括睾丸和输精管道,输精管道则包括附睾、输精管和部分尿道及附属腺——精囊腺、前列腺和尿道球腺。

(1)阴茎:阴茎圆柱壮,是男性性交和排尿的器官。成年男性的阴茎平均长为5~10cm,勃起时可增加1倍,松弛状态较小的阴茎勃起时比率较大,而较大的阴茎勃起时比率较小。阴茎后部为阴茎之根,中部为阴茎体,阴茎头的尖端有尿道口,头后稍细的部分为阴茎颈。阴茎头部对性刺激特别敏感,为男性的主要性感区。

阴茎内部由三个平行的长柱状海绵体组成。海绵体内部有许多腔隙,与血管相通。阴茎上面有两条海绵叫阴茎海绵体,下面一条叫尿道海绵体,尿道从中通过。当海绵体内的腔隙充血时,阴茎即膨大而变得粗硬。阴茎的皮肤薄而柔软,可以移动,在阴茎头处皮肤折成双层的包皮,其内层与阴茎头之间叫包皮腔,腔内容易积存污垢,污垢若长期刺激阴茎头,特别是阴茎颈部的凹陷(冠状沟)部,容易引发炎症,这是诱发阴茎癌的原因之一。在阴茎下面,包皮与尿道口相连的皱襞处叫阴茎系带,阴茎系带及阴茎体部的皮肤,特别是沿尿道分布的皮肤都是男性性敏感区。

阴茎的血管受到交感神经支配,从中枢发出的神经信号,通过副交感神经使阴茎血管扩张充血,从而引起勃起。勃起的阴茎因周围肌肉的收缩又可压迫阴茎血管,阻止血液回流,使勃起的阴茎得以维持较长的时间,而成为男性性行为的支柱。

(2)阴囊:阴囊为皮肤构成的一个囊袋,内有睾丸两个,中间由阴囊分隔开。阴囊的皮肤薄而柔软,而有明显的色素沉着,并有稀疏的阴毛。阴囊对于温度的变化较为敏感。如受冷时则阴囊收缩,内部睾丸向上提升,受热时,阴囊松弛,这种变化对调节睾丸的温度十分重要。因为精子的生成需要较低的温度,但太低也会影响精子的发育和贮存。胚胎发育时,睾丸在腹腔,以后下降至阴囊,若出生后睾丸没有下降到阴囊,可称之为"隐睾"。由于睾丸停留在腹腔内温度较高,不利于精子的发育,可能引发不育。阴囊、大腿内侧及肛门之间的皮肤也是男子性敏感区。性兴奋时阴囊壁变厚,变硬而收缩。

2.内生殖器官

(1)睾丸:睾丸是男性的生殖腺,是产生精子和分泌雄性激素的器官。睾丸是卵圆形,上边是附睾。睾丸内部的重要结构是曲细精管,精子即在这里产生和成熟,曲细精管之间是睾丸间质细胞,它能产生雄性激素。曲细精管汇集成精直小管,然后在睾丸上端形成睾丸网,之后通过睾丸输出小管,进入附睾。

(2)输精管道:精子从睾丸输出小管进入附睾,暂时贮存起来。附睾主要由附睾管组成,管内分泌液体供精子营养,还可以促进精子继续成熟,附睾尾接输精管。输精管约50cm长,管壁有肌肉,肌肉收缩能使精子排出。输精管通过骨盆,进入下腹部,与精囊腺相接。精囊腺位于膀胱底部,它分泌黄色液体,成为精液的一部分。精囊腺的排泄管接射精管,射精管是穿过前列腺的短管,长约2cm。它平时处于关闭状态,只有在强烈的性兴奋时才开放,让精液进入尿道。

(3)前列腺:前列腺是一个约栗子大小的性腺体,位于后尿道部,后面紧贴直肠。尿道从前列腺体内通过。前列腺有导管与尿道相通,它分泌前列腺液。在性高潮时,前列腺收缩,开始射精,这时尿道的肌肉收缩使精液(包括从睾丸和附睾来的精子,精囊腺的液体及前列腺液)作连续冲击状射出。每次射精总量2~6ml,含3亿~5亿个精子。

(4)尿道球腺:为两个豌豆大小的球形器官,以细长的排精管开口于尿道球部。当发生性冲动时,它能分泌黏液,由尿道口排出,性交时起润滑作用。

(5)精液是由精子和精浆组成。精子在睾丸生成,精浆则由睾丸内曲细精管所分泌的极少液体和附属性腺(包括附睾、输精管、精囊腺、前列腺和尿道球腺)所分泌的混合物组成,其中以前列腺液和精囊腺液居多。成年男性每次排出精液量为2~6ml,其中95%以上为精浆。精浆保障精子的运输,维持精子的营养,并供给精子代谢所需要的能量,促进成活与受精。精浆的成分相当复杂。它不仅含有许多血浆中所含有的成分,还含有许多蛋白质、酶、前列腺素、激素,缓冲盐类和许多种离子如钾、钠、钙、镁和微量元素等。精浆主要是由每天所吸收的食物通过体内正常代谢途径不断提供和补充。精子的生成有一定的周期,一个周期为74天左右,也有可能长达3个月时间。

3.精液的状态

(1)颜色:正常人的精液呈灰白色或略带黄色,一般禁欲时间越长,颜色越黄,如精液奶黄色或黄绿色,可能是生殖道或副性腺感染。精液发红或略带血丝、血块,可称之为血精。

(2)酸碱度:正常人精液酸碱度的pH值应为7.2~7.8,平均为7.6。若pH值超过8(过碱)这说明精液有炎症,若pH值低于7(过酸)则是射精管有阻塞现象。

(3)液化:精液常射出时呈黏稠状,继而在5~30分钟内变为液态。若1小时后仍不液化为异常。精液不液化其原因大多系前列腺分泌的液化酶功能障碍所致。

(4)精液量:成年人每次射精量应为2~6ml。若禁欲时间长,量就多一点,反之则量可少一些。但若少于1ml或超过7ml可视为异常。精子只占精液总量的0.1%。精液过多,精子被稀释,密度降低,精液过多还易从尿道流失,使精子总数减少,降低受孕率。精囊腺炎症易导致精液量过多。精液量过少是由于缺乏雄性激素,射精管近端阻塞,部分性逆行射精或副性腺炎症所致。精液量过少,会导致精子与女性阴道接触减少,精液过稠,不利于精子活动,使其难以进入子宫颈口。

(5)形态:显微镜下正常精子的头部正面为卵圆形,侧面为扁平形,尾部长而弯曲,外形似蝌蚪。若精子畸形则可出现大头、蘑菇状头及双头、尾粗、分叉、双尾等,观察200只精子的外形,畸形率若超过30%则可造成不孕。

(6)精子数:一般认为正常排精的最低限度,精子密度是2000万/ml,每次排出的精子总数是4000万。低于这两个标准,基本上属于生育能力低下。若精子密度低于2000万/ml,称为少精子症,大于2亿/ml者称为精子过多症。

(7)活动力:精子活动力是评价人的生育能力的因素之一,精子活动时必须是直线前进。

(8)存活率:这是精子活动的另一种表现形式,通常在射精后 1 小时能活动的精子占 20%，若少于 50%则为异常。精子活动能力差及存活率低均能影响受孕。输精管炎症及附属性腺炎症又都会影响精子的活动力及存活率。

4.性腺轴

人体的生殖与性功能是通过下丘脑—垂体—性腺（睾丸）轴来调节的。在大脑深处有一下丘脑，它的主要职能之一是控制垂体，下丘脑是通过分泌促性腺激素释放激素来控制垂体的。垂体是紧挨着下丘脑的一个"小突起"，分为前叶和后叶，垂体几乎控制了全身的激素，号称"激素之王"，它所分泌的促性腺激素控制着性腺的发育。性腺（睾丸等）分泌雄性激素，能促进前列腺、精囊、阴茎、胡须和喉结等发育并维持在成熟状态。下丘脑—垂体—性腺（睾丸）通过各自分泌的激素在功能上紧密联系，形成了一个闭合系统，称之为下丘脑—垂体—性腺轴。即下丘脑分泌促性腺激素释放激素，调节垂体功能，垂体分泌促性腺激素，调节睾丸的功能，睾丸分泌雄性激素，促进男性生殖器官和第二性征的发育成熟。

祖国医学未提及生理解剖，但对人身的脏腑及经络论述相当详尽，对人的生理功能、病理表现应用阴阳五行、表里、经络之联系来说明互相关系。而西医之生理解剖包括外生殖器官至内生殖器官，由下丘脑—垂体—性腺（睾丸）—前列腺—外阴茎组成，是上至头脑、下至阴茎，是种由上至下、由内至外的生殖系统。

祖国医学将生殖系统归纳为肾、骨髓、脑及冲、任、督等。如《素问·六节脏象论》云"肾者，主蛰，封藏之本，精之处也，其华在发，其充在骨，为阴中之少阴"。又主水合三焦、膀胱二腑主津液，主骨生髓，有充养骨骼，滋生脑髓的作用，故骨、脑的生长发育和功能活动，取决于肾气的盛衰，故《素问·痿论》云"肾主身之骨髓"。因此齿更发长，亦与肾气盛衰有关。肾寄命门之火，为元阴元阳所藏之处，有"水火之脏"、"阴阳之宅"之称。肾开窍于耳，"肾气通于耳，肾和则能闻五音矣"。是肾与膀胱、肾与

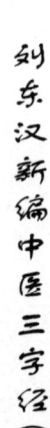

肺、肾与心、肾与肝、肾与脾、肾与冲脉、肾与任脉、肾与督脉、肾与脑之关系。所以说祖国医学的肾是多种广义性的复杂的脏腑经络相关联的脏器，而绝不是所指肾脏本身而言。它既有心脏思维之性，又有作强之官及技巧所出之用，又有水液代谢通调水道，排通二便之功能，又为产生、藏精充脑，生育之本。而冲任督三脉又起于精室为一源三歧。而冲脉又为奇经八脉之一，起于冲穴与足少阴肾经相并。《素问·骨空论》云："冲脉者，起于气街，并少阴之经，挟脐上行，至胸中而散。"冲脉与女子月经不调、崩漏、不孕等症有关，何尝与男子的精室精元无关呼？任脉是奇经八脉之一，从会阴部始起，向前沿腹、胸正中线直上，至咽喉。《素问·骨空论》云"任脉者，起于中极之下，以上毛际，循腹里，上关元……"任脉病症，主要表现为男子疝气，女子月经不调、崩漏、带下、不孕、流产、癥瘕等症。督脉是奇经八脉之一，从会阴部起，向后沿着脊柱内上行，至风府穴处，入于脑，上行头顶，《素问·骨空论》云："督脉者，起于少腹以下骨中央，女子入系廷孔，其孔，溺孔之端也，其络循阴器，合篡后，别绕至少阴，……贯脊属肾……上额交颠，上入络脑……挟脊抵腰中，入循膂络肾。其男子循茎下至篡。"主病为脊柱强直，角弓反张，女子不孕，男子阳事不举或阴茎内缩射精无力等症。

　　阴茎，首见于《神农本草经》。《内经》中称之为"茎"，后世根据它的功能及特点，称为"玉茎"、"茎物"、"溺茎"、"阳物"等。如《灵枢·经脉》云："厥阴之别……其别者，经胫上睾，络于茎。"是足三阴与足阳明之经筋均聚于阴器。亦可称为宗筋之总会，因肝主筋。

　　睾丸即阴卵，如《素问·骨空论》云："腰痛不可转摇，急引阴卵。"如《灵枢·经脉》云："厥阴终者，中热嗌干，喜溺，心烦，甚则舌卷挛缩而终矣。"《灵枢·经脉》云："肝足厥阴……病腰痛不可以仰，丈夫溃疝，……狐疝遗溺闭癃。"这都说明古人对于男子睾丸功能与男子第二性征和生殖能力的密切关系已有了深刻的认识。这是古人对外观男性之认识，并以联系内在之经脉、

第二章　男性疾病

经络循行及脏腑,更说明了心、脑、肝、肾等对人类繁衍的作用。但至东汉时期张仲景在《伤寒杂病论》就病因中有"房室所伤","房室勿令竭乏",他是把房室所伤、性生活不节作为男子病症的重要发病原因提出,并提出了男性病症。他认为阴囊"偏有大小,时时上下"者为"阴狐疝",病名有"阴阳易"。这种病症是由外感邪热之症未愈而因性交而发生交叉感染。若余内伤杂病未愈成新瘥,因房劳而复发者,可称之为"劳复"。而"阴阳易"和"劳复"都是因为房事太过所致。张仲景将《内经》中的失精症分为两类,因梦而遗精者,称之为"梦失精",无梦而遗精者,称之为"精自出"。而于后世可称为有梦为"遗",无梦为"滑"。他将虫毒感染,湿热所致的外阴、肛门、眼、喉溃烂者称之为"狐惑病"。因房事所伤,贪于女色感染而成的称之为"疸"、"女劳疸"。如《金匮要略·血痹虚劳病脉证并治》云:"夫男子平人,脉大为劳,极虚亦为劳。""男子脉虚沉弦,无寒热,短气里急,小便不利,面色白,时目瞑,兼衄,少腹满,此为劳使之然。""劳之为病,其脉浮大,手足烦,春夏剧,秋冬瘥,阴寒精自出,酸削不能行。""男子脉浮弱而涩,为无子,精气清冷。""夫失精家少腹弦急,阴头寒,目眩发落,脉极虚芤迟,为清谷、亡血、失精。脉得诸芤动微紧,男子失精……"以上诸条均已说明男子病症不同于女子病症之生理,病理,病因之特殊性。而后世之医家对男性病症发挥更为详细。如隋代.巢元方《诸病源候论》首次提出,男子不育症之病因:①虚劳亏损,"精清如水"。②肾阳不足,失于温煦,精液"冷如冰铁"。③因频繁"泄精"不论是因性交过频或滑精、遗精而致精液量少,可致"无子"。④虚劳亏损,临事"精射不出",生殖之精不达胞宫,而不能受孕怀胎。巢氏对外阴形态异常之病因在《诸病源候论》中指出阴茎阴囊形态异常病候有"阴痿"、"阳强"。巢氏对男性病症的各种病因病机论述较为详尽。而后世医家对男性病各有发挥,时至今日对男性病的认识更为系统,更加深刻。总之男性病由《素问》之基础发展再由后世各医家之充实完善,从男性之生理、病理、病症和辨证治疗方面已形成较为完善的男性病学。

5.男性病的病因

男女两性之别,男性不同于女性者主要是在于性腺、生殖器官及第二性征,而男性病就是男性所特有的疾病。大凡男性疾病的发生原因可称之为男性疾病的病因,而我们要述及男性病的发生,发展与变化的病理机制,这是对男性疾病的病机认识。而从病因可分为阴阳两类,如《素问·调经论》云:"夫邪之生也,或生于阴,或生于阳,其生于阳者,得之风雨暑,其生于阴者,得之饮食居处,阴阳喜怒。"如《金匮要略·脏腑经络先后病脉证》云:"千般疢难,不越三条,一者经络受邪入脏腑,为内所因也;二者,四肢九窍,血脉相传,壅塞不通,为外皮肤所中也;三者,房室,金刃,虫兽所伤,以此详之,病由都尽。"《肘后·三因论》云:"一为内疾,二为外发,三为它犯。"而《三因学说》则指出:"六淫,天之常气,冒之则先自经络流入,内舍于脏腑,为外所因;七情,人之常性,动之则先自脏腑郁发,外形于肢体,为内所因;其如饮食饥饱,叫呼伤气,金疮踒折,疰忤附着,畏压溺等,有悖常理,为不内外因。"《素问·痿论》云:"思虑无穷,所愿不得,意淫于外,入房太甚,宗筋弛纵,发为筋痿。"从经脉讲如《灵枢·经脉》云:"足厥阴之经病,阴器不用,伤于内则不起。"又如《灵枢·五色》云:"男子色在面王,为少腹痛,下为卵痛,其圆直为茎痛……狐疝,溃阴之属也。"如《灵枢·经脉》云:"伤于热则挺纵不收。"都说明了男性疾病之病因均与外感六淫、内伤饮食、思虑房劳、外伤等有着密切的联系,具体如下。

(1)气候异常,情志所伤,饮食劳倦,房事不节,惊恐或过于激动等都能成为致病因素。如《素问·生气通天论》云:"夫自古通天者,生之本,……苍天之气,清净则志意治,顺之则阳气固,虽有贼邪,弗能害也。"如果天有非常之气或成人的活动超越了正常的生活规律,而不能适应自然生活规律,必然会感受六淫之邪,而导致疾病的发生。《素问·生气通天论》云:"因于寒,欲如运枢,起居如惊,神气乃浮,因于暑、汗、烦则喘喝,静则多言,体若燔炭,汗出而散,因于湿,首如裹,湿热不攘,大筋软短,小筋弛长,软短为拘,弛长为痿。因于气,为肿,四维相代,阳气乃竭。"如《灵枢·百病始生》云:"风雨寒热不得虚,邪不能独伤人也。"由于男子以气为本,六淫之邪中以寒湿,热邪为多。因寒为阴邪,其性收引凝滞,易伤阳气,易致经脉气血阻滞,可致男性腰痛、寒疝、睾丸肿痛,阳事不举临阵倒戈,阴缩等症。湿为阴邪,其性黏滞重浊,易伤阳气,可致男性水疝,绣球风,阴肿,小便混浊不畅,不育等症。热为阳邪,其性上炎,易于耗气伤津,生风动血,易致肿疡,可致男性淋证、癃闭、水疝、腰痛、睾丸红肿疼痛、血尿、血精不育等症。

(2)内生邪念:脏腑气血津液因心生邪念不静而妄动,所致性生理功能异常,所产生类似风、寒、燥、湿、火等六淫现象。在临床中可分别称之为"内风"、"内寒"、"内燥"、"内湿"、"内火"等。由于素体阴虚,或过食生冷,或冒雨涉水,或房劳过度均使肾阳亏损,寒自内生,寒气阻滞经脉,可导致阴寒,睾丸下垂疼痛等。素体阳虚,气化不行,亦可致癃闭、水疝等症。如阳气诸经失温可导致房劳头痛、头晕,腰酸困痛,阳痿不举,或举而不坚,临阵倒戈早泄于外。如素体阴虚,或过食辛甘肥肉,或酒后入房,或七情过极,五志化火,或寒湿瘀浊郁久化热,热自内生,伤津动血可致男性乳衄,房劳动血排泄血精,阴茎口红肿发痒伴出血流脓,睾丸阴囊肿胀溃烂,热盛命火妄动,可致阳强不倒而精液外出,少腹两侧疼痛不能伸腰而双手抱腹难忍,行走困难。如脾肾阳虚,湿浊内生,湿浊流滞下焦,可致水疝,湿阻气机,膀胱气化不利可致淋浊,癃闭,白淫等症。

(3)情志内伤:情志是人体内在的精神活动,它包括喜、怒、忧、思、悲、恐、惊等七情活动。在一般情况下,大多属于生理活动范围。若七情过激或不畅时,则可造成致病因素。如《本经》云:"意淫于外,入房太甚,宗筋弛纵,发为筋痿,及为白淫。"《内经》云:"筋痿者,生于肝使内也。"因情志因素在男性病的发生中占有重要位置。如郁怒伤肝,肝气郁结可导致男性乳房病、阳痿等,肝郁化火,可致乳衄,乳头疼痛肿胀,梦遗滑精等病。忧思则伤脾,湿痰内生,可致男性乳病、乳岩等病。惊恐则伤肾,可致男性阳痿、滑精、失眠多梦、腰酸困痛等病。

(4)饮食不节:过食膏粱厚味,醇酒炙博或辛辣刺激之物,或暴食暴饮,饥饱不畅,可致脾胃机能失常。如《素问》云:"膏粱厚味足生大丁。"如脾虚气陷可致男性狐疝、尿浊、白淫等病,脾虚血源不足,可致男性早秃、斑秃等病。湿热火毒内生,亦可致男性乳腺病、阴茎易举或阳强不倒,或阳痿早泄、睾丸肿痛等病。

(5)房室损伤:如房劳过度,可导致肾精亏耗,肾气亏损,冲任失调。由于男子排精是生理现象,祖国医学认为男子以肾为本,肾精不宜过度耗泄,如房劳过度则头痛眩晕,癃闭小便不畅(为今之前列腺炎、前列腺肥大)等亦可致阴茎短小或萎缩不长。肾虚还可导致身体虚弱,腰膝酸软,浑身疲乏无力,精液量减少或清稀,活动力减弱或液化迟缓,不育等病。如房事不节可致男子阴肿及外阴发痒,甚至溃烂(为今之性感染)等。

(6)起居不节,劳逸失度:正常的劳动及体育锻炼,有助于气血流通,增强体质,消除疲劳,恢复体力和脑力,不会使人致病,但过度疲劳则会导致疾病的发生。如《素问·举痛论》云:"劳则气耗。"《素问·宣明五气》云:"久卧伤气。"过度劳累则能损伤筋脉,腰为人身之大梁,肾损则大梁伤,可致男子阳痿、筋疝等病。过逸则脾胃功能减弱,久则可致男子狐疝、精浊、尿浊、性功能减退等病。

(7)外伤、跌扑损伤或因手术不当可致男子阴肿、小便不畅、排精不畅,或精液倒射入膀胱,或阳痿、不育等病。

6.男性病的病机

祖国医学认为男性病致病之外邪多见于寒、湿、热邪,脏腑功能失调多见于肝肾二脏,经脉病变多见于肝经,不同的病邪,不同脏腑经脉病变,就产生不同的病理变化和病症,具体如下。

(1)寒湿凝聚:由于久居潮湿之所,或久坐寒湿之地,或涉水冒雨，或正气素虚，卫外不固，可致寒湿之邪侵入人体。寒为阴邪，主收引凝滞，若寒入经脉，气血不畅而致男子寒疝、阴缩、阴汗、睾丸疼痛等病。如寒伤阳气，温煦之功不能充养，宗筋失养可致男子阳痿，阴冷，少精，精子活力、动力均差，可致不育症。《素问·至真要大论》云："诸寒收引，皆属于肾。"

（2）湿热蕴结：过食辛辣厚味刺激之品或烟酒无度，或寒湿郁久化热，湿热蕴结，可致男性腰痛、阳痿、早泄、精浊、精血、少腹两侧睾丸肿痛、小便不畅淋沥不尽，或癃闭不通等症。

（3）肝气郁结：肝者，将军之官，谋虑出焉，在志为怒，主疏泄，盛怒或久郁则伤肝，肝伤失去条达之性。如肝气郁结，气机不畅，可致阳痿早泄，少腹两侧及睾丸胀痛。如肝木横逆克犯脾土，气滞痰凝可致乳病，气滞血瘀可致乳癖、斑秃，会阴部疼痛连及睾丸，小便淋沥不尽，前列腺炎或肥大，精索静脉曲张等病。

（4）肾脏亏损：肾者，作强之官，技巧出焉。肾主水，主藏精，为阴阳所居之处。若先天禀赋不足，或房事不节，或年老体弱，久病体虚，可致肾阴或肾阳亏虚的病理变化。如肾阴虚则阴精亏损，无以制火，虚火内生，若房劳过度使肾精更虚，可致阴茎缩小，睾丸萎缩；火扰精室，可致精液混浊，梦遗滑精，尿浊尿道刺痛等均可致成不育病；肾阳虚则温煦功能不足，可致男性阴冷龟头寒；阳不化气，则水湿不化可致小便淋沥不尽或癃闭；阳虚作强不能勃起则成阳痿早泄；精液稀薄、清冷，液化延缓则成不育，房劳眩晕，色厥，早秃等病。

（5）肝肾不足：肝主藏血属木，肾主藏精属水，肝肾为母子关系，精血同源，相互滋生，精不足则血亦不足。久病伤肾，年高肾气亏耗，或肝郁情志不遂日久，阴血不足，肝肾之阴精不足则头晕目眩，视物模糊不清，双耳潮鸣，记忆力减退，两膝酸软无力，腰困不支，性欲大减或临阵倒戈早泄，脱发早秃，小便无力淋沥不尽等病。

（6）脾肾两虚：久病则脾肾之气耗损，或久泻久痢，或水邪久居以致肾阳虚衰不能温养脾阳,终致脾肾阳气俱伤。脾肾阳虚,水液失运,则下元不固,可致夜尿频数,大便溏稀,下源冰冷不温,四肢恶寒,小便混浊不清,白淫频出,浑身疲乏无力。

(7)心肾不交:心主血,为火脏,心火下降则能温肾水,使肾水不寒,肾水上济于心,使心火不亢,水火互济,坎离相交,则心肾阴阳得以相调,心肾相交。若久病伤阴,或房事不节,或思虑过度,情志郁而化火,或外感热邪,心火独亢,而致心肾不交。或为肾水不足,心火失济,心阳独亢,下及肾水致肾阴耗伤,均可致心烦不寐,多梦扰神,口干咽燥,小便赤黄,阴茎挺起不倒,精液自出,少腹两侧及睾丸胀痛。

(8)冲任失调:因先天禀赋不足或久病失养,或思虑过度,或饮食不节,脾虚气耗,统摄无权,或情志不畅,肝血失藏等均可导致冲任失调,冲任二脉为阴,为血之海,精之所藏,失调则诸经失常,血行不畅,可滞涩经脉,致使精液量少,成活率减退,腰酸腿困,阳事不举,或早泄阳痿等病。

(9)气机紊乱:素体虚弱或禀赋不足,或久病体虚阴阳二气虚弱,或过度激动,可致临阵倒戈,或过度劳累,气血上行,加之房事不节,使阴精亏耗,气血阴阳无以自制,如受惊恐,气机紊乱,可致男性色厥,或阳痿不起。

(10)邪毒蕴结:火毒外邪或邪郁日久毒火内生,蕴结体内,可致阴茎龟头包皮红肿,或丘疹,溃烂发痒,疼痛难忍,或久治不愈,或疱疹,或湿疣等病。

(11)瘀血阻滞:气滞血瘀或久病血瘀或外伤所致血瘀阻滞,均可导致血瘀经脉而致男性筋病,阴囊气肿,精索静脉曲张,或睾丸下垂疼痛,腰及少腹两侧疼痛,或致终身阳痿不起或不能生育等病。

以上论述,可概括祖国医学对男性的生理、病理、病因、病机的认识,可见祖国医学对于男性病的最早认识始于《内经》,经后世医学逐渐发展充实至今,形成了较为完善的男科病治疗法则。故古人云"宁治十男子,不治一妇人",看来两者各有特殊的生理、病理、病因、病机之特点。

第三节　中医对男性疾病治疗的方法概论

因男性疾病不同于妇儿及其他疾病,包括男性功能、精液、阴茎、睾丸、阴囊、精索、输精管、前列腺、乳腺、排精、泌尿系等特殊病变,因此男性病治疗大法包括以下几类。

1. **温补肾阳**

针对肾阳不足,补益命门之火,振兴机体阳气,能使一身之阳气得以提高,能振奋性功能及精子的活力。因肾阳为一身之阳气,为人身阳气之根。如肾阳不足、命火衰弱、可致阳痿、阴茎短小、睾丸萎缩不长、精液清稀冰冷、不射精、阴缩、色厥、房劳眩晕、房劳后少腹疼痛等证。温补肾阳之方一般常用"金匮肾气"、"右归饮"、"五子衍中丸"、"龟鹿二仙丹"等。但在应用温补肾阳时要注重兼顾他脏(如脾阳等),也不能过用辛燥之品,如张景岳"善补阳者,必阴中求阳,则阳得阴助而生化无穷"。使用温补肾阳之品不能太过,否则会导致阳亢为病。

2. **滋补肾阴**

是以壮水为主,补肾阴之亏虚,亦恢复机体阴液之不足,使不足之阴液得以润养,精液得以补充。肾为先天之本,主藏精,是人体生长发育生殖的根本。若机体肾精亏耗、肾阴不足时,能导致少精、不射精、房劳眩晕、癃闭、腰腿酸软无力、心烦失眠多梦,或梦遗滑精、不育、口干口苦、小便赤黄、大便干涩等。代表方多以"六味地黄汤"、"一贯煎"、"左归饮"等为主方。因肝肾同源,即乙癸同源,如张景岳"善补阴者,必于阳中求阴,阴的阳升而泉源不竭","善治精者,能使精中生气,善治气者,能使气

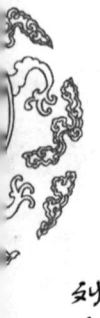

中生精"。这就是"阴阳相济",即《内经》云"从阴引阳,从阳引阴"之理,这对后世治疗阴阳虚损诸病有着深远影响。

3.补益肾气

补益肾气之法具有补肾气衰弱,加强肾气固摄作用的功能。因肾主藏精,赖肾气以固秘,肾气衰弱,则精矣不固,膀胱气化不足,排尿功能失常,可致小便频数或失禁,或癃闭不通,或淋漓不尽,也因肾气不固精气失常,而致遗精,早泄等症。常用之法:益气补肾固涩或是益气补肾行气以治本,如"金锁固精丸"、"鹿茸卫生丸"、"脾肾双补丸"等。补肾者,不要忘记健脾,也就是脾肾双补,因脾为坤土,土能生万物,为后天之本,但土无水则不能生万物,无阳则不能长万物。所以水土也要相互济济,才能使阴阳平衡协调,万物茂盛,阴生阳长,是宇宙间生物之理也。

4.滋阴降火

滋阴降火之法是滋肾阴之亏耗,能敛上炎之虚火,可通过滋补肾阴,敛降亢盛之心火,回复肾之阴阳平衡。《素问·阴阳应象大论》"壮火之气衰,少火之气壮;壮火食气,气食少火;壮火散气,少火生气"。使上亢之虚火敛降,使阴平阳秘,才是治病之本之法。如肾阳不足,阴不敛阳,则虚火上炎,肾水不足,不能上济于心,则心火上炎,因心为离火,肾为坎水,水火相济则阴阳平衡,水不上济,则心火独亢,可形成强中、梦遗、滑精、早泄、血精、不射精、淋证、失眠多梦、耳鸣、头晕目眩等症。在治则上可以滋阴降火为主,在滋阴降火时又有壮水降火,交通心肾,滋阴潜阳之则。壮水降火常用方如"知柏地黄丸"、"大补阴丸",交通心肾可用"天王补心丹"、"二至丸",滋阴潜阳用"左归饮"、"虎潜丸"等。如张景岳指出:"精为真阴,……形为真阳。"大凡精血形质之属都是"真阴之象"。兼认为命门元精之气为化生脏腑精气的根本。张景岳云"五脏之阴气非此不能滋,五脏之阳气非此不能发"。若元精足而"五液充,则形体赖而强壮;五气治,则营卫赖以和调。此命门之水火,即十二脏之化源"。凡十二脏的正常生理功能虽说出于肾之技巧,但从根本而论,实为命门,"真阴之用"。如命门与脾胃关系为例,虽然脾胃为灌注之本,得后天之气,命门为化生之源;得先天之气,其间有本末先后之分,故命门元气为脾胃之母,命之水火为脏腑之化源,故命门元阴,元阳亏损是脏腑阴阳病变的根本,命门为人体"阴阳消长之枢纽"。故"水亏起源,则阴虚之症迭出"。张氏则认为"无水无火,皆在命门,总曰阴虚之病"。故王冰提出"益火之源以消阴翳,壮水之主以制阳光"之说。故张氏在治肾病时提出"右归饮"、"左归饮"以调肾命门之阴阳平衡之法。

5.疏肝理气,温肝散寒

疏肝理气之法具有疏通气机开阖,疏通经络气血,调节情志活动的功能,因肝主藏血,其性喜条达。若肝气平和则气机调畅,若郁怒则肝气郁结,则肝失去条达。可形成阳痿、疝气等症。而温肝散寒之法,是温散肝经寒邪,透达阳气,促使气血流畅之效。肝之经脉绕阴器,若寒邪侵犯,寒滞肝经,阳气闭郁则可形成寒疝,阳痿、阴冷、精液清稀、精子成活率、动力均差而不育等症。疏肝理气之方常以"逍遥散"为代表,温肝散寒常以"暖肝煎"为代表。

6.清肝泻火

清肝泻火之法是其有清泻肝胆火热的作用,而肝本身是体阴而用阳,血为阴,气为阳。而肝与胆相为表里,胆为少火,而十二经皆取决于胆。若情志不畅,忧怒伤肝,肝气郁结,郁久则化火,肝胆之火炽盛,或灼伤血络,或扰动精室,或下陷厥阴,则发生心烦失眠多梦,梦遗滑精,早泄阳痿,热扰精室动血而发生血精,或性功能亢进,阳强不倒,少腹两侧胀痛下连睾丸,头晕目眩耳鸣,或小便赤黄尿道灼烧刺痛,尿频,精液混浊,红白脓细胞多而不育等症。常用代表方,"龙胆泻肝汤"、"丹栀逍遥散"等加减应用,但清热泻火之品多为苦寒燥性,易于伤阳,在用量上必须注意量体,量症而定。

7.补益心脾

补益心脾之法具有益气,滋养心血、安神定志、健脾益气养血之效。如心脾两虚,气血生化不足所致的精神疲倦多梦,心悸

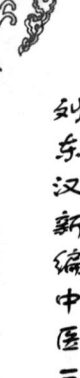

怔忡,性功能减退,阳痿早泄,或不射精,同床后浑身疲乏,头晕眼花,气短不足以息等症。在临床上常见因脾虚气弱,中气下陷所致之早泄,膏淋,精浊,白淫,小便频而无力,细而不畅,排尿无力,少腹胀痛有尿急感。因脾为坤土又为肺之母,是五谷之海,精气化生之源,补脾则是益肺,因肺主诸气。益心则是补血,因心主血脉,又主神明,如心脾两虚则上述诸症生焉。因脾为后天之本,脾胃健,则方药能复,药力能行,水和精微亦能输布。阴精阳气,津液气血能够化生,则诸症易消。心主神明,心肾相通于大脑,是任督二脉之作用,任脉主血,督脉主阳,故脑为元神之府。男科疾病大多与情志相关,因此,滋养心血,安神定志是非常之必要。常用代表方"补中益气丸"、"归脾汤"等。

8.活血化瘀

活血化瘀法具有促进血液运行,消散瘀血之功效。其瘀血之形成,会阻滞前列腺、精索、睾丸、阴囊、阴茎等血液循环,导致胀痛,不射精,射精时会阴部及阴茎中疼痛,腰痛,少腹两侧及会阴部疼痛连及睾丸,还可形成阳痿,或阳强、不育等症。常用代表方为王清任的"血府逐瘀汤"、"少腹逐瘀汤"、"柴胡桃仁四物汤"、"茯苓桂枝丸"可加减应用。因气为血之帅,气行则血行,气滞则血瘀,气血瘀滞则不通,不通则痛,一般活血化瘀之方应加益气温阳之品,能使凝滞之气血得温则散,得气则行,使瘀滞之血脉充盈流畅,所瘀血消散,通则不痛,瘀滞之症得除。

9.清热利湿

清热利湿之法是具有清利肝胆、膀胱、肝经,下焦湿热之作用。而重要是对下焦湿热下注所致的急性泌尿系感染、睾丸、附睾急慢性炎症胀痛、癃闭、热淋、血淋、精浊、血精、尿浊、急性前列腺炎、梦遗滑精、早泄、阳痿、不育、阴囊出汗恶臭难闻等症。在临床清利湿热时,应区别湿热蕴积的脏腑及部位,应详细分辨,对症选方用药。如肝胆湿热常用"龙胆泻肝汤",如膀胱湿热常用"八正散"、"萆薢分清饮"、"石韦散"、"五苓散"等。在临床辨证中要分辨是热重于湿,还是湿重于热,或者是湿热兼重,可选用"三仁汤"加味,又有湿热郁久,酿成热毒者,可在清热利湿方中加解毒之品,如龙葵、败酱草、蒲公英、金银花、冬葵子等。

10.固精止遗

具有固涩精液,止遗早泄作用。主要是因肾虚精气不固,精失所藏,如因精不固所致的遗精滑精、早泄、小便带精等,常用"金锁固精丸"、"三才封髓丹"等。涩精止遗之法为治标之法,有治肾虚滑精的作用,还应辨别其本是属于何证何病机所致,如病因未清,治标不求本,则其效不佳。如唐宗海所云:"业医不知脏腑,则病原莫辨,用药无方,乌睹其能治病哉?"

第四节 男性病各论

一、阳痿症

(一)概述

男性病之一莫过于性功能障碍,男性性成熟后未到性欲衰退时期,而阴茎不能随时勃起或不坚,或坚而不久,无法进行性交者可称之为阳痿。故《素问·上古天真论》云"七八,肝气衰,筋不能动,天癸竭,精少,肾脏衰,形体皆极"。故男子年已过56,此时肝气衰,筋脉迟滞,因而导致手足运动不灵,至64岁时,天癸竭,精气少,肾脏衰退,齿发脱落,身形体态均感觉沉重不灵失去作强伎巧,这是男性的生理性生活由发展壮大到衰退阶段。但未到此时而有性功能障碍者可谓之此症也。如这种病症发生在20~40岁时,适性机能旺盛期而发生时可称之为性功能障碍。如《素问·痿论》云"思想无穷,所愿不得,意淫于外,入房太甚,宗筋弛纵,发为筋痿,乃为白淫"。《素问·厥论》云"前阴者,宗筋之所聚,太阴、阳明之所合也"。"厥阴之厥,则少腹肿痛,腹胀泾溲不利,好卧屈膝,阴缩肿,胫内热"。《灵枢·经脉》云"足厥阴之筋病,阴器不用,伤于内则不起"。而阳痿的病因主要涉及房事不节及青少年手淫过度,情志刺激,湿热浸渍,寒邪侵袭,瘀血阻滞,饮食不节,先天不足,外损受伤等。其病机多涉及肝肾心脾,阳明经,厥阴经,任脉,督脉虚损或功能失调所致。

阳痿症因受精神、环境、夫妻感情、情绪刺激等因素之影响而致。在临床大多数阳痿症是因精神因素所引起的性功能病变,经过中药及精神治疗是可以治愈的。而阳痿以虚证为多见,但亦有实证。因此在辨证治疗时不能一概独补其虚,还要多作性知识教育,而且要养成正常的性生活习惯,解除不正常的精神状态,如感冒、酒后过于疲劳、情绪不佳、环境不适等,都能造成一时性的阴茎勃起,或一时性的阴茎萎缩不起,而因障碍无法性交。以上因素可防,而不一定造成阳痿,配合药物、精神、环境等调节亦可恢复正常的性生活。

(二)病因病机

(1)房劳伤肾,或频繁手淫致命门火衰。此多由欲情纵欲,房事不节,手淫频繁,过早结婚,所伤太过,或先天未成熟,或发育不全,所致肾虚阳衰,精气清冷。而肾阳为人身之根,内寄命火,过劳伤肾,肾阳不足,宗筋失去温煦,作强伎巧不能,则阳痿不起。尽管阳痿由于肾命火之衰所致。但《景岳全书·阳痿》云:"火衰者十居七八,火盛者仅有之。"

(2)思虑过度,心脾受损。因长期紧张劳思,担忧过度,或过度兴奋,或缺乏信心,亦可导致心脾两伤,气血生化之源不足,或大病久病,气血未复,阳明为多气多血之经,主润养宗筋。阳明气血不足,宗筋失去润养而致阳痿。《景岳全书·阳痿》云:"凡思虑、焦劳、忧郁太过者,多致阳痿。盖阴阳总宗筋之会——若以忧思太过,抑损心脾,则病及阳明冲脉——气血亏而阳道斯不振矣。"

(3)饮食不节,肝经湿热。肥甘油腻无度,饮食失节,脾胃俱伤,运化失职,积湿生热,下注肝经,肝之经脉绕阴器,如再食肥甘过度,易于湿热流注下焦,可使经脉弛纵,发生阳痿,阴囊及肛门潮热汗出恶臭难闻,有甚者阴囊及两股皮肤溃烂疼痛、灼烧难忍。

（4）肝气郁结。肝气易于郁结,肝者将军之官,谋虑出焉,肝在志为怒,如盛怒或抑郁则伤肝,肝伤则疏泄失去调达,气机紊乱,则可致阳痿。《沈氏尊生书·前阴后阴病源流》云:"失志之人,抑郁伤肝,肝木不能疏达,亦致阳痿不起。"肝为宗筋之总汇,如谋虑不遂而久郁,势必阳痿不起,或起而不坚,临阵倒戈收场。

（5）惊恐伤肾。肾者作强之官,技巧出焉,肾在志为恐,如肾气不足,猝然受到惊恐或正在性交中突受惊恐,肾气打伤,肾伤则作强不能,则可致阳痿。《景岳全书·阳痿》云:"凡惊恐不释者,亦致阳痿。经曰恐伤肾,即此谓也。故凡遇大惊卒恐,能令人遗失小便,即伤肾之验。又或于阳旺之时,忽有惊恐,则阳道立痿,亦其验也。"

（6）血行瘀阻不畅:久病不愈或骨盆、阴茎、睾丸外伤后而致瘀血疏流不畅,瘀血阻滞经络,血液不能充达阴器,则阳痿不起,或疼痛即倒戈。

（7）寒邪侵袭:寒邪稽留肝经,足厥阴肝经主脉络阴器,机体阳气经肝经到达阴器,阴器得以滋养,则性功能才能正常,若寒邪侵袭时久,留积肝经,经气阻滞,气血运行失常,宗筋失养,可致阳痿,或阴茎冷如冰棒。

（三）阳痿症辨证论治

1.心脾两虚阳痿证

经文

其主症	心悸慌	多失眠	健忘多
精神疲	头眩晕	耳又鸣	胸烦闷
气又短	口不干	面无华	小便频
脘腹胀	纳食差	大便涩	排不畅
四肢疲	行无力	阴茎软	勃无力
硬不举	同床时	无力行	其临证

即倒戈	舌质淡	脉沉细	其病因
素体差	加手淫	一时快	损伤肾
食不慎	伤脾胃	化源差	累及肾
肾精缺	坎不济	离不交	虚火浮
扰心窍	思不定	神不静	伤脑筋
性腺伤	调节失	想上阵	戈不用
败下阵	其治法	补心脾	兼固肾
常用方	归脾汤	加减用	脾气足
化源生	能济心	下通肾	肾气足
精血生	精血充	上阵时	即可用

【病案举例】梁某某,男,40岁,永登人。

【主症】素体虚弱,加之青年时手淫频繁,婚后性功能较差,困难之因未及时治疗,时日渐久,阴茎勃起数分钟即痿软无力,有时因又勃起而即止未作即早泄精液自出而收场,因思想负担较重而失眠多梦,头晕耳鸣,四肢疲乏无力,腰腿酸软,心慌气短胸闷,夫妻感情失和。故来求治,面色㿠白,小便频数,大便不畅,失眠心悸怔忡不安,健忘神疲,舌质淡,脉象沉细。

【辨证】心脾两虚。

【治则】补益心脾。

【功用】益气养血,健脾益心,补肾。

【处方】归脾汤加味。

生黄芪30g	红参20g	茯苓30g	炒白术30g
炒枣仁30g	当归20g	远志6g	炙仙灵脾30g
龙骨30g	菟丝子10g	山茱肉20g	阳起石30g
仙茅20g	炙甘草20g	肉桂6g	龙眼肉20g

7剂,水煎服,每日2次,饭后2小时服用。

患者7剂尽服后,再来求治。述头晕耳鸣、浑身疲乏大有好转,失眠多梦已经有改善,悬勃已起之势能坚持数分钟无精液出流之症,腰腿酸软已可,心慌怔忡已消,患者大有信心,舌质正常,脉象沉,大小便较前已可,前方加锁阳30g、五味子10g,7

剂,水煎服。

【汤头歌诀】

归脾汤	参术芪	归茯苓	炙甘草
远志随	酸枣仁	龙眼肉	炒白术
健脾气	益心气	仙灵脾	山萸肉
菟丝子	五味子	黑仙茅	锁阳肉
紫肉桂	炙甘草	补肾气	益火源
命火足	化精血	能充血	阳物坚
上阵时	败不下		

【病案分析】素体虚弱,加之青年期手淫频繁,图一时之快,婚后思淫过甚,而损伤心脾,累及肝肾,故症见阳物不举,心烦心慌心悸,失眠健忘,头晕耳鸣,浑身疲乏无力,食欲不振,临阵倒戈或精液自流败阵等,本证病机为心脾虚损为主亦兼肝肾不足,因阳痿症多涉及肝肾。中医认为:心者脑也,脑者心也,二者既是一体又是相互为用,因肾主骨生髓,脑为髓之海,而补益心脾者是健脑补肾也,因心主血脉,脾主运化,如《素问·灵兰秘典》:"心者,君主之官也,神明出焉……脾胃者,仓廪之官,五味出焉。"所谓性者,有思才有性,但思之阳不举者,由心脾虚损及肝肾也,精血不足不能充盈阴茎,故宗筋疲乏无力,不举不能作强。而方选用"归脾汤"加味者,是补益心脾,而归脾汤主治由于思虑过度,损伤心脾,故出现心悸怔忡健忘失眠多梦,脾气虚衰,不能充养浑身及四肢,故纳食不佳,浑身疲乏无力,精血不能化气助筋,故症见阳痿不举或早泄。本方加山萸肉、仙灵脾、菟丝子、锁阳、龙骨、阳起石、肉桂、五味子等是以补肾养肝强筋助阳、精生化气,起动阴阳之精血,并行于厥阴,而充强阴茎,则阳痿之症得愈也。

2.肝气郁结证

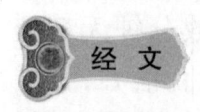

经文

| 其症状 | 肝气郁 | 结时久 | 则成痿 |

其病因	多忧郁	多易怒	受刺激
伤感情	性交时	受惊恐	或紧张
伤肝胆	更伤肾	头疼眩	双耳鸣
双目花	口干苦	两肋胀	连少腹
及两侧	胃脘胀	纳食少	频打嗝
小便赤	大便干	不爽快	舌质暗
苔黄腻	脉弦紧	其治法	疏肝气
解郁滞	肝脉通	条达行	气血充
常用方	逍遥丸	要加味	治肝经
通宗筋	此痿症	即可复	

【病案举例】王某某,男,41岁,兰州市人。

【主症】性功能障碍已三年余,婚后与夫妻感情不和,心情不畅,思虑过度,郁闷不快,久之则渐阳物疲软不举,不能满足女方要求,症日益加重。有时女方强求而造成心理上的惧怕,精神紧张,每在天凉入夜时思想负担大而失眠,惊恐不安,纳食差,脘腹胀满连及两肋胀痛,打嗝频作,故来求治,口干发苦,小便赤黄,舌质淡,苔白,脉象弦数。

【辨证】肝气郁滞。

【治则】疏肝解郁,兼以补肾。

【功用】疏肝解郁,养血健脾,补肾。

【处方】逍遥丸加味。

柴胡 10g	炒白术 30g	当归 20g	炒白芍 30g
茯苓 30g	薄荷 6g	生姜 10g	生甘草 10g
香附 10g	郁金 30g	菟丝子 10g	山萸肉 20g
巴戟肉 20g	炙仙灵脾 30g	川楝子 10g	台乌 10g

7剂,水煎服,每日2次,饭后2小时服用,并给予讲解夫妻之间要相互关爱,双方多加交流感情,服药后才能有效。

患者前方服后自觉双方都能谅解互相配合,性交成功亦有信心,舌质正常,苔薄白,脉象微弦,原方加仙茅20g、红景天30g、五味子10g,续服7剂,水煎服,每日2次,饭后2小时服用。

【汤头歌诀】

逍遥丸	当归芍	柴茯苓	草姜薄
广郁金	醋香附	疏肝气	解肝郁
菟丝子	山萸肉	黑仙茅	巴戟肉
红景天	补肾气	能柔肝	壮筋骨
治阳痿	川楝子	台乌药	通厥阴
行滞气	肝肾通	情绪畅	房事兴

【病案分析】患者因感情不和，时久则肝郁，肝者将军之官，属木，性喜条达，又为藏血之脏，体阴而用阳，又主筋。而阴茎又为宗筋之会。如情志不遂，肝木失去条达之性，肝失柔和之本，气滞则血运不畅，不能随性意而动，血不充于阴茎，故疲软不举，而性意者，志意也，志意不达，焉能行性之事乎。而用逍遥散是疏肝解郁之圣方，加味者补其肾而生其精，养其血而充其筋，是以振奋阳气于肾，肾气足则恐惧消，肾之阴阳气血润和，则阳物举而坚，故能愈此者。古有云"性者合也"、"女子者好也"。如好美也，从酿成，从子，子者男子之美称会意。"好,意为美丽，美色，会意子，从女，子表示少女之意，古代男子亦称子，美称。子是对男子的一种美称。男女配合，会好合之意。"

3. 湿热下注证

经文

有湿热	下注因	其症状	阴囊湿
潮汗出	气恶臭	实难闻	阴部痒
用手抓	易溃烂	疼痛作	下肢沉
重酸困	心情烦	口干燥	不欲饮
头昏晕	双目眩	双耳蒙	腰沉重
尿道烧	灼疼痛	尿道口	常红肿
小便频	黄又赤	尿混浊	沉淀多
舌质红	黄腻苔	脉象沉	滑又数

其病因	嗜肥甘	饮酒多	湿热蕴
浊气盛	筋不通	时日久	阴茎软
勃不起	交不成	干着急	其治法
清湿热	利湿浊	常用方	用龙胆
泻肝汤	要加味	湿热利	湿浊清
宗筋通	阳能用		

【病案举例】 梁某某,男,29,兰州市人。

【主症】 阴囊潮湿,汗恶臭难闻,有时尿道口发红阴部作痒,继而阳痿疲软不用,故前来就诊,问其原因,因患者近年来嗜肥甘厚腻之味及饮酒过量,身体日益发胖,腹大如鼓,浑身沉重,腰酸腿困,小便赤黄混浊不清,因性功能障碍不能同床,并伴有头晕沉闷耳鸣,阴囊及两腹股沟出汗黏腻恶臭,其中难闻如在夏天时因出汗多又因所穿裤不薄,心烦口干发苦,大便干燥,小便赤黄混浊,舌质红,苔黄腻,脉象滑数。

【辨证】 湿热下注。

【治则】 清利湿热化浊。

【功用】 泻肝胆实火,清下焦湿热,对阴肿阴痒,阳痿阴汗小便淋浊,下肢痿软无力阴疮等均有很好的疗效。

【处方】 龙胆泻肝汤加二妙散。

龙胆草 10g	生地 10g	栀子 10g	黄芩 10g
柴胡 10g	当归 20g	木通 3g	泽泻 10g
车前子 20g	生甘草 10g	苍术 10g	黄柏 10g
萆薢 30g	蔻仁 10g	茯苓 30g。	

7剂,水煎服,每日2次,食后2小时服用。

【汤头歌诀】

龙胆草	生地柏	柴芩归	木通泽
车前子	泻肝胆	利湿热	名龙胆
泻肝汤	加苍术	黄柏皮	名二妙
赤萆薢	白茯苓	白蔻仁	能清热
能燥湿	可健脾	护胃气	湿热症

自能除　　不伤脾

【病案分析】肝厥阴之经脉绕阴器,又加之患者嗜肥甘腻厚味,饮酒过量,易于产生湿热聚于肝胆。湿热蕴聚于中焦下注于下焦,肝胆湿热蕴积日久,则下注经络而致经脉弛纵久则阳痿不举。湿热浸渍阴部则阴囊红肿疼痛,潮湿汗出恶臭难闻。湿热下注膀胱,则小便短赤。湿热闭阻气机,清阳则不能布达,则头晕目眩耳鸣,浑身四肢沉重疲乏无力。湿热内扰神明则心烦失眠多梦,肝胆之浊气横逆则口苦口干,舌质红,苔黄腻,脉象沉滑而数。方用龙胆泻肝汤合二妙散加味者是以清泻肝经湿热,清热燥湿而不伤脾胃也。因方中龙胆草大苦大寒,能清泻肝胆实火,清利下焦湿热,黄芩、栀子苦寒泻火,木通、车前子、泽泻清利湿热,苍术苦温燥湿,黄柏苦寒清热。二方合用实有清泻肝胆湿热之功加茯苓、蔻仁、萆薢健脾利湿护胃,而湿热下注之证而致阳痿者,非清泻肝胆湿热者,此症难除,此症必先清利肝经蕴积下焦之湿热,湿热之邪除去,则清阳可升,清浊可分,清阳得升,则用补肾活血之品焉有阳物不举者也。因肝主藏血,主筋,阴茎为宗筋之汇,湿浊壅盛,湿浊闭塞,气血不能充于阴茎,则阳痿不起,或起而不坚,不能作巧。

4.瘀血阻滞证

经文

有血瘀	阻不通	不充筋	其症状
勃不起	茎中痛	连睾丸	及少腹
有急性	茎肿痛	睾丸肿	少腹痛
不急治	时间久	腰困痛	小便时
茎肿痛	尿不尽	临上阵	即倒戈
舌质暗	有瘀点	脉沉涩	其治法
活瘀血	通经络	常用方	王清任
有血府	逐瘀汤	要加味	临床中
其效好			

【病案举例】马某某,男,56岁,临夏人。

【主症】因骑车外出摔倒后车座撞伤会阴部而疼痛难忍,经治疗后其症已轻,但随之来者是阳痿不举故来求治。患者于两年前因车座撞伤会阴部后疼痛难忍,排尿淋漓不尽,疼痛时连及睾丸胀痛及少腹两侧,腰部酸困,经西医消炎止痛治疗后其症减轻,但随之而来的是阳痿不举不能同床,如有短时勃起即茎中疼痛即倒戈,有时茎中发热或发凉不定,睾丸下垂不收。舌质紫暗,脉象沉涩。

【辨证】瘀血阻滞经络。

【治则】活血化瘀通络。

【处方】少腹逐瘀汤加味或自拟方。

柴胡 10g	当归 20g	生地 10g	桃仁 10g
红花 10g	赤芍 30g	川芎 10g	生蒲黄 10g
五灵脂 10g	细辛 6g	桂枝 10g	木香 10g
生草 10g	橘核 10g		

6剂,水煎服,每日2次,饭后2小时服用。

患者此方加减共服20余剂,其上述诸症基本恢复,后期前方去五灵脂、生蒲黄,加生黄芪30g、红参20g、狗脊30g、川断20g收功。

【汤头歌诀】

王清任	逐瘀汤	入少腹	化瘀强
能通络	可止痛	活瘀血	有奇效
临床时	按病性	加减用	其效果
更加灵	柴归芍	地桃芎	生蒲黄
与灵脂	入肝经	能活血	化瘀强
桂细辛	能温阳	可通络	可止痛
橘籽核	与木香	通肝肾	可行气
又止痛	行滞气	瘀消除	去灵脂
与蒲黄	加参芪	狗川断	可补气
强筋骨	壮肾阳	瘀血去	血流畅

| 诸症消 | 阳物强 | 能同床 | 夫妻和 |

【自拟方】在临床中应用其疗效亦很好。

生黄芪30g	红参20g	桂枝10g	当归20g
赤芍30g	红花10g	山萸肉20g	巴戟肉30g
炙仙灵脾30g	淮牛膝20g	桃仁10g	仙茅20g

7剂,水煎服,每日2次,饭后2小时服用。

【汤头歌诀】

自拟方	也常用	有瘀血	又肾虚
阳物软	不起性	其疗效	也很好
其组方	参芪桂	归芍花	与桃仁
可活血	补气血	可强筋	山萸肉
巴戟天	仙灵脾	黑仙茅	淮牛膝
补肝肾	能壮阳	阳气旺	精血足
宗筋强	技巧成		

本证是因血瘀气滞,经络不通,筋失所养而造成阳痿症,本方功用:活血祛瘀,行气止痛,补肾强筋。

【病案分析】本病案因外伤而致血瘀阻滞经络,阴茎得不到气血的充养,因而致阳痿不举,瘀阻经络,故茎中刺痛连及睾丸胀垂疼痛,有时连及少腹腰腿疼痛。如《内经》云:"不通则痛,通则不痛。"而阴茎勃起全凭气血充盈而起,犹如水气之囊,无水与气,焉能充盈而勃起者也。此证用活血化瘀,通络行气兼补气补肾,则阴茎之经络得充,阴茎则能勃起而坚硬。因肝主藏血,主筋,厥阴之脉络阴器,而阴茎为宗筋之汇。人身关节肌腱运动功能,需赖肝之精血的滋养,如肝气衰则筋不能动故有"罢极之本"之称。肝主谋虑,与精神活动有关,而气滞血瘀日久则精枯,筋痿。如《素问·上古天真论》"丈夫……七八,肝气衰,筋不能动"。而气与血相互依赖,相互依存,相互生长故气为血之帅,血为气之母。本证治以少腹逐瘀汤加减合桃红四物汤并用,以活血化瘀行气为主,加以益气补肾之品,是活中有补,行中有敛,可谓选方用药之全也。

5.惊恐伤肾阳痿

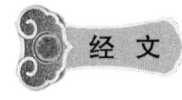

经文

有惊恐	伤其肾	精神疲	乏无力
心易惊	寐不成	噩梦多	易惊恐
出汗多	头昏晕	耳又鸣	面色黯
小便频	大便溏	紧张时	大小便
自不禁	自然出	阳物软	勃不起
其病因	性交时	突受惊	悲伤肾
是病因	其病机	恐伤肾	惊伤心
心与肾	均通脑	心肾平	不受惊
大脑调	若不调	伤及肝	肝主筋
阴茎者	为总筋	心要用	肝要动
技巧成	作强行	其治法	安心神
补肝肾	自拟方	用安神	定魄汤

【病案举例】赵某某,男,31,兰州市人。

【主症】因住集体宿舍,其亲人又从家乡来兰探视,正在同床时,突然来探视之人而入,由于受惊恐,当即阴茎萎缩不起。患者于两年前因同床时受到惊恐而致阳痿不起不能同床,故来求治,经两年各种补肾之方治疗均未见其效,本人已失去治疗信心,又加之妻子要求离婚,思想负担过大,随之出现失眠多梦,易惊易怒,汗出心烦,头晕耳鸣,腰腿酸软无力,纳差少食,小便频数,大便溏稀,意欲自尽其终。经人介绍前来求治,诊其脉象弦数,舌质淡。

【辨证】惊恐伤肾。

【治则】安神定魄,补肾益心通窍。

【功用】本方具有安神定志,定魂魄补肾益心之作用。

【处方】安神定魄汤(自拟方)。

| 茯苓 30g | 黄芪 30g | 五味子 10g | 牡蛎 30g |
| 远志 6g | 柏子仁 30g | 石菖蒲 10g | 龙骨 30g |

当归20g　　　炒白芍30g　　红参20g　　　熟地10g
山萸肉20g　　炒枣仁30g　　炙甘草20g

7剂，水煎服，每日2次，饭后2小时服用。

患者在本方的基础上加减共服30余剂前来就诊，自述已经能安然入睡，心惊、惊恐感已无，上述症状已消除，更喜之事不过于性生活恢复正常，夫妻感情和谐，情绪安定。故前来特表谢意。

【汤头歌诀】

自拟方	安神志	定魂魄	参芪苓
龙牡蛎	能潜阳	定魂魄	可安神
五味子	炒枣仁	柏子仁	石菖蒲
远志肉	益心气	可安神	通心窍
当归芍	大熟地	山萸肉	补肝肾
能活血	炙甘草	调诸药	魂魄安
心肾交	大脑调	下通肾	能起性
同床事	从此安	夫妻和	万事兴

【病案分析】患者因同床时受惊恐所致之阳痿，是惊恐伤及于心肾累及于肝。《素问·举痛论》云："惊则气乱……恐则气下……惊则心无所倚，神无所归，虑无所定，故气乱矣。""惊则气下……惊则气下……恐则精却，却之上焦闭，闭则气还，还则下焦胀，故气不行矣。"因惊恐伤肾，则精神内损，肾气受伤，气陷于下，肾主藏精，肾气损则精气怯，可致惶恐不定，而肝气受损，筋痿骨弱。肾失封藏小便失禁，大便自流，阳痿不举等。《灵枢·本神》云："恐惧而不解则伤精，精伤则骨酸痿厥，精时自下。"祖国医学之肾是广义而言，既有肾脏本身，又与心、脑、肝、脾、肺有着密切的联系，而其与心脑最为密切，因心肾相通，心脑相通，因肾主骨生髓，脑为髓之海，心主神明者实为脑也。故有云："所受惊恐而魂魄失散也。"而魂魄是精神意识活动的一部分，如《灵枢·本神》云："随神往来者谓之魂。""肝藏血，血舍魂。"《类经》云："魂之为言，如梦寐恍惚，梦幻游行之境皆是

也。"这说明了精神活动以五脏精气为基础,是指出魂与肝血的关系,由于肝不藏血,肝血不足等原因,可致魂不随血而动,可以出现精神恍惚不定等。魄也是精神意识活动的一部分。如《灵枢·本神》云:"并精而出入者,谓之魄。"《类经》"魄为用,能动能作,痛痒由之百觉也"。这也说明魄属于本能的感觉和动作,都属于魄的范围。这种功能与构成人体的物质基础——"精"是密切相关的,精足则体健魄全,魄全则感觉灵敏,动作正确稳健,作强才能出焉,本案因惊恐伤肾,伤肾者是伤脑,伤脑者伤心,心肾两伤,其实病在脑也。本方是以补肾安神、益心通窍为主,其实乱者平,下者升,心脑之通窍,使魂安魄定,宗筋有主,气血归源,焉有惊恐所致之阳痿不举者也。

6.寒滞肝经证

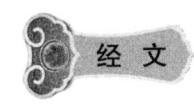

经文

阴寒盛	滞肝肾	龟头塞	阴茎冷
阴囊缩	勃不起	遇风寒	其阴茎
与睾丸	向内缩	少腹痛	常不温
小便频	清又长	腰膝软	下肢凉
常不温	头常痛	怕寒风	流清涕
不可收	鼻头凉	用手温	舌质淡
其脉象	沉又紧	其病因	素体虚
肾阳衰	不耐寒	不注意	寒易侵
其病机	肝主木	肾主水	如火衰
此二脏	均受损	寒收引	不能伸
要伸展	益火源	其治法	常用方
温经汤	加味用	八味丸	亦可用
但临症	要加减	灵活用	

【病案举例】刘某某,男,39岁,兰州市人。

【主症】秋季早晨,因露水作业时渐久而阴茎及睾丸少腹发凉,随之阳收不起,故来求治。自觉阳物不举已两年余,龟头及睾丸少腹恶寒，四肢不温，小便清长，腰膝酸困，浑身疲乏无力，恶寒，长流清涕，头晕恶寒，浑身疲乏无力，遇风寒自觉龟头阴茎睾丸向腹内收缩引痛少腹两侧，时常双手环抱下阴部，得温则能减轻，大便溏，舌质淡，苔白，脉象沉紧而细迟。

【辨证】寒邪郁滞肝经。

【治则】温经散寒通络。

【处方】桂枝汤加味。

桂枝10g	炒白芍20g	当归20g	肉桂6g
制附片10g	小茴香10g	炙仙灵脾30g	细辛6g
川楝子10g	台乌10g	炙甘草20g	生姜10g

7剂，开水先煎附片，后下诸药，每日2次，饭后2小时服用。

【第二诊】患者前方尽服后，自觉少腹及睾丸龟头及阴部浑身恶寒已经，阴茎及睾丸向内收缩疼痛基本消失，浑身恶寒疲乏，流清涕还可，阴茎似有勃起之势，但时间不长即已痿软。舌质正常，脉象沉细，前方加熟地10g、阳起石30g、升麻10g，7剂，开水煎服，每日2次，食后2小时服用。

【第三诊】患者前方尽服后，自觉浑身恶寒基本消失，阴部已温，悬勃已起已能同床，但同床后自觉浑身疲乏无力头晕，腰困腿软，舌质正常，脉象沉而有力。原方去川楝子、台乌、加黄芪30g、红参20g，7剂，开水煎服，每日2次，饭后2小时服用。

【汤头歌诀】

桂枝汤	要加味	当归芍	北柴胡
紫油桂	制附子	北细辛	鲜生姜
能温经	可散寒	通经络	活血脉
川楝子	台乌药	通肝肾	行滞气
大熟地	生黄芪	红人参	阳起石
加升麻	补气血	升清阳	清阳升
寒邪散	厥阴寒	即可散	阴部温
宗筋温	能勃起	同床行	

【病案分析】 素体阳虚，不能抵御寒邪，而致阴寒之邪凝聚肝肾。如《素问·至真要大论》云"诸寒收引，皆属于肾"。因肾主骨，主水，藏精。如命门火衰，而肾寒已作，肾寒不能生精养肝涵木，故筋可枯萎也。阴寒之邪入侵，留滞肝脉，阳气不能达于阴茎，故龟头及睾丸则恶寒作冷，寒主收引，故牵引少腹恶寒抽痛不温，阴寒之邪伤阳则小便清长，如外感寒邪，郁于肌表则浑身恶寒头痛，常流清涕，鼻头恶寒不温。故用桂枝汤加味者，是温补肾阳、散寒通络，使寒凝之邪浊消散，经脉得以温通，阳气已复，宗筋得养，焉有龟头及阴部恶寒冰冷者也，而寒散阳复，阳痿之症自愈。

7.命门火衰阳痿

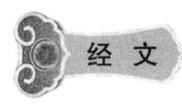

经 文

其症状	浑身寒	小便频	大便溏
阴茎软	勃不起	精神疲	头目眩
双耳鸣	视不清	常嗜睡	乏不起
腰膝困	四肢凉	常不温	鼻头凉
清涕流	不可收	尿无力	排不尽
余沥流	常湿裤	排清凉	数量少
命火衰	无生气	气不足	血又少
火又衰	海绵体	血不充	勃不起
舌质淡	肿又大	脉沉细	又无力
其治法	益火源	补肾阳	肾阳旺
气血充	技巧强	能同床	我劝君
节房事	不手淫	少饮酒	醉入房
最伤肾	固肾气	保肾精	益火源
阳不衰	健脾气	化源足	代表方
肾气丸	加味用	能补肾	可助阳
治肾病	是祖方		

【病案举例】 金某某，男，30岁，榆中人。

【主症】阳痿之数年有余,患者于数年前自觉性功能减退,腰困浑身疲乏无力,小便频数清长,大便溏,四肢末梢发凉不温,恶寒,常流清涕不止,遇寒则加重,头部恶风寒,一遇天凉有风头疼,近半年来有意性交,但因阴茎不起而无功,有时经双方努力,在交接即倒戈无法进入阴门而精液自出而败阵。因此夫妻感情失和,妻子要求离婚,故来求治。舌质淡嫩,脉象沉迟无力。

【辨证】命火衰退。

【治则】补肾阳益火源。

【处方】金匮肾气丸加味。

熟地 10g	炒山药 30g	山萸肉 10g	茯苓 20g
炮附片 10g	泽泻 6g	肉桂 6g	丹皮 10g
红参 20g	炒白术 30g	巴戟肉 20g	苁蓉肉 30g
当归 20g	鹿茸 10g	阳起石 30g	

7剂,开水先煎炮附片,后纳诸药,共煎30分钟,温服,每日2次,食后2小时服用。

患者前方尽服后前来就诊,自述四肢已温,腰膝恶寒酸软已轻,头晕耳鸣精神均有好转,悬勃已有起势,但坚持时间不长即倒,因病情大有好转,精神疲乏已有减轻,睡眠已可,小便频数,大便溏已有改善。舌质淡但较前已可,脉象沉细有力,看来前方治法已中症,原方加黑仙茅20g、炙仙灵脾30g,煎法同前。本方患者前后已服40余剂,痊愈收功。

【汤头歌诀】

金匮方	肾气丸	有八味	补肾阳
益火源	熟地黄	补肾阴	加桂附
补命门	益火源	山萸肉	淮山药
粉丹皮	滋肾阴	肾阴中	来求阳
红人参	炒白术	健脾气	脾气旺
肺气足	通水道	成决渎	巴戟肉
苁蓉肉	与当归	鹿茸片	用血肉

有情品	补肾阳	还肾精	阳起石
温肾阳	入气分	走下焦	命火衰
能发越	是首选	黑仙茅	仙灵脾
肾气丸	得二药	其效果	更显著
用古方	治今病	凭辨证	要加减

【病案分析】此案是属于肾阳虚衰之证,大凡阳痿证属于肾阳虚损者较为常见,但肾阳损及日久势必伤阴,而阴伤有必损阳。因肾主藏精,又为水火同居之处,是一脏而两生,所谓阴阳者,是一化二,阴生阳长,但各有侧重之分。本案因素体阳虚,先天禀赋不足加之房劳过度,竭精伤阴损阳而至阳虚火衰,久之至阳痿成病。因阳虚火不暖土,导致大便溏稀。命门火衰,膀胱气化无权故见小便清长,夜尿频数。阴精不足阳气难升,故见头晕耳鸣,这是肾中精气不能充于耳所致。命门火衰不能温煦厥阴肝经故见龟头寒、阴茎冰冷如铁,这是由于足厥阴肝经绕阴器,任督之气不能温化故见阴茎能勃起,但精关失约,则见早泄滑精自出。本案使用肾气丸加味,达到壮阳补肾益火源之功。因精室与膀胱并列于脐下、小腹,其气相通,精血相并这全赖肾之阳气充溢于其间,故肾之阳气虚损,以上症状出焉。肾为先天之本,主藏精,肾精所化之气即为肾气,肾气者包括肾阴、肾阳。方中桂、附温补肾阳,益火源;熟地补肾填精生髓,是阴中求阳,培血以助化气生精;山萸肉、淮山药滋补肝脾,三阴并补;泽泻、茯苓利水渗湿,丹皮清泻肝火与温补肾阳之品同用,意在补中寓泄,使补而不滞,滋而不腻。加之补督脉之要药鹿茸,此血肉有情之品壮阳温肾;当归、肉苁蓉是补血生精,因为精血同源,血足精亦足,阴阳气血俱旺。全方助阳之弱以化气,滋阴之虚以生精,使肾气振奋,则阳痿之症焉有不勃不坚者。《景岳全书》云"善补阳者,必于阴中求阳,则阳得阴助,生化无群"。临床在治疗阳痿早泄患者,需要详细辨别,施治时补阳者勿忘滋阴,时刻记着阴阳互根互用,相互滋生关系。此方正是采用补阳求阴,滋阴化阳,以使阴阳气血平衡,关键抓住肾,因肾者为冲任督脉之

221

根，生命之源。

二、阳强不倒症

（一）概述

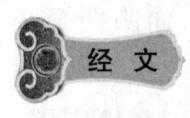

经文

有男子	阴茎强	不倒症	名强中
此种症	不少见	青少年	较为多
中老年	亦可见	性欲亢	命火旺
酒甘多	能壮阳	热中肾	下焦热
少壮时	血气丰	强不倒	时间长
精自流	时日久	损肾阴	独阳盛
或有人	服性药	量太过	现代药
服伟哥	其不知	久服之	损其本
太过之	则损命	阳强久	阴茎痛
连睾丸	及会阴	更重者	有少腹
两侧痛	连及腰	不能伸	时日久
致阳痿	不起性	后悔时	很难治

注释

　　阳强不倒者亦称之强中，是阴茎勃起异常，或持久勃起坚硬不倒之症，可称之为阳强，也是一种较为少见的男性病，也可能有此症者因隐私之情而难言，故不治者有之，这种病症易发于中青年男性，尤其是青春期。而本症，如《诸病源候论·强中候》云"强中病者，茎长兴盛不痿，精液自出是也。由少服五石，五石热注于肾中，下焦虚热，少壮之时，血气尚丰，能制于五石，及至年衰，血气减少，肾虚不复能制精液。若精液竭，则诸病生矣"。强中之症,古人认为与服用五石散有关,认为金石之"丹药"以火毒内盛,或性欲过度,及嗜食酒甘厚味酿成湿热有关,肝肾阴亏阳亢所致。而现代之人提倡随便服用壮阳之春药,而致阳强不倒者亦不少见。如强中时间过久,则可引起阴茎充血水肿,甚至可致小便淋沥作痛,或癃闭不通,患者多为睾丸及小腹两侧抽痛连及会阴部,加重时腰酸疼痛难以屈伸,双手抱扶少腹。在治疗强中时应详细辨证,分清虚实,审证求因,辨证施治。一般可分三种。

（1）阴虚阳亢,房事不节,淫欲太过,肾阴亏损,如阴不能敛阳,则阳独亢,肝郁化火,或妄服壮阳之物,耗伤肾阴,肾阴耗损,则心火亢盛,宗筋失去润养,阳亢则血涌,充斥于阴茎,故阴茎勃起不收,气血闭郁,久则血聚水肿,故小便时尿道疼痛,淋沥不尽,甚至癃闭不通,而阴茎疼痛连及睾丸会阴及少腹两侧,甚者少腹及腰痛难以屈伸。《三因方》云"三消病至强中,不亦危矣"。《仁斋直指方》云:"自消而析之,又有五石过度之人,真气既尽,石势独留,阳道兴强,不交精泄,名曰强中。消渴,轻也。消中,甚焉。消肾,又甚焉。若强中,则毙可立待。"《世医得效方·消汤》云"强中多因耽嗜色欲,及快意饮食,或服丹石。《医林改错》云"或因多服升阳之药,遂使阳旺而阴衰,火胜而水涸,相火无所制,使强中不得收"。古人已认识到淫欲过度,或多服壮阳之品,或酒食甘味均可导致耗伤其肾阴,而相命之火独亢所致。

（2）湿热下注,或嗜食酒肉肥甘之品,蕴生湿热,或酒后同床,或以酒助兴动阳物,或贪欢近欲忍精不射,及性交中突然中断,导致败精瘀阻,湿热内生,阴茎脉络瘀阻不通,形成阴茎勃起异常,或因他种疾病服用大量激素类药物而导致阴茎异常勃起不倒有之。

（3）外伤所致,跌打损伤,阴部受伤,或外力撞击,伤及会阴,血络阻滞,瘀血阻滞于阴茎脉络,亦可致阳强不倒。如《金匮要略·脏腑经络先后病脉证》云"夫人禀五常,因风气而生长,风气虽能生万物,亦能害万物,如水能浮舟,亦能覆舟。若五脏元真通畅，人即安和。客气邪风，中人多死，千般疢难，不越三条：一者，经络受邪入脏腑，为内所因也；二者，四肢九窍，血脉相传，壅塞不通，为外皮肤所中也；三者，房室、金刃、虫兽所伤。以此详之，病由都尽"。张仲景以人与自然密切相关的整体观念，论述了疾病发生的原因，不越以上三条，因为人与外在自然环境存在着不可分割的统一关系。

(二)辨证论治

1.相火妄动证

经文

命火旺	相火动	龙雷火	两相交
阳物起	久不倒	小便数	赤又黄
口干燥	心又烦	大便干	不畅通
时日久	阴茎肿	胀不通	或溃烂
头昏晕	目又眩	双耳鸣	又失眠
性欲亢	频繁作	腰困痛	乏无力
舌质红	又少津	脉象数	

【病案举例】刑某某，男，24岁，兰州市人。

【主症】平素嗜食酒甘厚味，饮酒无度，又加之新婚，房事频作过度，为了达到同床时间较长，又去买春药服用，自觉性欲日益亢奋，性交排精后阳物还是不收，数日后，阴茎肿痛不倒疼痛难忍，小便频数，赤黄，排尿时尿道中烧灼疼痛连及睾丸及会阴部，甚至连及少腹两侧抽痛，故女方因惧怕而遭拒绝，近而出现心烦意乱，失眠不寐，口苦舌燥，目赤耳鸣，阴茎勃起数小时，精液自流而出，自觉十分痛苦，故来求治，舌质红少津，脉象沉数有力。

【辨证】相火妄动伤阴阳强。

【治则】滋阴降火。

【功用】滋阴降火，遗精、肾精不足，骨蒸发热，虚劳等症加减应用在临床均为行之有效。

【处方】知柏地黄汤加味。

知母 10g	焦黄柏 10g	生地 10g	山萸肉 20g
山药 30g	泽泻 10g	丹皮 10g	茯苓 20g
焦黄连 6g	龙胆草 6g	生龙骨 30g	生牡蛎 20g
生甘草 10g	车前子 20g		

7剂,水煎服,每日2次,食后2小时服用。

患者,7剂尽服后自觉上述症状均已大减,最重要的是阳物可收,疼痛已可,亦能入眠,心烦意乱已消,也得到妻子之谅解。舌质略红,已润,脉象弦,原方加当归20g、赤芍30g、狗脊30g、川断20g,去龙胆草,7剂,水煎服,每日2次,食后2小时服用。

【汤头歌诀】

用知柏	地黄汤	加减用	治相火
妄动生	阳物强	久不倒	精液黄
茎中痛	连睾丸	及会阴	少腹痛
口舌燥	心又烦	又失眠	龙胆草
黄柏皮	焦黄连	君有火	均可泻
肥知母	大生地	滋肾阴	山萸肉
能生精	云茯苓	淡泽泻	车前子
生甘草	能利湿	可利尿	生龙骨
生牡蛎	粉丹皮	能潜阳	可镇惊
能除烦	能安眠	当归芍	能活血
通经络	君相火	自然安	

【病案分析】平素嗜酒过量、多食肥甘厚味,致体内积热过盛,加之新婚狂交,以酒助兴,以春药助交,久则火动耗精伤阴,而致相火妄动,连及君火,龙雷之火独亢,所致阴茎强中不倒,因阴茎海绵体长时间充血则坚硬不倒,久久不收,故阴茎肿胀疼痛,连及睾丸、会阴、少腹两侧胀痛不已,小便时茎中烧灼疼痛,淋沥不尽。相火妄动不静,精海沸腾,故精液自溢而出。时久势必造成气血瘀阻,静脉血液回流不畅,有患者阴茎溃烂。此症

治则,首先应滋阴降火壮水。故王冰曰"壮水之主,以制阳光"。《经云》"阴平阳秘,精神乃治"。若阴阳偏胜,则疾病从生。肾者为坎卦也,是阳藏于阴之脏也。不独阴阳盛,阴难藏阳亦可无可依,虽同为火不归源,而其病为其导也。而知柏补阴秘阳,使阳有所贮,而自归藏矣。而知柏、龙胆草则能直泻龙雷之火,黄连亦能泻君火,使其君相及龙雷之火平,则独亢之相自潜入于阴水中,以涵润养宗筋,而因相火妄动之阳强可以恢复。柯琴又六味地黄丸之解曰:"肾虚不能藏精,坎宫之火无所附而妄行,下无以奉肝木升生之令,上绝其肺金生化之源,地黄禀甘寒之性,制熟则味厚,是精不足者补之以味也,用以大滋肾阴。填精补髓,壮水之主,以泽泻为使,是或恶其泻肾而去之,不知一阴一阳者天地之道,一开一阖者动静之机,精者属癸,阴水也,静而不走,为肾之体,溺者属壬,阳水也,动而不居,为肾之用,是以肾主五液,若阴水不守,则真水不足,阳水不流,则邪水泛行,故君地黄。以密封蛰之本,即佐泽泻以疏水道之滞也,然肾虚不补其母,不导其上源,亦无以固封蛰之用,山药凉补以培癸水之上源,茯苓淡渗以导壬水之上源,加以茱萸之酸温,藉以收少阳之火,以滋厥阴之火,还以奉少阳之气也,滋化源,奉生气,天癸居其所矣,壮水制火,特其一端耳。"知母苦寒,入肺胃肾,有滋阴降火润燥,消湿热中之功。东垣云"知母其用有四:泻无根之肾火,疗有汗之骨蒸,止虚劳之热,滋化源之阴。黄柏苦寒,入肾、膀胱,清热燥湿,泻火解毒,痿躄、梦遗"。朱丹溪曰:"黄柏走至阴,有泻火补阴之功,非阴中之火,不可用也。得知母滋阴降火,得苍术除湿清热。"《纲目》云:"古书言知母佐黄柏滋阴降火,有金水相生之义,黄柏无知母,犹水母之无虾也。盖黄柏能治膀胱命门中之火,知母能清肺金,滋肾水之化源,故洁古、东垣、丹溪皆以为滋阴降火要药,上古所未言也。盖气为阳,血为阴,邪火煎熬,则阴血渐涸,故阴虚火动之病须之,然必少壮气盛能食者,用之相宜,若中气不足,而邪火炽盛者,久服则有寒中之变。"本方之组成可谓丝丝相扣也,故治相火妄动之阳强者是相当有效。

2.湿热下注证

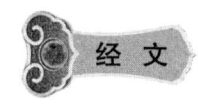

经文

有湿热	注下焦	同床后	阳强中
不能软	茎不收	龟头胀	色暗红
阴囊潮	出汗多	粘又臭	实难闻
时间久	其阴囊	及两沟	皮肤溃
烧灼痛	实难忍	浑身沉	四肢重
腰膝困	到夜间	双足烧	更加重
心烦躁	难入眠	胸脘闷	纳食差
常叹气	口出气	有异味	小便浊
如米粥	混不清	大便溏	不成形
舌苔黄	厚又腻	其脉象	滑又数

【病案举例】马某某,男,31岁,兰州市人。

【主症】平素因嗜食酒甘厚味,又因工作繁忙应酬,有时服用春药,而渐觉性欲亢进不能自制,每因同床后阳物坚硬不收,再次性交后流精量少,但阳物还是不收。阴茎中胀痛连及睾丸及会阴部,小便淋漓不尽,尿道中烧灼刺痛,阴部及两腹股沟出汗潮湿,汗黏,气味难闻,浑身沉重无力疲乏,晚间双足发热难以入眠,小便混浊不清如米粥样,大便不成形,故来求治。胸脘胀闷,短气,口有异味,舌质正常,苔黄厚腻,脉象滑数。

【辨证】湿热下注阳强。

【治则】清利湿热。

【功用】清肝泻火,清利下焦湿热。

【处方】龙胆泻肝汤加味。

柴胡 10g	龙胆草 10g	栀子 10g	泽泻 10g
木通 3g	车前子 20g	黄芩 10g	当归 10g
生地 10g	滑石 30g	焦黄连 6g	焦黄柏 10g
草薢 30g	茯苓 30g	猪苓 30g	生甘草 10g

7剂,水煎服,每日2次,饭后2小时服用。

患者服7剂后前来复诊,自述阴茎已能自收,阴部及两腹股沟出汗已可,恶臭难闻已淡,汗液黏腻已可,两腹股沟皮肤潮红已退。口中异味已消,小便通利,清利无混浊,大便已实成形,精神已可,腰膝沉重及夜间双足发热已消,已能安然入睡,舌质正常,舌苔薄白,脉象微滑。原方加蔻仁10g、炒薏苡仁30g,以健脾利湿,方中去焦黄连、滑石以巩固疗效。

【汤头歌诀】

有龙胆	泻肝汤	治湿热	注下焦
湿热盛	阳兴奋	性欲亢	不自收
阴囊潮	粘汗出	皮肤红	烧灼痛
其粘痒	气难闻	小便浊	混不清
如米粥	排不尽	浑身沉	四肢重
乏无力	到夜间	双足热	难入睡
北柴胡	龙胆草	栀子皮	木通片
车前子	清肝热	泻肝火	焦黄连
焦黄柏	君相火	均可清	猪茯苓
滑石粉	车前子	生甘草	白蔻仁
炒薏仁	能健脾	利水湿	赤草薢
分清浊	是湿热	不可少	湿热利
清浊分	肝火降	阳兴奋	自然平

【病案分析】患者因平时应酬过多,饮食不慎,损伤脾胃,脾失健运,以致湿热蕴积于中洲,下注于肝经,足厥阴肝经之脉绕阴器,故湿热之邪壅盛,阳气亢奋而阳强不收,湿热之毒阻滞阴茎,气血阻滞不利,故尿道烧灼刺痛作痒,湿阻气机,清阳不升,故浑身沉重疲乏无力,下肢及腰膝重滞,湿热之邪塞闭清窍,故心烦失眠,口干口苦,湿热下注于膀胱,气化失司,湿邪外蒸,故两股皮肤潮红及阴囊汗出发黏,而气味难闻。湿浊壅阻清浊不分,故小便混浊不清,状如米粥,浊气积于下焦,气运于口,故口出气味异常难闻。舌质正常,苔黄腻,脉象滑数。治则首选

龙胆泻肝汤加味,是清泻肝经湿热之法。酒者气味俱阳,能升发阳气,亦能生里之湿热,使湿热合阻于下焦为邪。故《内经》云"下焦如渎"。又云"在下者引而竭之"。酒足饭饱是湿热之水,亦宜决前阴以去之,而本方君药龙胆草,大苦大寒,能泻肝胆实火,除下焦湿热,黄芩、栀子苦寒泻火,木通、车前子、泽泻清利湿热。火盛必劫阴液,故用生地、当归以滋养肝血,使邪去而不伤正。柴胡疏达肝气,甘草调和诸药,加焦黄连、焦黄柏是以清泻君少二火,茯苓、猪苓、滑石、草薢、木通以渗湿利尿分清降浊,使湿热之邪从小便清利而去,加蔻仁、炒薏苡仁是以健脾渗湿之势有利于护胃气而不伤正,当归、赤芍是以养血滋血通络,络通则肝气已疏因肝主藏血,主筋,血活筋通,阳物自然可收。

3.外伤血瘀证

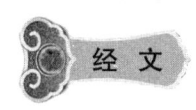

经文

因外伤	及阴茎	连睾丸	肿又痛
是充血	肿不收	有瘀血	气阻血
尿淋漓	排不尽	阴茎痛	实难忍
连少腹	抽疼痛	腰难伸	行动难
是外伤	未入里	其治疗	要活血
可化瘀	瘀血通	肿消散	疼痛轻
茎消肿	自然软	舌质可	苔正常
脉象紧	其治法	自拟方	有活血
用化瘀	消肿汤		

【病案举例】赵某某,男,24岁,兰州市人。

【主症】因与他人打架受外伤致其阴部后阴茎及睾丸会阴部肿痛,连及少腹腰部,疼痛难忍,双手抱住少腹,小便时尿道疼痛淋漓不尽,故来求治,舌质正常,脉象紧数。

【辨证】外伤阳强。

【治则】活血化瘀,消肿止痛。

【功用】活血化瘀,消肿止痛。

【处方】活血消肿汤（自拟方）。

柴胡10g	当归20g	赤芍30g	生地10g
红花10g	桃仁10g	川楝子10g	台乌10g
丹皮10g	金银花30g	龙葵30g	生草10g
升麻10g	黄芪30g		

7剂，水煎服，每日2次，饭后2小时服用。

患者服前方后，自觉阴茎肿痛不收已有好转，睾丸及会阴部胀痛已轻，小便通畅，尿道刺痛已消，舌质正常，脉象弦。原方加白茅根30g，以加强清热利尿。

【汤头歌诀】

自拟方	消瘀血	通经络	能止痛
用柴胡	当归芍	桃红花	能活血
化瘀血	川楝子	台乌药	粉丹皮
大生地	金银花	龙葵草	白茅根
通经络	能凉血	消肿痛	可利尿
用升麻	与黄芪	生甘草	升清阳
补气血	要活血	先补气	气已行
血定活	肿可消	痛可止	用本方
治外阴	受伤时	效果好	

【病案分析】患者外阴因受外伤而致阴茎及睾丸红肿疼痛，阴茎肿胀，阳物不收，小便淋沥不畅，茎中刺痛难忍，其因是外阴受伤后，血络受阻，而血瘀阻滞于外阴根部及会阴部连及睾丸，故阴茎勃起不收，瘀血充斥则肿痛难忍，故有"不通则痛，通而不痛"，因此用以活血化瘀消肿通络止痛之法，使所受外伤之瘀血消散，肿胀自消，疼痛自止，阳物自收。本方用柴胡，能疏肝行滞，而肝为藏血之脏，其经脉绕阴器，主筋而阴茎为总筋之根。当归、赤芍入肝则能养血活血，桃仁、红花祛瘀生新，因瘀血不去则新血不生，甘草能缓急止痛，清热利尿，丹皮、生地、银花、龙葵能清热消肿，川楝子、台乌通肝肾之经脉，行气止痛，升麻、黄芪升清降浊，补气助以活血行血，总之是以活血化瘀消肿

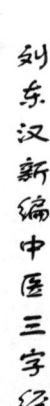

止痛改善局部血液循环为治疗之本。

三、前列腺肥大、前列腺炎论治

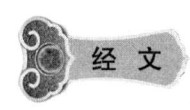

经文

古五医　　无前列　　腺发炎　　先肥大
其病名　　西医言　　其症状　　及病机
和病因　　祖国医　　有记载　　始见于
内经中　　其丈夫　　年七八　　五十六
肾气衰　　发始坠　　齿始槁　　年八八
六十四　　齿发去　　肾主水　　藏五脏
与六腑　　精气血　　均藏处　　男不过
尽八八　　至此时　　肝气衰　　肾气虚
天癸竭　　精气少　　肾脏衰　　身形态
感不适　　膀胱者　　州都管　　津藏焉
其气化　　凭命火　　命火衰　　气化差
其小便　　频不数　　淋不尽　　无力排
尿不远　　洒湿鞋　　余沥尿　　湿裤裆
小腹胀　　想小便　　来不及　　自流出
此症状　　老年人　　多常见　　但近代
成年人　　也多患　　其原因　　未婚时
手淫频　　成婚后　　房事过　　或饮酒
或吸烟　　性生活　　不注意　　无规矩
可伤肾　　其肾者　　前列腺　　最易损
常充血　　有余浊　　排不尽　　堵腺管
其腺体　　可肿大　　时日久　　性功能
受影响　　睾丸胀　　会阴痛　　连少腹

有早泄	或滑精	勃不起	或临阵
即倒戈	尿分叉	积郁久	产毒素
可杀精	要生育	有影响	其治法
老年人	补肾气	益火源	加活血
补肺气	增气化	其小便	方可通
青壮年	要活血	祛瘀浊	利湿邪
通腺管	将瘀浊	排出外	其腺体
能缩小	排尿时	已通畅	其睾丸
及会阴	胀疼痛	自然消	性功能
能改善			

（一）病因病机

目前医学界对前列腺炎及肥大的认识说法不一，有人认为与种族遗传因素有关，但大多数人认为与性欲太过有关。如青少年性成熟时期过度手淫是诱发前列腺肥大的基本因素。如过度的性生活能使前列腺经常处于充血状态，久而久之势必形成前列腺肥大。年轻时，由于代谢旺盛，机能活力强，恢复快，所以前列腺肥大情况较少，而50岁以后，随着身体机能的逐渐衰退，一旦前列腺充血，就恢复的较慢，加之睾丸功能的衰退，激素分泌减少，可引起前列腺组织增生成前列腺肥大。如《素问·上古天真论》云"七八，肝气衰，筋不能动，天癸竭，精少，肾精衰，形体皆极"；"八八，则齿发去。肾者主水，受五脏六腑之精而藏之，故五脏盛，乃能泻。今五脏皆衰，筋骨懈坠，天癸尽矣"。而七八此时肝肾之精血大衰。其筋痿软不能动，五脏皆虚不能泻。故男子年志之时一般看来56~64岁时已进入老年阶段，其中表现在行动及性生活方面者多矣。因此在中青年时期就应注意有规律的性生活。有学者作过长期的调查统计，一般青年性生活一周过两次，而年过50岁以后每两周一次性生活，这样前列腺的症状有明显的减轻，而前列腺肥大的程度亦轻。反之则发病率高，程度较重。而男性睾丸是产生雄激素的场所，与前列腺有着密切的关系。随

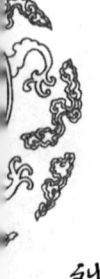

着年岁的增长及性生活的增多,前列腺才能逐渐的肥大,增大至40~80g,如超过80g,就会压迫尿道,造成排尿困难。前列腺增大至鸭蛋或鹅蛋大时,可称为3~4度肥大,因肥大而致小腺管口堵塞后腺管亦随之肿大,这时会造成会阴部胀痛不适,另外,病毒在腺管内大量繁殖,产生大量毒素,可造成性功能障碍。如性功能低下、早泄、阳痿,甚至可造成少精或无精、精子畸形、血精、不育等症。而祖国医学早在先秦时期就认识到了人体肝肾的生理病理与今之泌尿生殖系统上有着密切的关系。祖国医学认为,肝肾同源,又是母子关系,又是相互滋生运用关系。肝为肾之子,肾为肝之母,肾主水藏精,肝主木藏血主筋。肝之经脉,上入内廉,循股阴,入毛际,过阴器抵小腹,……上出额,与督脉会于巅顶。少阴经,上股内后廉,贯脊,属肾,络膀胱,其直者,从肾上贯肝膈,入肺中,循喉咙,夹舌本。这说明,肝肾与肺,膀胱有着密切的关系。祖国医学在辨证论治时,要病证脏腑兼顾,标本兼治,急则治其标,缓则治其本,而更重要的是治其本,还要未病防治先治为重。如男性前列腺肥大,前列腺炎所致之性功能障碍、早泄、阳痿、不育、小便频数、癃闭、淋漓不尽、排尿无力等症。其本在肝肾,其标在肺、膀胱上述诸证中,而兼有腰酸腿痛、头晕耳鸣、失眠多梦、梦遗滑精者有之。总之祖国医学认为,肾者,受五脏六腑之精而藏之。故为先天之本,生命之源,但是没有后天脾胃之气充养,任意嗜食酒肉肥甘厚味,过度的性欲不节,不护胃保精固肾,是虚其根本,故调和阴阳,滋养气血,使经脉通畅,循环改善才能益寿,否则折寿于青年矣

(二)如何预防与治疗前列腺肥大与前列腺炎

首先要在青少年时期就应加强性知识教育,使青少年对性的生理病理有正确的认识。祖国医学对男性生殖生理病理早有论述,如《素问·上古天真论》云:"丈夫,二八,肾气盛,天癸至,精气溢泻,阴阳和,故能有子。"而时至今日,随着我国人民生活水平大幅度的改善,整体文化素质的提高,生活环

境的改善，男女之性成熟较古时有所提前，因此，从青少年时期，就应加强性知识的教育，使青少年了解和注意，生活有规律，不可过度的放纵性欲，尤其是未婚青少年，应尽量减少手淫，以防止前列腺经常充血，使前列腺得到充分的恢复休息机会。其次是少吃能引起前列腺充血的刺激性食物，少吸烟，少饮酒，即使患了泌尿系疾病，如尿道炎、膀胱炎、排尿困难、尿频、尿急、尿前带白浊、尿道口发红发痒、小便分叉等症状，应及时到正规医院泌尿科作检查治疗。还应注意平时避免长时间的骑车或坐车，久坐硬凳，内裤要宽舒，应常换洗，保持生殖器及外阴部清洁卫生。

（三）前列腺肥大及前列腺炎的治疗

1.西医治疗

目前首选用抗菌消炎对症治疗，也可用理疗、频谱仪、射频、光疗、坐浴、前列腺按摩等，甚至还可考虑手术切除治疗。

2.中医治疗

应用祖国医学的脏腑辨证治疗，可分五个类型：①肾阳虚；②肾阴虚；③脾肾两虚；④气滞血瘀；⑤湿热蕴结下焦。

祖国医学虽然没有前列腺名称之提法，但从医籍记载中及临床中均可清楚地看出，它将肝、脾、肾、膀胱、三焦等脏腑的生理、病理记载的较为全面，所以将前列腺归于上述脏腑之中，是很有道理，是与上述诸脏腑有着密切的关系。因为祖国医学最大的特点是将人身看成是一个整体，由于脏腑、气血、经脉、经络都是密不可分的，其标在局部，其本在脏腑，其养在气血，其气在经络，其治在整体。如《素问·灵兰秘典论篇》云："心者，君主之官，神明出焉。肺者，相傅之官，治节出焉。肝者，将军之官，谋虑出焉。……脾者，仓廪之官，五味出焉。……肾者，作强之官，伎巧出焉。三焦者，决渎之官，水道出焉。膀胱者，州都之官，津液藏焉，气化则能出焉矣。"这说明，五脏六腑均与气化、升降、水液排泄等功能密不可分，是一个整体，其中一个环节失调，均能影响代谢，所以《内经》："此十二官者不得失调也，故主明则下安，以此养生则寿，殁世不殆，以为天下大昌，主不明则十二官危，使道闭塞而不通，形乃大伤，以此养生则殃。"而提示，人们应注意养生，调和十二脏腑功能则会有健康的身体。

五脏是人的生命之本，犹如阳光为生命之父，水为生命之母，阴阳者动静化物也，地为万物之体。如能养生，保护脏腑之精气，身体健康长寿，如任意损伤，不注意养生，那么一生之健康是无从谈起，甚至早衰，折寿，如劳心过度，房事不节，不注意四时八节气候之变化，胡作非为，贪欲过度，势必造成心烦意乱，欲梦非非，久之损伤心肾，心肾者脑也，日有所思，则夜有所梦。

在青少年时期，正常青春发育时期，思想是不太稳定，不注意生活规律，过度饮酒，好逸恶劳，游手好闲，酒醉入房，纵欲，过度手淫频繁，而导致精气大伤，损害人体的元真之精气。因此要教育青少年保持精力充沛，不要因一时之快，而违背了养生保精的道理，这样才能保持身心健康精力充沛，而不至于40岁时就感到力不从心。二便的改变、思维的改变，行动的改变，情绪的改变，性生活的改变等，一句话，23岁就是人体生理的改变，就是先天肾、脑的改变，也就是现代医学所说的内分泌的改变，如何延缓这些生理之改变？除生活有规律外，还要定期到医院做检查，积极预防，有病及时治疗，就能使之已损之处及时得以修复。如《金匮要略》云："虚虚实实，补之不足，损之有余。"

（四）前列腺肥大及前列腺炎辨证治疗

1.肾阳虚证

经 文

其主症	老年人	常见证	体质虚
阳不足	命火衰	小便频	无力排
淋不尽	余沥尿	湿裤裆	小腹胀
其原因	尿滞留	膀胱前	前列腺
太肥大	压尿管	排困难	要用力

矢气出	尿不远	洒湿鞋	湿裤裆
夜尿频	睡不安	太疲乏	没精神
其局部	前列腺	太肥大	其根本
在肺肾	肺主气	主治节	调水道
其肾藏	主藏水	命火衰	无气化
肺气虚	不治节	三焦虚	决渎官
功能失	水道出	实在难	膀胱虚
无气化	无收缩	排无力	尿不尽
舌质淡	苔薄白	脉沉细	又无力
其治则	补肺肾	益火源	代表方
肾气丸	加味用	合补中	益气阳
肺气足	治节强	命火旺	肾阳壮
气化足	水道通	排尿畅	其方中
加活血	能化瘀	祛瘀浊	络脉通
前列腺	肥大者	可缩丸	

【病案举例1】王某某，男，63岁，兰州市人。

【主症】小便频数而量少，淋沥不尽，少腹胀痛，每夜小便六七次之多，每尿时等待约一分钟才能排出，尿出无力，中断而细，头晕耳鸣，浑身疲乏无力，腰膝酸软，性功能减退，大便稀而不畅，已数年有余，故来求治。舌质淡，薄白苔，脉象沉细无力。

【辨证】肾阳虚。

【治则】温补肾阳。

【处方】自拟方。

生芪30g	桂枝10g	细辛6g	炒白术30g
山萸肉20g	巴戟肉20g	当归20g	赤芍30g
制附片10g	熟地10g	仙茅10g	蛇床子10g
鹿茸10g	肉桂6g	车前子20g	茯苓30g
泽泻20g			

6剂，开水煎服，一日2次。

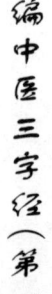

【汤头歌诀】

用金匮	肾气丸	加补中	益气阳
此二方	要加减	合并用	治肾阳
命火衰	小便频	尿等待	尿不尽
腰酸困	手足凉	性功能	常不举
其龟头	及少腹	常不温	熟地黄
淮山药	山萸肉	粉丹皮	云茯苓
淡泽泻	加桂枝	为金匮	肾气丸
能引火	归命门	补肾阳	温膀胱
能蒸腾	气化足	补中气	芪术陈
升麻参	草归身	补中气	升阳气
举下陷	脾气旺	肺气足	治节调
水道通	加赤芍	与桃仁	能活血
可化瘀	前列腺	肥大肿	亦可消
小便利	其少腹	不胀气	尿等待
无余沥	一次尿	能排尽	自感觉
真痛快			

【病案分析】因肾阳虚，而致前列腺肥大者，多见于中老年人，其主症是夜尿频数，等待一次尿余沥不尽，收入后余尿由尿道自然又流出少量，往往将内裤尿湿，而排尿时无力，自觉头晕耳鸣，眼花，因夜间尿频而影响睡眠，而自觉精神疲乏，浑身无力，腰膝酸软，性功能减退，一般是年老体虚，肾阳大衰而致，故小便频数淋沥不尽，排尿时等待无力排出。因肾与膀胱为表里，主蛰，为封藏之本，精之所处，又主水，合三焦、膀胱二腑主津液，与肺脾二脏同司体内水液代谢，是人体水液代谢的主要脏器。如《素问·逆调论》云："肾者水脏，主津液。"主骨生髓，充养骨骼，滋生脑髓之作用。故骨、脑的生长发育与功能活动，取决于肾气的盛衰。命门之火是元阳元阴所藏所在，故命门有水火之脏，阴阳之宅之称，而命门者是生命之关键之意，是先天之气蕴藏所在，人体生化的寿源，生命的根本。命门之火体现肾阳的

功能,包括肾上腺皮质功能。故《难经·三十六难》云:"命门者,诸神精之所舍,元气之所系也,故男子以藏精,女子以系胞。"而肾分为两者,其命门实为肾间动气也。《素问·灵兰秘典论》云:"三焦者,决渎之官,水道出焉。膀胱者,州都之官,津液藏焉,气化则能出矣。凡此十二官者,不得相失也。"由此看来,所谓前列腺肥大,即"癃闭"不单是前列腺肥大,排尿不畅或癃闭,而是与肺、脾、肾、膀胱、三焦、命门等有着密切的关系,从局部讲,前列腺肥大,尿路受到阻塞,这应该说是一种老年性退行性病变,但从总体上讲与肺、脾、肾、膀胱、三焦等脏腑失调有关。在治疗时既要软化肥大之前列腺使其缩小,局部以活血化瘀为主,更重要的是要从整体上益气补肾,健脾益火源,使三焦气化足能形成决渎之势,使膀胱气化足,加强膀胱的收缩力,能使静水动则水自荡,小便排量多而畅达,尿频已少,益命火补肾阳者,莫过于桂附,而本方直补肾阳,温而不燥,兼以活血化瘀,使局部肥大之前列腺瘀阻之浊物排泄而出。而熟地、山萸肉能滋补肾阴,也就是所谓"善补阳者,必于阴中求阳,则阳得阴助而生化无穷",此肾阳虚之前列腺肥大者,关键是肾阳虚所致,膀胱收缩无力,局部瘀浊阻滞而成,而本方组成对此可谓丝丝入扣。其实用此方治老年妇女小便频数余沥不尽者也相当有效。

2. 肾阴虚

经文

其主症	夜尿频	数又短	小便赤
尿道痛	有灼烧	尿道口	常发红
痒刺痛	头眩晕	双耳鸣	口干燥
渴欲饮	心烦躁	睡不实	睡梦多
尿分叉	射不远	手足软	汗出多
大便涩	不畅通	腰酸困	及两侧
入少腹	连睾丸	抽疼痛	有梦遗

多亢进
性功能
不育症
不活动
其病因
醉入房
肾精亏
浮阳越
难充脑
阴不静
或早泄
其根本
饮酒多
不敛阳
可壮水
加知柏
可滋阴
心火旺
梦中交
命火旺
茎中痛
常分叉
少腹胀
口干燥
头目眩
或干燥
加牡蛎
要补阴
来求阴
永不竭

性功能
其结果
成阳痿
死之多
多发病
饮酒多
损肾阴
阴精虚
肾精亏
又多梦
或滑精
脉细数
嗜肥甘
肾阴虚
其治则
六味丸
用壮水
不敛阴
常多梦
肾精伤
尿道烧
小便时
腰酸困
及两股
不充脑
大便涩
出汗多
有阳痿
于阳中
其源泉

及早泄
不治疗
其最后
多畸形
青壮年
嗜肥甘
自欲狂
毒素生
双耳鸣
故心烦
故梦遗
又少津
其病因
损肾阴
阴越虚
首选方
金鉴方
虚火降
睡不安
或早泄
数又黄
红肿痛
常亢奋
连睾丸
肾精亏
双耳鸣
加归芍
至后期
补阴者
则能升

或滑精
时日久
多障碍
其精子
此种症
手淫频
性生活
浊邪生
故头晕
及养心
虚阳动
舌质红
肾阴虚
醉入房
阳越亢
敛浮阳
是医宗
肾水壮
心烦躁
精自出
小便赤
尿道口
其性欲
有疼痛
常欲饮
常昏晕
少腹痛
生龙骨
阳中求
阴得阳

张景岳　　　左归饮　　　亦可用

【病案举例】回某某,男,31岁,天水人。

【主症】近半年来,尿频尿急,每尿时须等待,淋涩不畅,尿道烧灼刺痛,尿道口发红作痒,小便前分叉,伴有头晕耳鸣,心烦失眠多梦,口干欲饮,五心烦热出汗,腰困酸软,有时梦遗滑精,近日上述诸症加重,如行走久时会阴部胀痛不适,疼痛连及睾丸,故来求治。舌质红,少津,脉象细数。

【辨证】肾阴虚。

【治则】滋补肾阴,兼以活血化瘀。

【处方】知柏地黄汤加味。

生地 10g	茯苓 20g	炒山药 30g	泽泻 10g
山萸肉 10g	丹皮 10g	知母 10g	黄柏 10g
当归 20g	赤芍 30g	桃仁 10g	红花 10g
栀子 10g	猪苓 30g		

6剂,水煎服,一日2次。

【汤头歌诀】

用六味	加知柏	滋肾阴	敛浮阳
壮水主	制阳光	心烦躁	口干渴
腰酸困	梦遗精	头眩晕	耳内鸣
会阴胀	疼痛作	阴囊潮	臭汗出
均可除	当归芍	桃红花	可活血
能化瘀	会阴痛	即可止	焦栀子
清相火	猪茯苓	利通淋	能利尿
不伤阴			

【病案分析】肝肾阴虚之证是临床较为多见之症,而前列腺肥大者属阴虚证者尤其以青壮年较为多见,其病因病机是平素嗜食肥甘厚味过多,饮酒醉后入房,房事频繁,或未婚手淫频作,想入非非,生活无规律,时久则阴损阴耗,阴虚不能制阳,阴虚化火生热,虚火上扰清窍则出现头晕目眩,耳鸣,心烦失眠多梦,或梦交滑精,早泄甚至阳痿不举,阴虚津耗灼肺,则口干口

渴欲饮,阴不敛阳,虚阳外越,故五心烦热出汗,阴虚火旺,扰动膀胱,气化不利,则出现小便频数,淋涩不畅,尿道烧灼刺痛,津被热耗,故舌质红少津,脉象细数,治则滋阴降火,补益肾阴,加以活血化瘀通淋,而诸症可消,还可用张景岳"左归饮",益补肾阴,因肾阴不足,虚火上炎矣,症见腰酸遗精,口燥盗汗,舌质红少津,脉细数者均可加减应用。而在临床辨证之活,用药之妙,其效之捷者可谓良医也。

3. 脾肾两虚

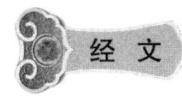

经文

其主症	头昏晕	浑身疲	乏无力
胃脘胀	纳食呆	大便稀	不爽快
腰酸困	四肢重	小便频	清又长
无力排	沥不尽	射不远	洒湿鞋
余沥尿	遗裤裆	睾丸垂	会阴胀
多梦遗	又早泄	阳不举	阴部冷
舌质淡	苔薄白	脉沉细	又无力
其病机	先后天	均已虚	先天肾
存真元	有命火	能温化	气化温
能养脾	脾喜燥	最恶湿	脾与肾
阳俱虚	阳不升	浊不降	胃纳呆
化源差	其体质	阳不生	阴不长
各脏器	均不养	其治则	健脾气
补肾气	脾气健	肾气足	因其虚
气运差	血可瘀	脉不通	其影响
前列腺	可肥大	其小便	排不畅
有分叉	性功能	可障碍	代表方
可自拟	其重点	补脾肾	参术芪
桂茯苓	当归芍	能健脾	补气血
缩砂仁	能和胃	助脾阳	化湿浊

五味子	锁阳片	鹿茸片	仙灵脾
补肾阳	还肾精	助阳事	柴肉桂
益火源	脾气健	肾气旺	两虚者
要兼顾	重健脾	兼补肾	益火源
化源足	气血旺	其症状	即可愈

【病案举例】 黄某某,男,50岁,兰州市人。

【主症】 小便频数、尿急,淋沥不尽,排尿无力等待,腰膝酸软,头晕、浑身疲乏无力,胃脘胀闷纳呆,大便不成形,排便无力而下坠,有时梦遗滑精,射精功能障碍,往往临症倒戈,而精不控自滑出,已两年有余,虽经多方求治,但其效不佳,故来求治。望其面色淡白,舌质淡,薄白苔,脉象,沉细无力。

【辨证】 脾肾两虚。

【治则】 脾肾双补,兼活血化瘀固精。

【处方】 自拟方。

生芪 30g	桂枝 10g	红参 20g	茯苓 30g
炒白术 30g	当归 20g	赤芍 30g	砂仁 10g
五味子 10g	锁阳 30g	肉桂 6g	台乌 10g
益智仁 10g	鹿茸 10g	牡蛎 30g	补骨脂 10g
炙仙灵脾 30g			

6剂,水煎服,一日2次。

【二诊】 患者前方服后,自觉尿频尿急、淋沥不尽有所减轻,头晕、浑身疲乏无力、胃脘胀闷纳呆、大便不成形、排便无力而下坠均有好转,本周内滑精未作。舌质淡,薄白苔,脉象沉细,本方已中症,原方加熟地 10g、炒山药 30g、升麻 10g、炙甘草 20g 以加强健脾益肾升阳之用。

【汤头歌诀】

自拟方	补脾肾	兼活血	可化瘀
能固精	芪参术	桂茯苓	健脾气
补肺气	益上源	调水道	台乌药
益智仁	紫油桂	能缩泉	尿频急

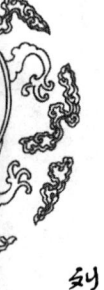

尿等待	尿不尽	自然除	当归芍
入血分	化瘀血	通经络	止疼痛
北五味	与锁阳	鹿茸片	仙灵脾
补骨脂	温肾阳	固肾气	锁精关
止滑精	煅牡蛎	缩砂仁	潜浮阳
护胃气	第二诊	诸症轻	但感觉
乏无力	胃脘胀	大便溏	不成形
排无力	加熟地	淮山药	与升麻
炙甘草	温脾肾	补中气	升清阳

【病案分析】脾肾两虚之因，因肾为先天之本，脾为后天之本。故人之本生之前在母胎者是先天供养后天，人之所生之后，是后天供养先天，但此二者是相辅相成的，如后天无先天水火滋养，则万物不生，又焉何能谈及后天脾土能养先天，故先后天为人身生命之本。因此本方以黄芪、红参、桂枝、茯苓、炒白术以益气健脾，以补后天，后天功能运化足，则气血足，砂仁和胃助阳化湿去浊，五味子、锁阳、鹿茸、补骨脂、仙灵脾补肾以助阳，牡蛎又能潜浮越之阳，是用血肉有情之品，补血以达到补气，是血为气之母，气足又能摄血统血，故气为血之帅，是一阴一阳相互滋生，相互依存，相互制约，相互为用，肉桂、熟地补阳温养气血，益火源，消阴翳。肾者精之处也，此精其义有二，一为肾脏本身的元阳精气，二为五脏六腑的后天之精。而肾脏本身的先天之精是人体的元精，它是来自父母，受之先天，是人类生殖繁衍的基本物质。故《素问·上古天真论》云："肾者主水，受五脏六腑之精而藏之，故五脏盛乃能泄。"是精藏于肾，而非生于肾也。五脏六腑之精，肾藏而司其疏泄，疏泄以时，则五脏六腑之精相继不绝。所以称其坎卦，而上交于心，满而后溢，生生之道也。故善补肾者，当于脾胃中求之。而先天之精必得后天之精的滋养，后天之精必得先天之精的化生，两者关系密切，以相互为用，而脾胃相关者，脾土为坤卦，为后天之本，万物滋生。肾为坎卦，为天一生水，万物之始。肾为二阴一阳，水中之火，可温生脾阳。如

《易经》云:"艮为山,为径路,艮三索而得男,故位置少男。万物者,莫盛乎艮。"《易经本义》云:"艮止也,一阳止于二阴之上,阳自下升极上而止也,其象为山,取坤地而隆其上之状,亦止于极而不进之意也。"故在临床上所因脾虚者累及于肾,但补肾者,必当补其脾也。因脾土为后天之本,能生万物,以养人身之各脏,但无先天之气化之推动,则后天亦不能生万物也,这也是一般常理也。

4.湿热蕴结

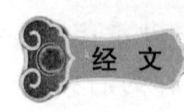

经文

其主症	小便频	数又痛	沥不尽
其混浊	澄不清	或带血	口烦渴
欲饮冷	尿道灼	热疼痛	连小腹
睾丸胀	抽疼痛	其急性	可发热
腰疼痛	大便干	不畅通	舌质红
黄腻苔	脉滑数	其病因	嗜甘肥
饮酒多	湿浊多	壅积久	则成热
腺管塞	闭不通	尿等待	涩不通
阴部潮	汗自出	其气味	臊又臭
汗汁粘	时间久	有此症	青壮年
多急发	其两股	皮肤红	可溃烂
其治则	清湿热	利湿浊	淋可通
自拟方	清湿热	通淋汤	土茯苓
猪苓泽	龙胆草	焦黄柏	焦栀子
清湿热	龙雷火	即可清	滑石粉
赤草薢	白茅根	龙葵草	生地黄
车前子	清热毒	可利尿	湿毒清
可通闭	当归芍	可活血	能化瘀
腺管畅	不阻塞	尿等待	作疼痛
烧灼感	自然消	混浊尿	即可清

用此方　　　治湿热　　　蕴下焦　　　每服用
实在灵

【病案举例】海某某,男,30岁,兰州市人。

【主症】尿频尿急,小便赤黄,排尿时尿道烧灼刺痛一周余,遂经口服一般清热利尿消炎之品,症状有所减轻,但因与朋友聚会时,饮酒过多而出现上述症状加重,伴浑身恶寒发热,口干口渴欲饮,每次小便时淋涩、量少,尿道烧灼疼痛,尿混浊不清如米粥样,少腹及会阴部肿痛连及睾丸。舌质红,苔黄腻,脉象,浮数。

【辨证】湿热蕴结下焦。

【治则】清热利湿,通淋。

【处方】清热通淋汤(自拟方)。

土茯苓30g	猪苓30g	泽泻20g	龙胆草10g
黄柏10g	滑石30g	萆薢20g	白茅根30g
龙葵30g	生地10g	栀子10g	车前子20g
苦参10g			

3剂,水煎服,一日2次。

患者3剂尽服后,其症状基本消失,舌质略红,苔薄白微黄,脉象数。

此症余热未尽,故在本方中加当归10g、赤芍20g,以消除局部之瘀血,改善局部之循环,而湿热自尽矣。

【汤头歌诀】

自拟方	能清热	可通淋	土茯苓
猪泽泻	与苦参	龙胆草	黄柏皮
滑石粉	赤草薢	白茅根	龙葵草
能清热	可燥湿	通淋浊	细生地
山栀子	车前子	能清热	可凉血
利小便	湿热邪	壅下焦	结膀胱
成热淋	小便涩	尿道痛	烧灼感
尿混浊	米粥样	小腹痛	会阴胀

连睾丸	舌质红	苔黄腻	脉浮数
服此方	效果佳	第二诊	加归芍
可活血	止疼痛	临证时	辨证用
效果佳			

【病案分析】患此症者,大多数在于青壮年,平时不注意生活,任意嗜食肥甘厚味,过量饮酒吸烟,房劳过度所致,久则内聚湿热,积于下焦则易诱发急性前列腺炎,此症属于中医热淋之类,而热淋病名出于《诸病源候论·热淋候》云"热淋者,三焦有热,气搏于肾,流入于胞而成淋。其状,小便赤涩,亦有宿病淋,今得热发者,其热甚则变为尿血,亦有小便候如似小豆羹汁状者,蓄作有时也"。而三焦者是脏腑外围最大之腑,又称之为外腑,孤腑也,有主持诸气,疏通水道之作用。《难经·三十一难》云:"三焦者,水谷之道路,气之所终始也。"《素问·灵兰秘典论》云:"三焦着,决渎之官,水道出焉。"这说明了三焦与人体气化水液代谢之功能密切相关。如《灵枢·营卫生会》云:"上焦出于胃口上,并咽以上,贯膈而布于胸中,……中焦亦并于胃,出上焦之后,……下焦者,别回肠,注于膀胱而渗入焉。"如若湿热之邪日久郁积下焦膀胱则小便混浊不清者,即上源不清则下源亦不清。故治则是以清热利湿通淋为主,淋浊已通既是郁久之湿热清利,使三焦气化通畅,决渎水道自然通畅,而淋沥疼痛自然消除矣。

5.气滞血瘀

经文

其主症	其睾丸	会阴部	及少腹
胀疼痛	连后腰	及两股	大腿内
连两侧	胀疼痛	其小便	有淋沥
尿不尽	小便时	尿道中	刺疼痛
其阳物	勃不起	心内烦	多失眠
其病因	有外伤	及会阴	或睾丸

或手淫	太频繁	有瘀浊	排不出
或瘀血	阻经脉	或气滞	有肝郁
气郁滞	血可瘀	气血凝	行不通
常疼痛	肝藏血	其经脉	绕阴器
抵阴户	肝与肾	经相连	肝气郁
血可滞	阻会阴	可肿胀	故小便
淋沥痛	尿不尽	其脉象	有沉涩
或弦紧	其治则	要疏肝	行滞气
兼活血	兼化瘀	有木香	金樱子
是成方	加味用	肝气疏	当归芍
桃红花	水蛭虫	可活血	化瘀血
可利水	川楝子	台乌药	延胡索
行肝气	散滞气	用升麻	升清阳
助诸药	化滞气	肝气疏	瘀血活
阻滞通	小便时	无等待	混浊请
胀疼痛	自然消		

【病案举例】 徐某某,男,55岁,兰州市人。

【主症】 小便频数余沥不尽,尿道及会阴部胀痛不适,如坐或行走时间长时,则会阴部及睾丸下坠疼痛,已五年余,遂经各种治疗,时好时坏,反复发作,性功能大减,兼有早泄,日益加重,自幼有手淫频繁,痛苦不堪其言,故来求治。舌质暗。舌下静脉紫瘀变粗扭曲。脉象沉涩。

【辨证】 气滞血瘀。

【治则】 疏肝行气,活血化瘀。

【处方】 木香金铃子散加减。

柴胡 10g	当归 20g	赤芍 30g	桃仁 10g
红花 10g	木香 10g	川楝子 10g	橘核 10g
皂刺 20g	元胡 10g	青皮 10g	水蛭 10g
车前子 20g	山萸肉 20g	升麻 10g	锁阳 30g
炙仙灵脾 30g	生草 10g		

6剂,水煎服,一日2次。

患者大约在本方的基础上加减服用30余剂后,以上症状基本消失,性功能障碍及早泄均已恢复。

【汤头歌诀】

疏肝气	用木香	金铃散	要加减
北柴胡	广木香	疏肝气	通肝经
川楝子	橘子核	皂角刺	能通络
通腺管	腺管开	瘀浊去	延胡索
用青皮	通肝脉	当归芍	桃红花
水蛭虫	化瘀血	可止痛	山萸肉
仙灵脾	与锁阳	固肾气	补肾精
温肾阳	用升麻	升清阳	治早泄
车前子	能利尿	除湿浊	生甘草
调诸药	和胃气	滞气行	瘀血化
诸症消			

【病案分析】此症易发于青壮年,因生活不慎,嗜食肥甘厚味,饮酒过量,或房劳过度,或手淫频繁,时日已久,使前列腺经常处于充血状态,使之局部血液循环受阻,脉管受到阻塞,时久则肿胀增大,压迫尿道,一遇性刺激或饮酒后,可致急性前列腺炎发生,或是日久形成瘀血,经脉不通,故少腹两侧,会阴部及睾丸腰部胀痛,或日久可致阳痿、早泄、不育等症。故治此症者应先疏肝行气,因气为血之帅,气行则血行,气滞则血瘀,因肝主疏泄、藏血,是有蕴藏和调节血液的功能,故有"肝主血海"之说,肝又主筋,阴茎又为总筋之汇。如《素问·上古天真论》云"丈夫……七八,肝气衰,筋不能动"。肝之经脉,沿着股内侧,进入阴际中,绕过阴部上达小腹。如肝气郁滞则能引起疏泄失调及血瘀之症,亦可导致性功能障碍等症。本症则是以疏肝行气活血化瘀通络为主。总之,治前列腺肥大,前列腺增生,大多不出以上五类,但总不离益气、补肾、健脾、清热、利湿、活血化瘀、通淋为主。在临床中应详细辨证,虚者补之,实者泄之,热者

清之,湿者燥之,滞者行之,瘀者活之。应灵活应用,随证加减,不能死搬硬套。故从治本上讲,应首先以调和阴阳气血,益气补肾为本,兼以清热利湿活血化瘀,软坚散结,通瘀为主,要使由于充血而肿大的前列腺体得到充分恢复及缩小,使形成的脓浊之毒素随之排出,就应首先将肿胀的腺管开口处,松弛放大,使毒浊能够排出,但在局部又要使腺体收缩(就是要使前列腺的平滑肌组织产生强烈的收缩)形成压力,从而使污浊之物从前列腺管中排出。

祖国医学认为,治病者要审证求因,辨证施治,治病必求于本,但也要标本兼治,以调和阴阳,使阴阳平衡。《素问·生气通天论》云"阴平阳秘,精神乃治,气血以流,腠理以密,如是骨气以精,谨道如法,长有天命"。现时有些时髦者,论治性功能早衰,温补肾阳是误区,说来说去,还不知其肾为何物,因祖国医学之肾,为广义之肾,应包括肾脏本身,因肾主骨生髓,脑为髓之海,肾脑一体,心肾相通,内肾者脏也,外肾者外生殖器及睾丸也,肝肾相通为母子关系,脾肾相连为先后之根本,肺为水之上源,肾主水,膀胱为水之下源,治此者,以补气为主,因气行则血行,气为运,运则通,血随气行,只活血不补气,则活血之功差矣,因血为阴,为人身五脏六腑之物质基础,为养生,生精之本。而肾者生于命门,命门即肾间动气,生命之本,肾气旺则膀胱气化足,气化足则膀胱收缩力强,则排尿通畅而有力,膀胱内者无滞留之尿,则少腹胀满尿频即消,气行血活则瘀肿消散,小腹及会阴、睾丸部胀痛下坠即消,前列腺体之瘀肿消散,排泄得以恢复,使阴茎后部海绵体得到充分的充血,即阴茎自然能够勃起而坚硬,则性功能得到改善及恢复,加补肾健脑之品,使肾精足,髓海得到供养,则脑健,作强者伎巧出焉。做到内无思虑之患,以愉悦为务,以自强为功,形体精固则精神不散,焉有不长寿者矣。

第二章 男性疾病

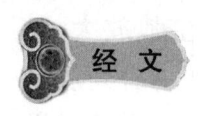

四、男子不育症论治

经文

素问曰	其丈夫	年二八	肾气盛
天癸至	精气溢	阴阳和	能有子
年三八	肾气平	筋骨强	真牙生
发长极	此时节	已成婚	有数年
未生育	要检查	不生育	原因多
如外阴	有发育	无异常	查内因
查精液	看液化	正常否	看数量
知多少	看活力	与动力	在同房
射精时	有异常	也有因	精液量
活动率	均正常	有阳物	勃不起
无力遂	要怀孕	是枉然	精液凉
或黏稠	均不行	前列腺	输精管
很重要	检查清	要治疗	可怀孕
阴茎短	细又小	睾丸小	如催卵
是天生	发育差	后天治	无法医

注释

人类的繁衍机理甚为复杂，而人类的正常生育需要具备以下几种条件。

（1）男子阴茎大小勃起正常，睾丸发育正常。

（2）正常的生殖细胞，即精子合卵子结合。

（3）精子合卵子能够结合形成受精卵。

（4）受精卵能够顺利在宫内着床，并不断发育，胚胎成熟，乃至发育成胎儿。

（5）男子能够产生并排除足够的精子。

（6）男子性功能正常，以便排出的精子和卵子正常结合。

凡是破坏了（5）、（6）两大环节的任何因素，都可导致男性不育症。

（一）正常精液特点

（1）正常的精液量为2~6ml。精液颜色刚射出的精液正常为半透明的灰白色或乳白色，待自行液化后则为半透明乳白色。如果时间较长没有排精，精液可呈淡黄色。如生殖系统有感染时，精液则呈混浊，如有出血时，精液可变成红色。

（2）精液黏稠度，精液刚射出时呈胶冻状，一般5分钟后开始逐渐液化，变为稀冻的液体。如果1小时后精液仍不液化，则提示前列腺或精囊可能有病变。

（3）精液酸碱度，正常精液略成碱性，pH值为7.2~7.8。精液中pH值的变化正常与附属性腺的病变有关，为生殖系统有急性炎症时，pH值升高。而患慢性生殖系统感染，输精管道阻塞或缺陷时，pH值常较低，精液搁置时久，也会液化，出现pH值偏低。

（4）精子计数，包括精子密度和精子总数。精子密度是指每毫升精液中精子数目，精子的总数是指每次排出的精液中所含精子的总数目。二者之间的关系为精子总数=精子密度乘以精子量。精子密度的正常值为每毫升0.2亿~2亿。在判断男性不育时，精子密度直接关系到男性的生育能力，同时精子的总数也有重要意义，如精子密度太低，则表示精液中精子数太少，受孕几率下降，精子密度正常，但如果精液量极少，导致精子总数不足，也会造成不育。

（5）精子活力，包括精子的存活率合精子的活动力，前者是定量，后者是定性。精子的存活率是指活动精子占精子总数的百分率，即活动精子与死亡精子的比例，正常时为60%以上。精子的活动力是指精子活动能力与质量，根据其向前活动能力的强弱分为五级,即 0、1、2、3、4 级。0 级不活动,表明精子不能活动。1 级,活动力差,表明精子在原地打转。2 级,活动力一般,表明精子可以缓慢向前游动,有时方向不定。3 级,活动力良好,表明精子能够向前直线游动。4 级,活动力很好,或活跃,表明精子能够快速向前直线游动,有时活跃向前窜。正常时,3 级和 4 级的活动精子总和应大于 35%。如果精子存活率过低,或精子活动太弱,都会导致受孕能力下降而成不育。

(6)精子形态,正常的精子可分为头、颈、体、尾四个部分,头部正面呈卵圆形,侧面呈扁平性,尾长而弯曲,外形似蝌蚪。精子畸形包括头、体、尾的形态变异,以混合畸形等为主。正常形态的精子应大于 70.0%。畸形精子的形成常与感染、外伤、局部高温、激素失调、药物影响以及遗传因素有关。精子畸形率过高,也会直接影响男性生殖能力。

(7)正常精液,经常规检查后,其结果的正常范围为:精液量 2~6ml;精液颜色为灰白色或乳白色;液化时间为 1 小时内完全液化;pH 值为 7.2~7.8;精子的密度为 0.2 亿~2 亿/毫升;精子总数在 4000 万以上;精子存活率为 75%;精子活动力 3 级+4 级>35%;畸形精子率<30%,精液中的白细胞数目极少或偶见。

(8)精液的实验检查,还有精浆的抗体测定、果糖测定、糖苷酸测定、甘油磷酸胆碱测定、柠檬酸的测定、锌等无机离子测定等待。

(二)男性不育的发病原因

男性不育的发病原因较为复杂,归纳起来主要有先天发育异常、遗传疾病、内分泌异常、性功能障碍、生殖系统感染、输精管先天缺陷或阻塞、免疫功能异常、精索静脉曲张、心理因素、理化因素、环境因素、饮食因素等。通常把它们综合为精液质量的异常、生殖器官的异常和性事活动的异常等三大方向。

(三)病因病机

男性不育之因可与先天、疾病、环境、生活、心理、饮食等均有着密切的关系,如《素问·六节脏象论》云"肾者,主蛰,封藏之本,精之处也"。人类要生育繁衍无精是根本之患,精之生成以气血为本,精之生长以水为溶,阴阳者,气血水火也,即阴生阳长以成也,藏于肾,故肾为封藏之官。而精子之少、之死,之活力,动力异常者均与肾,命门有关。如《脉经》云"男子脉微弱涩为无子"。《素问·六节脏象论》云"肾受五脏六腑之精而藏之"。故命门为水火之宅,内寄元阴元阳,肾之主阳事,为人体阳气之根本,对各脏腑组织起着温煦作用,若天生不足,或不洁,色欲过度,使肾气大伤,元阳以伤,命火衰退,其温煦功能失职,精液得不到元阳之温养,则精少或稀薄,活力动力均差,不能生育。如《金匮要略·血痹虚劳病脉证并治》云"劳之为病,其脉浮大,手足烦,春夏剧,秋冬瘥,阴寒精自出,酸削不能行"。是劳伤肾阳之气,故阳气不能内藏,阴虚不能内守,故阴寒精自出。《千金翼方》云:"精清而少,连连独泄……此由年少早娶,用心过差,接会汗出,脏皆浮满,当风卧湿,久醉不醒,及坠车落马僵仆所致也。"是指因房事过度或久卧寒湿当风,酒醉入房或因坠车落马跌伤所致。《辨证奇闻》云"人有精薄清冷……人以为命门之火衰也,谁知是脾肾之阳气不旺乎"。是指出不单纯是命火之衰,是由脾肾虚为本源之致病因素,而强调了脏腑失调在发病的机理上的作用。也完善了对其病因病机之认识。有以下三个方面:①命门之火衰微;②湿热下注;③寒凝血瘀。

(四)男性不育证辨证论治

1.命火衰微

注 释

其症状	精清冷	又稀薄	龟头寒
睾丸凉	常不温	浑身冷	怕风寒
清涕流	不自收	少腹凉	最喜温
小便频	清又长	腰膝软	无力行
面色白	大便稀	性欲差	勉强行

久无子	要查清	舌质淡	苔薄白
脉细沉	缓无力	命火衰	少阳气
其治则	补脾肾	益火源	还阳气
可生精	自拟方	补肾阳	生精汤

【病案举例】马某某,男35岁,兰州市人。

【主症】已婚4年未育,故前来求治

精理化特征:精液量(ml):3,稀释比例:1:1,液化时间:40分钟,酸碱度(pH):7.4,精液颜色:乳白色,黏稠度:适中,精液气味:栗花。

表2

精子分类	被检精子个数	精子密度($\times 10^6$/ml)	精子密度($\times 10^6$/ml)	百分率(%)
合计	82	26.41	105.64	100.00
A	3	0.97	3.86	3.66
B	1	0.32	1.29	1.22
C	2	0.64	2.58	2.44
D	76	4.48	97.9	92.68
A+B级精子	4	1.29	5.15	4.88
A+B+C精子	6	1.93	7.73	7.23(活率)

表3

曲线速度VCL [μm/s]:47.81	平均移动角度MAD(°)55.28	直线性LIN:37.70%
直线速度VSL [μm/s]:30.92	侧摆幅度ALH(μm):2.70	摆动性WOB:73.87%
平均路径速度VAP [μm/s]:34.56	鞭打频率(Hz):4.92	向前性STR:84.99%

表 4　重要参数判断

当前参数	实际数值	是否正常	判断标准
排精量	3ml	正常	>2ml
酸碱度	7.4	正常	7.2-8.0
精子活率	7.32%	不正常	>60%
精子活力	—	不正常	2级>25%为正常或a级+b级≥50%为正常
精子密度	26.41×10^6	正常	$\geq 20\times10^6/ml$

【现症】腰膝酸软,少腹发凉恶寒,鼻头怕冷,常流清涕,小便清长,大便溏稀,头晕浑身疲乏无力,四肢畏寒不温,面色苍白,舌质淡胖,有齿痕,苔薄白,脉象沉细而迟。

【辨证】脾肾阳虚,不育。

【治则】温补脾胃,助阳生精。

【功用】温补脾肾,还阳生精。

【处方】固本还阳脾肾双补汤(自拟方)。

熟地 10g　　山萸肉 20g　　巴戟肉 20g　　川断 20g
黄芪 30g　　肉桂 6g　　　沙苑子 20g　　肉苁蓉 30g
茯苓 30g　　当归 20g　　　菟丝子 10g　　鹿茸 10g
蚕蛾 20g　　砂仁 10g　　　雄鸡睾丸 1 对
红参 10g　　炒白术 30g　　益智仁 10g。

6 剂,水煎服,每日 2 次,食后 2 小时服用,患者在本方的基础上加减服用,治疗约半年余,自觉上诉诸药有好转,精液化验。

精理化特征:精液量:3ml,稀释比例:1:1,液化时间:30 分钟,液化状态:完全液化,精液颜色:乳白色,精液气味:栗花,酸碱度(pH):7.3,黏稠度:适中。

表 5

精子分类	被检精子个数	精子密度（×10⁶/ml）	精子密度（×10⁶/ml）	百分率(%)
合计	139	59.71	179.12	100.00
A	37	15.89	47.68	26.62
B	54	23.20	69.59	38.85
C	28	12.03	36.08	20.14
D	20	8.59	25.77	14.39
A+B级精子	91	39.09	117.26	65.47
A+B+C精子	119	51.11	153.34	85.61（活率）

表 6 动态参数分析报告

曲线速度 VCL [μm/s]:48.92	平均移动角度 MAD(°)60.99	直线性 LIN：52.99%
直线速度 VSL [μm/s]:25.47	侧摆幅度 ALH(μm)6.39	摆动性 WOB：62.89%
平均路径速度 VAP [μm/s]:30.11	鞭打频率（Hz）：4.98	向前性 STR：83.42%

表 7 重要参数判断

当前参数	实际数值	是否正常	判断标准
排精量	1ml	不正常	>2ml
酸碱度	7.3	正常	7.2~8.0
精子活率	85.61%	正常	>60%
精子活力	—	正常	2级>25%为正常或a级+b级≥50%为正常
精子密度	59.71×10⁶	正常	≥20×10⁶/ml

数月后,妻子已怀孕,足月分娩,所生一男孩身体健壮。

【汤头歌诀】

自拟方	温脾阳	兼补肾	脾肾强
气血旺	精自生	数量增	活动强
能生育	服此方	参术芪	大熟地
全当归	苁蓉肉	健脾气	补气血
山萸肉	巴戟肉	鹿茸片	雄蚕蛾
益智仁	沙苑子	菟丝子	柴肉桂
补肾气	还精血	缩砂仁	和胃气
醒脾气	川续断	固肾气	引诸药
入督脉	云茯苓	和胃气	可渗湿
亦利浊	中焦利	升降平	化源足
精可生	用此方	治阳虚	精清冷
不成育	久服之	定可育	更重要
鸡睾丸	雄蚕蛾	补肝肾	能壮阳
益精气	通阴道	壮阳事	

【病案分析】患者属于脾肾阳虚,命火衰微,温煦失职,精难温化,故精液稀薄清冷,精子之数量、密度、活率、活力均达不到受孕怀孕之要求。精液清冷致活率下降,活动无力,故四肢腰膝酸困,畏寒不温,鼻头塞,清涕常流,精神疲乏,腰膝酸软,脾土不能得到命门之阳温煦,故大便溏稀,命门之火衰,不能温化膀胱,故少腹怕冷,小便清长。治以固本还阳补肾、生精。因肾为先天之本,脾为后天之本,脾为坤土,能生万物,但土无水不能生,无火则不能长,是谓之阴生阳长。世之万物理亦然。方中黄芪、人参、茯苓、炒白术、砂仁是健脾益气补中,以建立中州,中州健则能生万物,焉不生精也。熟地、山萸肉、巴戟肉、肉苁蓉、菟丝子、沙苑子、川断、当归以补肾生精,鹿茸、蚕蛾、雄睾丸均为血肉有情之品,是补肾还精之要药,肉桂温补命门之火,以益火源,所生精液得以温煦,精子数量有增,活力动力有阳为助,能加强活动率,故《经云》云"阴成形,主静,阳化气,主动"。在

男性不育症而用雄鸡睾丸或猪睾丸,或麻雀较为少见,这是我家传世之作用于治不育者也。但我家八代之传,治男性不育症,则用此两物,其效极佳,因雄鸡当性成熟时,其性欲非常强,小公猪也是如此,当二月后它的性成熟,性欲极其强盛,而且繁殖力相当强。所以男性精液稀薄数量少,而本身性欲不强者,均可服用此物无有不效者。但在临床应用者极为少见。因龟龄集之方内有麻雀脑子,是用于补脑健肾,温补命门之火,而补脑则补肾矣。而雄鸡睾丸、公猪睾丸是以补肾,因肾主藏精生髓主骨,脑为髓海,实则是肾脑相通,如肾虚之人,往往有头晕耳鸣眼花,记忆力减退,腰膝酸软无力,性功能障碍等一系列肾虚精亏之象。用此方加减治疗男性少精不育者多矣。实则补肾是补睾丸生精之功能,即生精之工厂的功能。

2.湿热下注

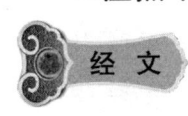

经文

其症状	小便淋	沥不尽	尿混浊
尿道烧	灼疼痛	甚至有	精带血
可出现	无精子	少精子	死精子
精混浊	精黏稠	不液化	活力差
动力少	不向前	原地转	畸形差
尿道口	有白浊	常分泌	会阴部
阴囊处	常潮湿	出汗多	味难闻
口干苦	双目赤	常失眠	心多烦
夜梦多	睡不安	腰痛困	舌质红
苔黄腻	脉象滑	或兼数	查精液
有异常	其治则	清下焦	利湿热
补肾气	还肾精	自拟方	利湿热
补肾气	还精汤		

【病案举例】梁某某,男,36岁,榆中人。

【主症】已婚10年余未育,故来求治。

患者已婚10年余一直未育,其爱人经妇科各种检查,月经、附件等均属正常,子宫发育位置正常。而诊其患者,身体较为肥胖,平时嗜食肥甘酒肉,吸烟较多,小便赤黄混浊不清,尿道有烧灼及赤痛,会阴部及睾丸阴囊及两腹沟皮肤潮湿多汗,其中骚臭难闻,尿急尿频,尿道口常流白浊之分泌物,心烦失眠多梦,口苦发干,舌质偏红,苔黄腻,脉象滑数。

精液常规检查化验:精液化验:精液量4ml,液化时间60分钟,状态混浊,精液颜色为黄绿,精液气味腥臭,酸碱度(pH)8.4。

表8 动态参数分析报告(一)

精子分类	被检精子个数	精子密度($\times 10^6$/ml)	精子密度($\times 10^6$/ml)	百分率(%)
合计	1	0.33	0.33	40.00
A	0	0.00	0.00	0.00
B	0	0.00	0.00	0.00
C	0	0.00	0.00	0.00
D	1	0.33	0.33	4.00
A+B 级精子	0	0.00	0.00	0.00
A+B+C 精子	0	0.00	0.00	0.00

表9 动态参数分析报告(二)

曲线速度 VCL [μm/s]:0.00	平均移动角度 MAD(°)0.00	直线性 LIN:0.00%
直线速度 VSL [μm/s]:0.00	侧摆幅度 ALH(μm)0.00	摆动性 WOB:0.00%
平均路径速度 VAP [μm/s]:0.00	鞭打频率(Hz):0.00	向前性 STR:0.00%

表 10　重要参数判断（三）

当前参数	实际数值	是否正常	判断标准
排精量	1ml	不正常	>2ml
酸碱度	7.0	不正常	7.2~8.0
精子活率	0.00%	不正常	>60%
精子活力	—	不正常	2级>25%为正常或a级+b级≥50%为正常
精子密度	$0.33×10^6$	不正常	$≥20×10^6/ml$

此患者之精液酸碱度、精子活率、精子动力、精子密度均不正常，而且精液内有大量的白细胞，少数脓细胞。

【辨证】湿热下注（前列腺炎）。

【治则】清热利湿，滋肾。

【处方】清热利湿汤（自拟方）。

　　土茯苓30g　猪苓30g　　泽泻20g　　草薢20g
　　焦黄柏10g　龙胆草6g　 当归20g　　炒白芍30g
　　山萸肉20g　炒苍术10g　菟丝子10g　沙苑子20g
　　生黄芪30g　生地10g　　龙葵30g　　通草3g
　　雄睾丸1对

7剂，水煎服，每日2次，食后2小时服用。

用此方加减大约服用半年之久，二次复查精液。

精液量（ml）：4.00，稀释比例：1:1，液化时间（分）正常液化状态：基本液化，精液颜色：乳白，精液气味：栗花，酸碱度（pH）：7.4，黏稠度：适中。

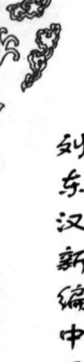

表 11　动态参数分析报告(一)

精子分类	被检精子个数	精子密度 ($\times 10^6$/ml)	精子密度 ($\times 10^6$/ml)	百分率(%)
合计	82	26.41	105.64	100.00
A	3	0.97	3.86	3.66
B	1	0.32	1.29	1.22
C	2	0.64	2.58	2.44
D	73	24.48	97.91	92.68
A+B 级精子	4	1.29	5.15	4.88
A+B+C 精子	6	1.93	7.73	7.32(活率)

表 12　动态参数分析报告(二)

曲线速度 VCL [μm/s]:47.81	平均移动角度 MAD(°)55.28	直线性 LIN:63.70%
直线速度 VSL [μm/s]:30.92	侧摆幅度 ALH(μm)2.70	摆动性 WOB:73.87%
平均路径速度 VAP [μm/s]:34.56	鞭打频率(Hz):4.92	向前性 STR:84.99%

表 13　重要参数判断(三)

当前参数	实际数值	是否正常	判断标准
排精量	4ml	正常	>2ml
酸碱度	7.4	正常	7.2~8.0
精子活率	7.32%	不正常	>60%
精子活力	—	不正常	2 级>25%为正常或 a 级+ b 级≥50%为正常
精子密度	26.4×10^6	正常	≥20×10^6/ml

【汤头歌诀】

自拟方	治湿热	注下焦	精子少
质混浊	活动差	不育症	其病因
嗜肥甘	烟酒过	浊邪积	在精室
精子死	多不活	有畸形	尿混浊
淋不尽	尿道痛	有烧灼	阴囊部
及两股	臭汗出	实难闻	皮肤痒
潮红痛	口干苦	心烦躁	多失眠
心又烦	土茯苓	泽猪苓	赤草薜
焦黄柏	龙胆草	清湿热	利湿浊
精室清	阴阳和	要养精	先补肾
当归芍	芪生地	炒苍术	健脾气
又补血	山萸肉	菟丝子	沙苑子
以补肾	还精血	精血旺	精健壮
龙葵草	能清热	精室炎	以可消
此方全	治湿热	注下焦	不育症
效果好			

【病案分析】 患者素体较为肥胖，平时嗜食酒肉肥甘厚味，加之吸烟较多，油腻之物质属于阴邪，性质重浊而黏滞，易于凝阻气机之升降，影响人体组织器官的功能发挥，阻滞脾胃消化吸收，积久化热，热为阳邪，易于耗伤阴液，易于生风动血。湿热之邪交织在一起，注下焦，易于侵犯精室，使之气耗亏，如薪火过旺，熬煎清水，久之则混然而枯也矣。故能导致精室之破坏，是精子不能在正常及恒温之下而发育，高温之下，卵无生存而坏死腐烂，这是物理之常也，太过与不及均无生机可言。又如久居湿地，或涉水淋雨，或感受雾露之邪，或湿邪蕴久化热，均会转化成湿热下注精室，发生精浊，精液黏稠不液化，免疫性不育，精子活动力异常，畸形精子过多等。而此患者，与以上各症状均有连带之因。祖国医学之精室是何脏、何腑，未有明确的记载，我认为应包括：中医之肾、西医之性腺、前列腺、精囊、精

索、输精管、睾丸等器官系统,实际是:产生精液、运化精液之系统。如这一系统发生炎性病变,而造成少精、死精、无精者多矣。故本案之症,首先要清利湿热,使热清湿去,则精室之所阴阳调和,精液发育正常,焉有不育之理。

3.寒凝血瘀不育症

经文

其症状	精稀冷	数量少	质稀冻
活动差	不达标	龟头寒	阴常缩
不起性	鼻头塞	清涕流	小便频
清不长	少腹凉	腰常困	最怕寒
四肢凉	常不温	疲乏困	身无力
头又晕	气又短	胸又闷	情绪郁
不畅快	舌质淡	苔薄白	脉沉迟
已结婚	数年来	未还孕	

【病案举例】牛某某,男,29岁,通渭人。

【主症】已婚4年有余未育,经妇科检查其爱人子宫大小、月经、附件均正常。故要求男子作精液检查,男子其健壮,外阴发育正常,但自觉龟头及阴部发凉恶寒,一遇风寒,其阴茎及睾丸向小腹之内收缩,急用热水袋温热后自觉恶寒向内收缩已可,平时自觉睾丸蠕动差,同床时女方自觉阴茎冰冷不温,射精时会阴部抽痛不快,连及少腹两侧困痛,腰膝酸软无力,同床后约一周之内自觉疲乏无力,此患者在10岁时因隐睾坐过手术,小便频数清长,大便稀,舌质淡暗,苔白,脉象沉涩。

【辨证】寒凝血瘀。

精液化验检查,精液理化特征。

精液量(ml):2.00,稀释比例:1∶1,液化时间(分):80,液化状态:完全液化,精液颜色:乳白,精液气味:栗花,酸碱度(pH):7.2,黏稠度:稠。

表 14　动态参数分析报告（一）

精子分类	被检精子个数	精子密度（×10⁶/ml）	精子密度（×10⁶/ml）	百分率(%)
合计	98.5	45.32	90.64	100.00
A	3	0.14	0.28	0.34
B	24	1.10	2.21	2.44
C	16	0.74	1.47	1.62
D	942	43.34	86.63	95.63
A+B 级精子	72	1.24	2.48	2.74
A+B+C 精子	43	1.98	3.96	4.37(活率)

表 15　动态参数分析报告（二）

曲线速度 VCL [μm/s]:19.52	平均移动角度 MAD(°)26.76	直线性 LIN:60.10%
直线速度 VSL [μm/s]:12.31	侧摆幅度 ALH(μm)1.63	摆动性 WOB:75.30%
平均路径速度 VAP [μm/s]:14.64	鞭打频率(Hz):10.57	向前性 STR:78.68%

表 16　重要参数判断（三）

当前参数	实际数值	是否正常	判断标准
排精量	2ml	正常	>2ml
酸碱度	7.3	正常	7.2~8.0
精子活率	4.37%	不正常	>60%
精子活力	—	不正常	2级>25%为正常或 a 级+b 级≥50%为正常
精子密度	45.3×10⁶	正常	≥20×10⁶/ml

【治则】温经散寒。

【功用】温经散寒,温通肝肾,活血化瘀,温补肝肾。

【处方】温阳活血益肾汤(自拟方)。

　　黄芪 30g　　桂枝 10g　　红参 20g　　细辛 6g
　　小茴香 10g　川椒 3g　　 当归 20g　　赤芍 30g
　　川芎 10g　　桃仁 10g　　红花 10g　　川楝子 10g
　　台乌 10g　　通草 3g　　 山萸肉 20g
　　炙仙灵脾 30g　蚕蛾 20g　巴戟肉 20g　菟丝子 10g
　　雄鸡睾丸 1 对

6 剂,水煎服,每日 2 次,食后 2 小时服用。

患者前方加减服用约 3 月有余,前来复诊,自述阴部潮湿恶寒冰冷已好,腰酸疼痛已可,射精时会阴部抽痛已消失,二便正常,舌质正常,苔薄白,脉象沉而有力。前方再加熟地 10g、鹿角胶 20g 以温补肾阳还精,前方去川楝子、台乌。再服 3 个月后前来复查。

3 个月后前来复查。

精液理化特征:

精液量(ml):3.00,稀释比例:1:1,液化时间(分):40,液化状态:完全液化,精液颜色:乳白,精液气味:栗花,酸碱度(pH):7.4,黏稠度:适中。

表 17　动态参数分析报告(一)

精子分类	被检精子个数	精子密度 ($\times 10^6$/ml)	精子密度 ($\times 10^6$/ml)	百分率(%)
合计	677	226.62	453.24	100.00
A	280	93.73	187.45	41.36
B	143	47.87	95.74	21.12
C	175	58.58	117.16	25.85
D	79	26.44	52.89	11.67
A+B 级精子	726	141.59	283.19	62.48
A+B+C 精子	598	200.17	400.35	88.33(活率)

表18 动态参数分析报告(二)

曲线速度 VCL [μm/s]:50.78	平均移动角度 MAD(°)56.11	直线性 LIN:56.04%
直线速度 VSL [μm/s]:59.89	侧摆幅度 ALH(μm)3.98	摆动性 WOB:66.78%
平均路径速度 VAP [μm/s]:34.96	鞭打频率(Hz):6.56	向前性 STR:82.22%

表19 要参数判断(三)

当前参数	实际数值	是否正常	判断标准
排精量	2ml	正常	>2ml
酸碱度	7.4	正常	7.2~8.0
精子活率	88.33%	正常	>60%
精子活力	—	正常	2级>25%为正常或a级+b级≥50%为正常
精子密度	226.×10^6	正常	≥20×10^6/ml

患者本次精液检查均为正常，饮食调节，节房事保之精养肾气，数月后已告怀孕。

【汤头歌诀】

自拟方	治寒凝	有血瘀	阻经脉
输精管	被阻塞	不能通	其精子
排不通	阴寒盛	精活少	不能动
阴部寒	不得温	射精时	会阴部
抽疼痛	四肢冰	常不温	腰膝软
乏无力	小便清	常频数	大便稀
不成形	舌质暗	有瘀点	脉沉涩
其病因	小时候	作隐睾	其术后

有瘀血	受寒气	阻经脉	输精管
不通畅	精室寒	无阳温	其精子
数量少	活动差	原地转	不向前
参芪桂	北细辛	小茴香	蜀川椒
补阳气	温肝肾	归芍芎	桃红花
能活血	化瘀血	川楝子	台乌药
通草心	苦温降	通肝肾	精管通
排精畅	射精时	会阴部	疼痛消
山萸肉	仙灵脾	巴戟肉	菟丝子
熟地黄	鹿角胶	温肝肾	补肾阳
益精血	能养精	助活力	向前进
与卵子	相结合	就怀孕	

【病案分析】患者素体阳虚,加之幼时患者隐睾,于10岁时作隐睾手术牵引术,局部创伤,血液循环差,因阳虚气血不足,而致寒凝气滞血瘀,因阳气失去温煦,气化不利,精室无阳则阴浊壅盛,加之手术后血与阴浊阻闭精室,使阴不能生,即使阳能生长,但因瘀阻不通,精子难以外排,瘀久则活动力减弱而无法与卵子结合成孕。其治则是以桂枝、细辛、小茴香、川椒、川楝子、台乌等温经行气通络加以参芪补气则温阳行气之力更强,当归、赤芍、川芎、桃仁、红花、活血化瘀通经,熟地、仙灵脾、山萸肉、巴戟肉、菟丝子、鹿角胶、雄鸡睾丸、血肉有情之品,温补肝肾,温阳还精,温阳行气,使阴寒之气得散,瘀血之阻得通,则精室阴阳和谐,气化以利,经脉通畅,而有不育者也。

男性不育症在现代看来使一种多发病、常见病,其发病原因较为复杂,主要有以下几点:①先天发育异常;②遗传性疾病;③内分泌异常;④性功能障碍;⑤生殖系统感染;⑥输精管先天性缺陷;⑦免疫功能异常;⑧输精管静脉曲张;⑨心理因素;⑩环境因素;⑪饮食因素。这10余种因素是最为常见的使精液异常的情况。治则之法不越以下四条:①补肾生精;②调和阴阳;③温阳活血化瘀;④通络去浊。在此治则得基础上可以随症加减灵活应用。所谓用古方治今病，全凭加减，所谓古方者，是古人经验之方，但于今之治病者，应随辨证而立法，选方活，用药灵，其效更捷，而中病者才可称之为方。故《老子道德经》上篇云："道可道，非常道。名可名，非常名。无名天地之始。有名万物之母，故'常'无，欲以观其妙，常'有'欲以观其徼。此两者，同出而异名，同谓之玄，玄之有玄，众妙之门。"而中医自古至今以宗《内经》之理，施"仲景"之法，这是大道不变者，为其"有"，故后世医者有自家之法者，为"无"，是欲以观其"妙"，有"妙"与"徼"其之变化难以译尽矣。

第五节　男性杂病论治

男性杂病包括较为广泛，如性交时不射精，性交时排精量少，性交后眩晕，性交后头痛，性交后少腹疼痛，性交后阴茎肿痛，血精，精浊，龟头疼痛，龟头疱疹，茎肿痛痒，阴缩，睾丸疼痛等，分述如下。

一、不射精症论治

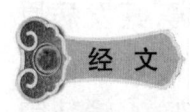

经文

性交时	有性感	不射精	可无子
是男性	不育症	找病因	审病机
其本症	与精少	有倒射	入膀胱
相鉴别	仔细辨	莫混淆	以免殆

误患者	其病因	有虚实	其病机
与脾肾	及精室	其开合	已失节
其睾丸	不产精	输精管	又不通
或倒精	入膀胱	其分型	有五类
肾气虚	素体弱	力不足	射不出
肾精亏	禀赋虚	精耗过	精源竭
射不出	相火动	淫欲过	有恶习
用手淫	或早婚	耗肾精	天癸竭
不射精	或房中	受惊恐	或体外
多排精	排不尽	或瘀浊	其精管
堵不通	不射精	会阴部	或睾丸
受外伤	或性情	太暴躁	使精血
阻精道	性交时	不射精	其治则
虚者补	损者益	热者清	败浊阻
要泻浊	有瘀血	要活血	化瘀血

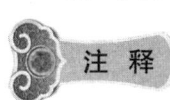

注 释

不射精症是指男子在性交过程中，性感有或者性感差，但不能排泄精液于体外的病症，而且常见伴有强中。早在《灵枢·五音五味篇》中提出"其有天宦，……此天之所不足也，其任冲不盛，宗筋不成，有气无血，唇口不荣，故虚不生"。此处"虚不生"是指成年男性人中沟无胡须所生即男子第二性征发育不全。明·万全《广嗣纪要·择配篇》提出"五不男"的概念，五不男即是古时指男子生殖器官先天发育畸形或其他病变而不能生育者。即天、漏、犍、怯、变等五种不育症。天，指天宦，男子先天性外生殖器或睾丸缺陷及第二性征发育不全。漏，精液不固，常自遗泄。犍，阴茎或睾丸被切除。怯，阳痿。变，又称人痾，俗称阴阳人，类似于两性畸形。《金匮要略·血痹虚劳病脉证治》："男子脉浮弱而涩，为无子，精气清冷。"这也是造成男性不育的重要原因之一。《诸病源候论·虚劳无子候》"丈夫无子，其精清如水,冷如冰铁,皆为无子之候,又泄精精不射出,但聚于阴头,亦无子"。其病因病机较为复杂,如有精液被阻塞而不能排出者,有根本无精排出者,有倒排者,临床上要注意鉴别。本症脏腑涉及肝脾肾,现代医学上是与睾丸较小,无生精之源,及输精管堵塞或者是前列腺肥大压迫输精管均可导致不射精,射精量少和倒精症。本症病因病机有虚实之分,多与素体肾气、肾精亏损、早婚、房劳、手淫等有关,平素情志对本症影响也较多,如性情急躁易怒,易致气机瘀滞,相火妄动,扰动精室,精室开合失司导致不射精。临床根据不同伴随症状,将本症分为五型即:肾精亏耗证、肾气不足证、相火妄动证、败浊瘀阻证和气滞血瘀证。治则为虚者补之不足,实者泻其有余,有瘀血者活血化瘀,有败浊者化浊通管,通过上述治疗方法达到使精室开合正常,输精管通畅,性交时精液可以正常排泄。

【病因病机】本症有虚实之分,但在中医辨证论治时多责于肝、脾、肾、精室。其病机主要是精室开合失常,合而不开,或是精窍不畅,或是睾丸发育小如蚕豆无精可排。如《诸病源候论·虚劳无子候》云:"泄精,精射不出,但聚于阴头,亦无子。"而在交合时不射精者,当责之于虚劳肾气衰弱,精血亏损,重点在于下焦不足,肝肾虚损,或是瘀血阻滞而成。

1.肾精亏耗

【概述】禀赋不足或婚后房劳太过,使肾精大亏,无精可排,肾精过度亏损,源流枯竭,即使性交时有性感而无精液排出,此即为肾精枯竭而不射精者。

【病案举例】彭某某,男,19岁,临洮人。

【主症】年岁已至婚期,家人发现与其他男人有别,经医院检查,阴茎短小发软,睾丸小如蚕豆,发软不硬,胡须及阴毛未长,身体瘦小。自觉有时头晕浑身疲乏无力,夜间小便频而有时尿床,形寒畏冷,常流清涕,大便溏稀。但有时有晨勃,时间短暂,即痿缩不起。故来求治。面色灰白无华,身体瘦弱,像10岁之男孩,舌质淡,脉象沉细无力。

【辨证】脾肾双虚。

【治则】温补脾肾。

【处方】脾肾双补汤(自拟)。

熟地 10g	炒山药 30g	山萸肉 10g	茯苓 20g
炒白术 30g	炙仙灵脾 30g	肉桂 6g	制附子 6g
当归 10g	砂仁 10g	肉苁蓉 20g	菟丝子 10g
覆盆子 10g	益智仁 10g	韭菜子 20g	蛇床子 10g
红参 10g	雄鸡睾丸 1 对		

6剂,共为细末,黄酒冲服,每次 10g,一日 3 次。

经服用 3 月有余,再次来诊,自觉精神较前好转,夜尿已少,大便成形,阴茎及睾丸较前有增大,阴毛始生,原方加麻雀脑袋及肉烘干,继服。但此症极为难治,两三年内或可恢复正常。

【汤头歌诀】

自拟方	补脾肾	熟地黄	炒山药
山萸肉	肉苁蓉	菟丝子	覆盆子
益智仁	韭菜子	蛇床子	仙灵脾
补肝肾	益精血	可固精	可缩尿
制附子	紫油桂	温肾阳	益火源
炒白术	白茯苓	红人参	与当归
健脾气	补中气	此方中	用雄鸡
之睾丸	是妙用	其睾丸	性激素
极丰富	对睾丸	发育差	效果佳
用此方	脾气旺	肾气足	精血充
自有精			

【病案分析】男子至 16 岁时,外肾发育不良者,应责之于内肾之虚,如先天禀赋不足,后天因病失调,使之肾气不能充,天癸不能至,则外肾不能养,而痿小不长。治则补脾者健后天精气,以供先天之用,补肾者,则健脑。肾脑得到后天之精血充养,则能启动外肾之生长,因在健脾补肾之中加雄鸡睾丸,麻雀肉

及脑袋是以补肾健脑,脑健则第二性征才能发展壮大。

我在临床中觉得用猪睾丸、鸡睾丸、麻雀脑肉,要比牛鞭、鹿鞭、狗鞭、驴鞭、蛇鞭等效佳。因以上诸鞭均为筋膜纤维成分,不含任何性激素,对补脑补肾其作用不大。

2.肾气不足

【概述】素体虚弱,或房劳过度,或素有手淫之癖,或久病及肾,肾气不足,肾阳衰微,无力鼓动精液外射,故性交时不能排精出于体外。《景岳全书》云:"凡男子不足,则有精滑,……或流而不射者"。即所谓"流而不射"是指精液自流而出入房则不能射精。

【病案举例】董某某,男,22岁,秦安人。

【主症】已婚两年未育,虽经北京、西安等地检查,治疗无效,故来求治,经询问检查,婚后性生活正常,每次也有少量排精,但未怀孕,经精液化验,无精子"0",触摸睾丸,双侧睾丸又小又软,但阴茎大小如常,问其幼年时患过腮腺炎等病没有,家人说小时双侧患过"肿脖子",未治自愈。舌质正常,脉象尺沉。

【辨证】睾丸发育不全(天宦)。

此症目前没有更好之治法,故给患者讲清再不要乱投医枉花钱。

此症始见于《灵枢·五音五味》云:"其有天宦者,……此天之所不足也,其任冲不盛,宗筋不成,有气无血,口唇不荣,故须不生焉。"这就说明了先天不足或因某种疾病而致,冲任虚损,气血亏耗,无以充养其肾也,是第二性征不发育之所致。《广嗣纪要·择配篇》也指出了男子生殖器发育畸形,或其他病变而不能生育者。首先要查看外生殖器发育正常与否,是婚配的先决条件。如若因隐睾而致者可手术治疗,如不手术,睾丸藏于腹腔内,因腹内温度较高,不利于精子生长及成活,即就是有少量之成活者,因输精管之弯曲或变窄,或阻塞则无法排出于体外。故不管是男是女,在婴幼儿时期,应多注意观察外生殖器的发育,如有异常现象,应及时去医院检查,早作处理,以免造成后患才去求医治疗,不亦晚乎。

3.相火妄动

【概述】素体相火较为偏亢,加之房事不节,性欲过度,或有手淫恶习,或因过早婚配,使肾阴亏耗,阴虚不能敛阳,相火妄动,耗伤精源,因肾主藏精,主静则精锁之关才能密闭开合自如,如相火妄动不静,则精室沸腾则精关开而不合,故精常自流,则入房时无精可排,故不射精。如古有云:"人之一身,阴常不足,阳常有余,况节欲者少,过欲者多,精血既亏,相火必旺。"而火旺者必伤阴。

【病案举例】白某某,男,24岁,榆中人。

【主症】已婚两年未育,性生活正常,女方妇科检查未发现月经、子宫、附件等有异常现象,经在男科检查精液时用手淫之法无精排出。后经详细询问病史时,自幼有手淫史,图一时之快,频繁而作,但每次排精用左手压迫会阴部,使精不能排出体外。而婚后性欲较强,大约每晚性交时间较长,但无精液排出而阳强不倒。其妻因过频性生活,而心烦体虚,不能支持,而患者更加心烦意乱、失眠多梦、头晕耳鸣、口干舌燥、小便赤黄、大便干结不爽、腰困酸痛。舌质红、少津,脉象细数。

【辨证】相火妄动。

【治则】滋阴降火,交通心肾,通启精窍。

【处方】知柏地黄汤加味。

生地 10g	山药 30g	茯苓 30g	泽泻 20g
丹皮 10g	山萸肉 20g	知母 10g	焦黄柏 10g
旱莲草 30g	女贞子 30g	枸杞子 30g	焦黄连 6g
通草 3g			

6剂,水煎服,一日2次。

患者前方尽服,自觉心烦意乱、失眠多梦较前已轻,晚间强中已减,口干舌燥已轻,小便较前已清,大便已软。舌质红润,脉象细数。看来本方已中症,前方去黄连,加炙龟板 20g,6剂,水煎服,一日2次。患者来诊,夜间已能安然入睡,口干舌燥、强中已好,二便正常,而以后在性交时已能射出精液但量不多,其妻也能接受其交。舌质正常,脉象细,再以原方6剂,以巩固其疗效。

【汤头歌诀】

地黄汤	加知柏	生地黄	干山药
山萸肉	白茯苓	补肝肾	健脾气
益精髓	淡泽泻	粉丹皮	焦黄柏
小通草	清肝火	泻肾浊	可利尿
祛湿浊	女贞子	旱莲草	枸杞子
滋心阴	补肝肾	用此方	心神宁
安然睡	小便利	肾浊除	滋阴血
君相火	均可泻	症自消	

【病案分析】此患者自幼有手淫之恶习,未成年手淫之频作,势必伤精动火,精伤则枯竭,枯竭则不能敛阳,则虚火上扰心窍,心者脑也,性者心也,是脑之所控,故而强中不倒则亢奋,失眠多梦、头晕耳鸣、口干舌燥、小便赤黄、大便干而不爽。其治则首选知柏地黄汤加味,是以滋阴降火。正如王冰所谓"壮水之主,以制阳光"。如《内经》云:"阴在内,阳之守也;阳在外,阴之使也。";"阴平阳秘,精神乃治,阴阳离决,其气乃决。"王冰云:"阳气根于阴,阴气根于阳。"以上这些理论,深入地阐发了"阴阳互根"之原理,指出"阴阳之理,原自互根,彼此相须,缺一不可。无阳则阴不能生,无阴则阳无以化。如朱丹溪论相火之变时认为,相火之动,必然与人体生命活动有关,故相火之动失常就必然会导致病变。朱氏云:"人之疾病亦生于动,其动之极也,病而死矣。而引起相火妄动之因,有情志过极,色欲无度,饮食无度,膏粱肥甘厚味等多方面原因,如六欲七情之伤常先激起脏腑之火",即五性厥阳之火,如"醉饱则火起于胃,房劳则火起于肾,大怒则火起于肝","五脏各有火,五志激之火随起","相火易起,五性厥阳之火相扇动相火矣"。故《格致余论》云:"二脏

(肝肾),皆有相火,而其系上属于心。心君火也,为物所感则易动,心动则相火亦动。"如心肾二火妄动,变化莫测,无时不有,以致煎熬真阴,阴虚则病,阴绝则死。其病变较多,危害极大。故朱氏认为:"阳有余,阴不足,气常有余,血常不足。"之理论对后世诸医影响深远。

4.败浊瘀阻

【概述】性交或手淫时忍而不泄,或用手压迫会阴部,使排精倒射入于精囊或膀胱,或体外排精,或久患遗泄,已离位之精阻塞精道,久而则成败精瘀浊,阻滞于精道不能射出。故《医论》云"房事时,精离位,或强忍不泄,或被阻中,已离位之精化成败浊"。

【病案举例】邵某某,男,23岁,白银人。

【主症】已婚两年未育,平素性欲亢进,强中,每在同床时间长,但不排精。故来求治。患者素体强壮,性成熟较早,并有手淫史,较为频繁,平时有会阴部坠胀及尿道刺痛不适感,在精液常规检查,用手淫之法取精时,时间长达10余分钟后,仍然无法排出精液。但每次性交时有性感,时间有时长达将近一小时,龟头发胀不适而自罢,但还强中不倒,头晕心烦、失眠多梦、梦交频作、腰困疲乏无力,甚至看见异性即勃起不倒,看见动物交配时,也即勃起不倒,小便混浊不清。此症干扰神魂不定,心烦意乱。舌质暗,脉象沉涩。

【辨证】败浊瘀阻。

【治则】化浊通窍,宁心安神。

【处方】化浊通窍汤(自拟)。

萆薢30g	茯苓30g	猪苓30g	泽泻20g
当归20g	赤芍30g	红花10g	桃仁10g
焦黄柏10g	焦黄连6g	石菖蒲10g	远志3g
车前子20g	知母10g	川楝子10g	

6剂,水煎服,一日2次。

患者6剂尽服,自觉心烦意乱稍有平静,睡眠较前好转,做梦已少，腰困疲乏头晕减轻，但还是阴茎易于勃起，在同床时有少量精液排出，时间较前缩短，舌质暗，脉象沉涩。调方如下：

【处方】

焦黄连6g	焦黄柏10g	知母10g	生地20g
当归20g	赤芍30g	萆薢30g	石菖蒲10g
远志3g	五灵脂10g	茯苓30g	车前子20g
川牛膝6g	川楝子10g		

6剂，水煎服，一日2次。

患者6剂尽服，自觉上述诸症均好，同床时已能射出，精液量较多，一周未作梦交，及见异性阴茎欲起之势未勃，二便正常，舌质正常，薄白苔，脉象沉缓。事约半年，后前来报喜，夫人已怀孕。

【汤头歌诀】

自拟方	赤萆薢	白茯苓	淡泽泻
车前子	与猪苓	可利湿	能通痹
祛瘀浊	当归片	赤芍药	桃红花
五灵脂	可活血	化瘀血	亦通窍
焦黄柏	焦黄连	生地黄	与知母
清君火	与相火	石菖蒲	蜜远志
通心窍	安心神	川牛膝	可活血
能通络	可导热	下泄之	川楝子
达肝经	泻郁热	又止痛	

【病案分析】患者平素体壮，性成熟较早，手淫成癖，离位之精不能畅排于体外，化为败浊，阻塞精道，致精道不利，故性交时不能排射精液，精不出者，难以倒戈，作为强中，久之则阳亢化火，上扰心脑，故心烦意乱。出现头晕失眠，梦交，见异性阳物即起不收，见闻动物性交时，也是如此。阳奋则阳物起，阴茎好喜充血，久之，败精浊物化热，热伤肾阴则精枯，故腰膝酸软作困，浑身疲乏无力。阳物久则不倒，则龟头肿胀疼痛。舌质暗，脉象沉涩。方用化浊通窍汤。萆薢、茯苓、猪苓、泽泻、车前子利

湿化浊通痹，当归、赤芍、桃仁、红花活血化瘀，通窍，知母、焦黄柏、焦黄连清君相二火，以安神定志，石菖蒲、远志安神宁心，以通心窍，川楝子能达肝经。

心、脑、肾三脏者为人身生命之本，心主血藏神，脑主思藏魂，肾主骨藏精。性者，心脑之事也，但遂意起性者与心脑有关。如梦遗多与日有所思夜有所梦相关，故《金匮要略·血痹虚劳篇》云"虚劳里急、悸、衄、腹中痛，梦失精，四肢酸疼，手足烦热……"如有败浊瘀阻精道，则有所离之精不能排出体外，久则可形成独阳偏亢，故可出现阴茎奋强，性欲不减，而耗精如常，故可出现头晕耳鸣、心烦梦交、腰膝及四肢酸软无力，用此方者，能使败精瘀浊化，精管通，则本症自愈，精能畅排焉有不怀孕者，此症实则与妇科输卵管不通有相似之处。

5.瘀血阻窍

【概述】忧思郁结，或暴怒伤肝，或阴部外伤，或久失血，精道枯萎，气机不畅，瘀血阻滞，则性交时不能射精，而且会阴部刺痛发胀难忍。

【病案举例】陈某某，男，27岁，永登人。

【主症】于三年前因打架斗殴，伤及外阴部，当时睾丸及阴茎肿疼连及会阴部，经当地卫生院给以消炎止痛等治疗，但局部外阴胀痛基本消失，但有时排尿不太畅通，阴茎根部不适，有时作痛，未引起注意。但手淫时无精排出。结婚已两年余未育，故来求治。经问及病史时，言每次性交时无精排出，但性感有，性事之后，少腹、阴茎及会阴部睾丸均有隐痛不适之感，因未育而心情烦躁易怒，胸闷不适。舌质暗，白苔。脉象沉涩。

【辨证】瘀血阻窍。

【治则】活血化瘀，理气通窍。

【处方】桃红四物汤合通管汤。

当归 20g	赤芍 30g	川芎 10g	桃仁 10g
红花 10g	生地 10g	川楝子 10g	橘核 10g
炒枳壳 10g	灵脂 10g	皂刺 10g	香附 10g

　　　　老苏梗6g　　黄芪30g　　蜈蚣3条

6剂,水煎服,一日2次。

　　患者6剂尽服,自觉性事后少腹、阴茎、睾丸、会阴部隐痛已轻,尿道口有少量的分泌物排出。舌质暗,白苔,脉象,沉涩。调方如下:

【处方】

　　生芪30g　　桂枝10g　　当归20g　　赤芍30g
　　桃仁10g　　红花10g　　生地10g　　川楝子10g
　　柴胡10g　　香附10g　　橘核10g　　灵脂10g
　　炒枳壳6g　　老苏梗6g　　皂刺10g　　蜈蚣3条

16剂,水煎服,一日2次。

　　患者16剂尽服,自觉性交时有精液已能排出,交后少腹及阴茎、睾丸、会阴再未作痛。舌质正常,脉象沉,看来精窍已通,再服原方14剂以巩固其疗效。

【汤头歌诀】

　　有患者　　因外伤　　致睾丸　　与阴茎
　　肿胀痛　　所引起　　不射精　　是因为
　　有瘀血　　阻其窍　　其治则　　须活血
　　化瘀血　　要理气　　通其窍　　桃红花
　　当归芍　　大川芎　　五灵脂　　北柴胡
　　消瘀血　　通经络　　可活血　　能止痛
　　川楝子　　香附子　　炒枳壳　　皂角刺
　　老苏梗　　大蜈蚣　　与橘核　　行滞气
　　可通络　　生黄芪　　补中气　　要活血
　　先行气　　气已行　　血必活　　肿消了
　　痛能止　　用此方　　效果好

【病案分析】本案由于外伤所致,使瘀血阻窍,而性交时精液不能排出,与其无精之病治则相异,因外生殖器之阴茎、尿道、睾丸、输精管均有连带关系,如外伤使局部瘀血瘀阻久则不化,势必影响管窍之通畅。肝之经脉绕阴器,抵少腹,布胁肋,如局部瘀血阻滞，势必影响肝经之气，阴茎为筋之总汇，气滞则血瘀，血瘀则气滞，两者互相影响。所以治以活血化瘀，理气通窍。方用桃红四物汤加通管汤，是以活血行血。只活血不行气则治之无功，故必须在活血之品中，加以理气行气之品，才是治疗妙法，因气为血之帅，血为气之母，气行则血行，二者相互依赖，相互依从。如唐宗海云："人之一身，不外阴阳。而阴阳二字，即水火；水火二字，即是气血。水即化气，火即化血。"如《易经》云"之坎卦一阳生于水中，而为生气之根。气即生，则随太阳经脉为布护于外，是为卫气，上交于肺；是为呼吸。五脏六腑，息以相顺，止此一气而已"。火化血者，血色赤，即火之色，火为阳，而生血之阴，但不赖阴血以养火，两者亦是密切联系的。所以火不上矣，而血液下注，内藏于肝，寄居血海，由冲任带三脉，行达周身，如血瘀则气滞，周身经脉则不通，则人身百病生焉。"若五脏元真通畅，人即安和，病则无由入其腠理"。

男子不射精之症，临床表现极为复杂，辨证论治时应详细询问病因，细辨病机，准确立法，精心选方用药，才能取得较好的疗效。

二、血精症论治

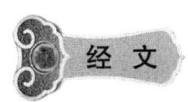

经 文

男科病	精带血	较多见	现代医
用肉眼	观精液	全是血	此病因
房事频	其病机	劳伤肾	心火动
下扰肾	命火旺	可动阴	阴不静
血则动	用肉眼	观其精	全是血
吓一跳	心发慌	情烦躁	可失眠

279

睡不着
腰酸困
刺疼痛
急检查
来治疗
要询问
伤血络
要止血
损肾精
纳食差
健脾气
有湿热
素体胖
食不节
湿浊物
其治则
可止血
可化热
血络阻
无法运
血不出
气欲行
血离经
能止血
达止血
随精出
怒伤肝
则化热
扰精室
混合出

头又晕
射精时
小便频
镜下看
效不佳
细审清
用滋阴
虚不固
浑身疲
小便频
补肾气
壅下焦
嗜甘肥
伤脾胃
入精室
清湿热
有瘀血
其原因
或久卧
血液瘀
若性交
瘀血阻
随精出
目的是
其肝经
其病因
或抑郁
其病机
伤血络
其治则

眼又花
会阴部
淋不尽
全是血
找中医
要分型
宜降火
房劳过
乏无力
清又长
要益气
伤及肾
饮酒多
湿热生
损血络
利湿浊
致内阻
受外伤
肾气虚
滞血脉
体摇动
气推动
其治则
化瘀血
湿热盛
性情躁
气不舒
肝抑郁
性交时
清肝热

耳鸣作
及尿道
去医院
用消炎
来求诊
相火动
可凉血
伤脾气
腰酸困
其治则
能统血
损精室
食辛辣
注下焦
致血精
要凉血
时日久
损下焦
血循环
在平时
用力气
瘀血行
化瘀血
生新血
可迫血
脾气暴
时日久
循经下
其血精
利湿浊

宜凉血　　　　能止血

注释

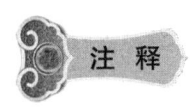

有男子排精时,精液带血液者可称之为血精,可包括现代医学的肉眼血精及镜下所见血精。此病与临床血淋、血尿要有区别,如巢氏《诸病原候论·虚劳精血出候》:"此劳伤肾气故也。肾藏精,精者血之所成也,虚劳则生七伤六极,气血俱损,肾气偏差,不能藏精,故精血出也。"是明确指出本病病位在肾,病因病机为过劳伤肾,肾虚不能摄精。而后世医学家在临床实践中,不断充实了对本病的认识。认为除伤肾之外,还因房劳过度,则伤阴动血,命火过旺,湿热下注,脾虚不能统血所致。而现代医学则认为是与前列腺有着密切的关系。而祖国医学之精室是与前列腺、精囊发炎均有所联系。因房劳过度势必造成前列腺损伤,而损伤者命火亢盛,亢盛则易伤阴动血,此血精者排尿无血,但射精时则血精互混,但无疼痛感觉,故临床中将血尿与血精应当详细分解,切莫混淆。

【病因病机】

①相火妄动,伤及肾阴,损及血络,或素体阴虚,或房事过度,或热病伤阴,或湿热内动,扰动精室,热伤血络,而致血精频作。

②脾肾气虚,固摄失司,房劳过度,脾肾受损,脾虚化源不足,气虚不能统血,血可随精而出,因肾主封藏,肾气不足,固密失职,肾气不固而失精,气不摄血而血精混杂而出。

③湿热下注,过度伤及精室。平素嗜食酒甘肥腻,辛辣之品,聚湿生热,损伤脾胃,湿热循行而下流,湿热下注于精室,而致血精俱出。

④瘀血内阻。多与外伤有关,血瘀日久化热,或久病卧床,气虚无力运行,血液郁滞经络,久则溃破而离经,故血随精而出。

⑤肝经热盛,迫血外出,或肝热郁久,或情志过于激动,或

暴怒伤肝，或情志抑郁，肝气不舒，日久化热，热邪循经下流，扰动与精室，烧灼伤于血络，而致血精自出，以上五项均为血精发病之病因病机。

【辨证论治】要分虚实，或虚实相兼，本证可涉及脾肾两脏，而现代医学可涉及前列腺、精囊，因此在临床中治疗时不能见血只治止血，要详细分辨审证求因，辨证施治。

【病案举例1】张某某，男，36岁，兰州市人。

【主症】每在排精时，精液中有红色血液与精液相混，并自觉射精时会阴部有疼痛感，思想负担较重而失眠。心烦急躁不安，口干口渴欲饮，小便赤黄，尿道有烧灼感，检查精液正常，红细胞(+++)，故来求诊，察其舌象红少津，薄黄苔，脉象细数，兼有腰部困痛，小便频数，大便干，已经一月余，经西医按前列腺炎消炎止血治疗后，其症状未见好转。

【辨证】血精，相火妄动，伤及血络。

【治则】清泻相火，滋阴，止血凉血。

【处方】知柏地黄丸加味。

生地 20g	山萸肉 10g	炒山药 20g	泽泻 20g
茯苓 30g	丹皮 10g	知母 10g	焦黄柏 10g
紫珠草 30g	紫草根 30g	白茅根 30g	当归 20g
赤芍 30g	苦参 20g	生甘草 20g	

7剂，水煎服，每日3次。

患者服前方后，本次排精时自觉会阴部刺痛已轻，精液内有少量粉红色血液，性情烦躁失眠已有改善，小便赤黄已经变淡，尿检正常，口干口渴已轻，尿道烧灼感已消，舌质正常，苔薄白，脉象细微数，原方加生黄芪30g、皂刺20g，7剂，水煎服，每日2次。

【汤头歌诀】

六味汤	加知柏	能滋阴	可降火
治虚劳	命火旺	伤精血	扰精室
射精时	会阴痛	观精液	内带血

吓一跳	心烦躁	睡不安	舌质红
口又干	渴欲饮	尿赤黄	排尿时
茎中痛	脉细数	要滋阴	又降火
用生地	粉丹皮	滋肾阴	山萸肉
干山药	益脾肾	白茯苓	淡泽泻
利湿热	亦有开	亦有合	治三阴
加知母	焦黄柏	滋肾阴	泻命火
能引血	归脉道	治血精	自然消

【病案分析】此患者由于房劳过度,而致命火妄动伤肾,命火妄动而扰动精室。肾者主藏精为水脏,而命门则是水火同居之处,如命火亢盛势必阴精沸腾不静,甚则扰动阴血,见排精时会阴部及尿道刺痛不快,精与血混杂而出。而中医之精室是今之何脏,是否与睾丸、精囊、精索有着密切的关系?如督脉,于会阴处后上腰脊过项至脑,经过脑垂体,下面部至龈交处,而任脉自会阴部上小腹至胸至喉过甲状腺,络颌下舌根部,是人身生殖之本,生命之根,故《素问·上古天真论》"女不过七七,男不过八八",是之谓也。

当然血精,可辨证为:①相火妄动;②脾肾气虚;③湿热下注;④瘀血内阻;⑤肝经热盛者五型,但在临床多见者为房劳过度而致相火妄动,而其中脾肾气虚,瘀血内阻者临床较为少见,而在临床中将相火妄动与湿热下注视为一症,若为湿热重者以清利湿热,疏肝,清泄君相二火为宜,如用本方可加龙胆草、焦栀子、焦黄连等,又如尿道淋浊太重者可加滑石、萆薢等。

【病案举例2】王某某,男,34岁,兰州市人。

【主症】近期每同床时所排精液内带有鲜红色血液,故来求治于中医。患者近一月来每在同房排精时内带鲜红色血液,感觉射精时会阴部刺痛不适,小便赤数,口干欲饮发苦,心烦不寐多梦,大便干燥,曾在两位男科医生处检查治疗其效无果,西医诊断为:精囊炎症,小便检查,视精血浑浊不清,红细胞满视野,舌质红少津,脉象细数。

【辨证】血精，精囊炎。

【治则】凉血止血，清利湿热。

【处方】龙胆泻肝汤加味。

龙胆草10g	生地10g	焦栀子10g	焦黄芩10g
柴胡10g	泽泻10g	土茯苓30g	龙葵30g
当归20g	赤芍30g	车前子30g	焦黄柏10g

7剂，水煎服，每日2次。

前方尽服后前来门诊复诊，自述服药，所排出精液呈淡黄色，镜检未发现有红细胞，但有少量脓细胞，在射精时会阴部刺痛已消失，腰困已轻，心烦、睡眠不实、口干已可，舌质薄白，脉象沉滑，原方加狗脊30g、川断20g、淮牛膝20g，7剂，每日2次。

【汤头歌诀】

治肝热	首选方	龙胆草	细生地
焦栀子	焦黄芩	焦黄柏	与柴胡
入肝经	清君相	二火动	扰精室
血妄动	同床时	血与精	同时出
土茯苓	龙葵草	车前子	淡泽泻
清湿热	可凉血	能利尿	分清浊
当归芍	可活血	能止痛	泻肝胆
清心火	清下焦	利湿热	阴茎肿
疼痛作	阴部痒	妇女带	均能医
加狗脊	川续断	淮牛膝	固肾气
强筋骨	肾主骨	又生髓	是治本

【病案分析】患者素体阴虚，加之房劳过度，心火亢盛，命火亦动，扰动血室，性事频繁，时久则伤肾耗精动血，故性交排精时，血随精混合而出，精室久则瘀血，故排精时会阴部及尿道有刺痛感，心火亢盛则失眠心烦，多梦不安，伤肾损精则腰困疼痛，精虚不能冲于脑则头晕耳鸣，肾精不足不能上润咽喉，故口干欲饮，肾精亏虚不能润养大肠，故大便干燥不畅，而祖国医学

认为，阴虚易于化火生热，而热与湿互结壅滞于下焦者，因下焦者肾膀胱之所处也，故所出症状多于泌尿生殖系统有关，从整体观来分析，与心、肝、肾、三脏均有关，因心主神明，为元神之府，与肾相通，连于垂体，人之有性欲者，是脑之所思，垂体之用，肝者主筋藏血，又与肾为母子关系，肝之经脉，绕阴户，达小腹，属木又易于生热化火，肾者主藏精属水，肾脏与精室、膀胱、会阴、尿道相通，如热与湿互结而成浊，而会阴尿道烧灼疼痛者必与湿热有关，而治肾者与治妇科病者，同样不离调任督二脉，因督脉起于小腹内，下出于会阴，向后行于脊柱的内部，上达项后内府，进入脑内，上行巅顶，沿前额下行鼻柱，入脑内者必经垂体。故督脉者是阳气之总司，故督脉阳虚则背恶寒，阴茎萎软不起，阳盛者则性事强壮，过盛则化热生火，动血扰动精室，则小便赤数，甚则血淋，血精可致。任脉者，起于小腹内，下出会阴部，向上行于阴毛部，沿着腹内，向上经过关元，达咽喉部，必经甲状腺，再上行环绕口唇。故任脉是人身阴血之总司，其病症与泌尿、性功能、妇人月经、男性性功能亢进与障碍、滑精、早泄等有关，因此任督二脉是人之生命之本，生殖之根，临床治疗男科病者此二脉也是很重要的，这就是祖国医学的整体观。

其次亦有因肾气虚，因摄失职者，湿热下注伤及精室者，瘀阻经络，日久化热者，有时数症兼见者，在临床较为少见，但治则因根据临证随症加减治之，但总之不离心、肝、肾、任、督、气、血、热、火、瘀等，这是治血精之法，辨证施治为宜。正如《诸病源候论·虚劳经血出候》云："此劳伤肾气故也，肾藏精，精者血之所成也，虚劳者生七伤六极，气血俱损，肾气偏虚，不能藏精，故精血俱出也。"本症为血精之最早记载，着实是宝贵之见，因其责之房劳伤肾气，因肾主藏精，故临床所见者多为青壮年之人因房劳过度所致，每排精时则血精混杂而出。

三、性交杂病论治

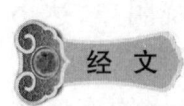

> **经文**

性交病　　常多见　　性交时　　常出现
有眩晕　　有头疼　　少腹疼　　连阴茎
腰疼痛　　阴中痒　　自感觉　　阴茎中
有异物　　睾丸痛　　有下垂　　有胀痛
阴茎冷　　向内缩　　阴汗出　　臊难闻
阴茎肿　　龟头烂　　有湿疹　　有溃疡
要分清　　阴囊肿　　疼难忍　　杂病中
有内症　　是房劳　　太过度　　伤其肾
连及脑　　肝肾亏　　易动火　　有素问
其病机　　十九条　　诸痉强　　属于湿
诸躁狂　　皆属火　　痛痒疮　　皆属心
水浊浑　　皆属热　　眩晕者　　皆属肝
寒收引　　皆属肾　　性交时　　眩晕厥
房劳伤　　正气亏　　可发生　　暴晕厥
不知人　　约半日　　乃知人　　其病名
为色厥　　其辨证　　阳暴脱　　其病机
在心经　　其二症　　气机乱　　性交中
大汗出　　心胸闷　　呼吸促　　头目眩
神魂乱　　患此症　　新婚中　　过兴奋
欲火炎　　气机乱　　其三症　　性交产
患恐惧　　新婚时　　初房事　　恐惧
其男女　　要共同　　调心理　　如因心
则伤肾　　阳物痿　　勃不起　　恐心肾

过度恐
性功能
头疼痛
伤及肾
总之会
为髓海
其辨证
性交后
与病机
气瘀滞
肾阳虚
房事后
疼痛作
暗耗精
故疼作
有单侧
腰痛者
其脉要
轻动摇
诸多医
有内伤
损伤肾
不要紧
及治疗
均有关
节房事
与病机
肾阴亏
其症状
最早见

司二阴
可造成
性交后
太过致
为诸阳
其大脑
头疼痛
其主症
其病因
瘀血阻
阻不通
气不足
及阴器
意淫则
络脉亏
腰疼痛
正中间
刺腰痛
肾之府
其后世
有外伤
用力过
损肌肉
要卧床
与房劳
补肾精
其病因
气血滞
随症治
其病名

肾藏精
不可收
其四症
因房事
人之脑
骨生髓
性交后
有阳亢
连阴茎
有郁热
气血充
耗伤阳
故少腹
虚火旺
流经络
性交后
或腰脊
如素问
其腰者
肾将惫
有创见
多与劳
有跌打
要手术
其内伤
健脾肾
均可治
感湿热
其辨证
如冰棍

是相通
精自流
患障碍
其病因
连及脑
肾主骨
髓海亏
有阴虚
少腹痛
其肝经
行房时
淫欲过
精气脱
其阴虚
虚火窜
其五症
或双侧
最常见
精微论
可疼痛
对腰痛
其外伤
连其筋
怕骨折
可痊愈
其治法
腰痛症
受水寒
肾阳虚
阴茎冷

第二章　男性疾病

金匮中	失精家	少腹弦	阴头寒
龟头寒	头目眩	其病机	命火衰
脾肾阳	均不足	其辨证	肾阳虚
其肝经	湿热盛	其阴缩	其阴茎
与睾丸	遇寒冷	向内缩	其少腹
与四肢	均发凉	小便清	数又长
加剧时	疼痛作	实难忍	其辨证
厥阴寒	热灼筋	元气脱	肾虚寒
瘀血阻	肝与胆	湿热盛	其症状
阴囊外	臭汗出	其病机	有湿热
有阳虚	湿内阻	有虚火	致妄动
有瘀血	致阻滞	有病症	龟头肿
包皮肿	肿痛痒	是湿热	与风邪
在外阴	不保洁	是病因	有阴茎
包皮内	茎头冠	生湿疣	其病因
是病毒	多与性	交接时	感染源

注 释

男科杂病者多而证杂，其表现为性生活的各种不同证候，但具体表现症状的各种不同表现之外，更重要的是表现在外生殖器及精液、排精等方面（如不射精症、性交时排精量少、性交后眩晕、性交后头痛、性交后少腹疼痛等）。故过去中医将男性病归入为内科杂病之类，如《金匮要略·血痹虚劳病脉证》"问曰：血痹病从何得之？师曰：夫尊荣人，骨弱肌肤盛，重因疲劳汗出，卧不时动摇，加被微风，遂得之"。"夫男子平人，脉大为劳，极虚亦为劳。男子面色薄者，主渴及亡血，卒喘悸，脉浮者，里虚也。男子脉虚沉弦，无寒热，短气里急，小便不利，……劳之为病，其脉浮大，手足烦，春夏剧，秋冬瘥，阴寒精自出，酸削不能行。男子脉浮弱而涩，为无子，精气清冷。夫失精家，少腹弦急，阴头寒，目眩，……男失精，虚劳腰痛，少腹拘急，小便不利者，八味肾气丸主之。"其病因本篇中指出"五劳虚极羸瘦,腹满不能食,食伤、忧伤、饮伤、房事伤、饥伤、劳伤、经络营卫气伤"等均为致伤心、肝、脾、肺、肾五脏阴阳气血升降失调。故《金匮要略》中所提各条始见于男性病之内容者,直至清代有"傅青主"男科专著《素问·厥论》"前阴者,宗筋之所聚,太阴、阳明之所合也。春夏则阳气多而阴气少,秋冬则阴气盛而阳气衰。此人者体质壮实,经秋冬夺于所用,下气上争不能复,精气溢下,邪气因从之而上也。气因于中,阳气衰,不能渗营其经络,阳气日损,阴气独在,故手足为之寒也"。"厥或令人腹满,或令人暴不知人,或至半日、远至一日乃知人者,何也?岐伯曰:阴气盛上则下虚,下虚则腹胀满;阳气盛于上则下气重上,而邪气逆,逆则阳气乱,阳气乱则不知人也"。"厥阴之厥,则少腹肿痛,腹胀,泾溲不利,好卧屈膝,阴缩肿"。故《素问》中所提厥者均与五脏之阳虚阴盛有关。故《灵枢·本神》"肾气虚则厥"。而孙思邈在《千金要方》中详细地记载了性交过程中发生晕厥证兼提出了急救者应男女口对口呼吸的抢救措施。如后世医家张介宾命此症为"色厥",也较为详细地分析此症的病因病机及急救措施,而认为此症多发生于素体心阳不振,心血瘀阻,或肝肾阴虚阳亢等。如《景岳全书·厥证》"其有不病而病此者,则甚多也,又何以言之,以其精去于频,而气脱于渐,故每于房欲二三日之后,方见此症。但因其病不在即,故不以此为病,兼之人多讳此,而不知中年之后,多有因此而病者,是皆所谓色厥也,奈何师不能察而每以中风毙之耳"。因此证有时一时性即过而不能引起人之注意,但日久则病至深,影响健康与房事等。

(一)性交后眩晕论治

【病因病机】性交后晕厥者,应有虚实之分,而以虚为多见,患此者多数为素体虚弱,禀赋不足或大病久病初愈,其体阴阳气血未充,故入房行事者易患此证。如《伤寒论·辨阴阳易瘥后劳复病脉证并治》"伤寒阴阳易之为病,其人身体重,少气,少腹里急,或引阴中拘挛(牵引阴部拘急痉挛),热(气)〔上〕冲

胸,头重不欲举,眼中生花,膝胫拘急者,烧裈散主之。"(见 392条)

【注释】 今见症多解释者少,而近代将此证则认为是与精神因素有关,而污浊不洁之物难以应用。其实不然,如对症者其效果很好,如尤在泾指出"阴阳易者,男子大病新瘥,尚曰余热,妇人与之交而得病者,名曰阳易。或妇人大病新瘥,余热未尽,男子与之交而得病者,名曰阴易,以阴阳相感精气交通,热气从之而传易也。其人身体重,少气者,劳伤其气而热胜之也,少腹里急或阴中拘挛及膝胫拘急者,精虚热入而脉道不通也,热上冲胸,头重不欲举,眼中生花,则热气熏蒸,而上浥清阳矣。"而《寿世保元》"伤寒新瘥,误与妇人交,小腹紧痛,外肾缩入,面里气喘。冷汗自出,须臾不救"。《景岳全书》有述,故在房事中精神过度激奋,欲火燃炽,气血随炎上行所致,《素问·调经论》云:"血之与气,并走于上,发为大厥,厥则暴死,气变反则生,不反则死。"而色厥证,实属体虚气弱精脱者性交时激动太过,或情绪过于紧张或一时性的气血逆乱所致。

【辨证】 ①心阳暴脱;②气机逆乱。其实,此两型均与心、肝、肾、脑有着密切的联系。因所谓性事者先有思而后有欲,有欲则动,欲者所思也,因脑主神明,与肾相通,与肝所运,在男科病中往往有肝肾亏虚之证,肝肾亏虚多因耗精太多,耗精太多过则伤神,神伤则脑海空虚,而脑海空虚,气亦不足,而此三脏者,脑主神,思维所运,肝主筋,外生殖器总筋之会,肾主藏精,如肾不能生精主骨生髓,此然而成髓海空虚之证。

【病案举例1】 付某某,男,56岁,兰州市人。

【主症】 因外遇情人,在行房事中,突然昏厥不醒人事,急入院急救诊为脑溢血。

急诊入院后血压 200/120mmHg,意识不清,四肢不遂,气管切开,降压减脑压,病情较为稳定,但因激发所致消化道大量出血,舌质红少津,脉象弦数。

【辨证】 (色厥)心阳暴脱,脑溢血。

因病情重危未开处方。

【病案分析】此患者一生中饮酒过多，醉中又房事过度，以欲竭其精，以耗散其真，不知持满，不时御神，务快其心，其精气已耗至极，再遇情人知己，行事中过于激动，而气与血并上于脑，而脑血管破裂所致。故《素问·上古天真论》云："上古之人，其知道者，法于阴阳，和于术数。食饮有节，起居有常，不妄作劳。故能形与神俱，而尽终其天年，度百岁乃去。"这是古贤对人生养身之道的最高提示，而患者具与此背道而驰，故其折其寿也，故又指"是以嗜欲不能劳其目，淫邪不能惑其心，愚智贤不肖，不惧于物，故合于道。所以能年皆度百岁，而动作不衰者，以其德全不危也"。而今之人所患心血管、脂肪肝、糖尿病、痛风、前列腺等病多者是咎由自取也。但一般行房头晕、耳鸣、浑身疲乏无力、腰困痛者临床较为多。

【病案举例2】金某某，男，26岁，兰州市。

【主症】因新婚首次同床后，自觉头晕、浑身疲乏无力、大汗淋沥、意识模糊不清、耳鸣、四肢无力、大汗淋沥，软而卧床休息约数小时后，自精神恢复，意识清楚，但此后一直对同床后有不同程度之晕厥故来求治于西医，经各种检查未发现器质性病变，但血压低90/60mmg，因此西医建议去用中医中药治疗。视诊患者，面部㿠白无华，精神疲乏，语言低微，头晕胸闷气短，小便清长腰困，舌质正常，苔薄白，脉象沉细无力。

【辨证】气机逆乱，清阳下脱。

【治则】调理气机，升阳固脱。

【处方】补中益气汤加味。

黄芪30g	红参20g	炒白术20g	当归20g
升麻10g	柴胡3g	陈皮10g	炙甘草30g
五味子10g	肉桂6g	远志10g	

7剂，水煎服，每日2次。

二诊后，患者前方尽服后自觉头晕耳鸣浑身乏无力，腰困小便频数均有好转，在一周后同床时，头晕及上述症状未发作，但事后腰作困不适,舌质正常,脉象沉细,原方加菟丝子 10g、熟地 10g,以巩固疗效。

7 剂,水煎服,每日 2 次。

【汤头歌诀】

用补中	益气汤	治色厥	是气脱
气机乱	出危险	参术芪	补中气
治诸虚	少不了	柴升麻	广陈皮
升清阳	举下陷	降浊气	化湿气
归熟地	补精血	北五味	菟丝子
温肝肾	肉桂皮	远志肉	补肾阳
通心肾	炙甘草	调诸药	健脾气
和胃气	中气足	肾气固	气机乱
下脱证	自然愈		

【病案分析】此案患者由于素体软弱,加之新婚前繁忙劳累过度,在新婚之夜,心情既紧张,身体又疲惫,故在同床时,突然发生晕厥,意识不清,浑身发软无力不动,大汗淋沥,卧床安静休息数小时后逐渐恢复精神,故去医院检查治疗经各项检查均无异常发现,只是血压 90/60mmHg,是否为血压降低所致,故西医建议去找中医治疗。观其面色㿠白无华,精神疲惫,语言低微,诊其脉象沉细弱,问其症平素有头晕、耳鸣、腰困、浑身疲乏易于出汗、小便清长等。中医辨证认为是脾肾两虚所致,因脾为后天之本,素体虚弱者是脾虚之过,因脾为生化之源,化源不足,肾精已亏,肾者主水,藏精,与命门同居于下焦,故有肾间动气之说,如命门之火已衰,真气不足,则阳不升,浊气亦不降,初入房之时,心情过度紧张,则更加伤神损气,在行事中故有突发胸闷气短,呼吸急促,头晕目眩,继而神智意识丧失。《金匮要略·血痹虚劳病脉并治》云:"夫男子平人,脉大为劳,极虚亦为劳";"男子面色薄者,主渴及亡血,卒喘悸,脉浮者,里虚也";"劳之为病,其脉浮大,手足烦,春夏剧,秋冬瘥,阴寒精自出,酸削不能行";"夫失精家,少腹弦急,阴头寒,目眩,发落,脉极

虚芤迟,为清谷,亡血失精"。《诸病源候论》"虚劳候"提到"夫虚劳者,五劳、六极、七伤是也。五劳者,一曰志劳,二曰思劳,三曰心劳,四曰忧劳,五曰瘦劳。心劳者,忽忽喜忘,大便苦难,或时鸭溏,口内生疮;肾劳者,背难以俯仰,小便不利,色赤黄而有余沥,茎内痛,阴湿,阴囊生疮,小腹满急。六极者,一曰气极,令人内虚,五脏之气不足,邪气多,正气少,不欲言;六曰精极,令人少气,噏噏然内虚,五脏气不足,发毛落,悲伤喜忘"。如此案正好说明了正气、精、血均虚所致也。《素问·阴阳应象大论》"其次有圣人者,处天地之和,从八风之理,适嗜欲于世俗之间,恚嗔之心,行不欲离于世,被服章,举不欲观于俗,外不劳形于事,内无思想之患,以恬愉为务,以自得为功,形体不敝,精神不散,亦可以百数"。故今人只顾眼前之欲,图一时之快,不知法于阴阳,和于术数,以俩为强,以妄为常,醉以入房,以欲竭其精,耗散其真,不知持满,不时御神,务快其心,逆于生乐,起居无常,损精气神者是自取也。

(二)房劳后头痛论治

【概述】所谓房劳头痛者,是房劳伤肾所致,而中医之头者,是指脑也。脑者,为奇恒之府,又名髓海,或可称为头髓,如《灵枢·海论》:"脑为髓之海,其输上在于其盖,下在风府。"而脑与全身骨髓有着密切联系。如《素问·五脏生成篇》"诸髓者,皆属于脑"。而脑是精神和神明高度汇聚之处,是人的视觉、听觉、嗅觉、感觉、思维记忆力及动作等的最高司令部,人的活动行为等均由脑来指挥。如《素问·脉要精微论》"头者,精明之府,头倾视深,精神将夺矣"。张洁古《脾胃论》曰"视听明而清凉,香臭辨而温暖者是也,此内多脑之气而外利九窍者也"。因此人之脑是人体最重要的器官,是生命要害所在。而头脑者与督脉有密切联系,如《素问·骨空论》:"督脉者,起于少腹以下骨中央,女子入系廷孔,其孔,溺孔之端也,其络循阴器合篡间,绕篡后,别绕臀,至少阴与巨阳中络者,合少阴,上股内后廉,贯脊属肾,与太阳起于目内眦,上额交巅上,入络脑,还出别下项,循肩髆内,侠脊抵腰中,入循膂络肾。其男子循茎下至篡,与女子等;其少腹直上者,贯齐中央,上贯心入喉,上颐环唇,上系两目之下中央。"任脉《素问·骨空论》:"任脉者,起于中极之下,以上毛际,循腹里,上关元,至咽喉,上颐,循面入目。"而此二脉不调或有所损伤者,对男女之性事、月经、生殖等均有影响,故可称之为人生殖之根,生命之本。如男子房劳伤肾损及任督,故有性事后头疼头晕,眩晕色厥之症,而此二脉一起中极走少腹,直上咽喉,过甲状腺,一起至少腹以下骨中央,从后背直上入脑过垂体,络颐交汇,故治男女专科之病者对细辨任督二脉是至关重要的。如《素问·骨空论》"冲脉者,起于气街,并少阴之经脉,侠脐上行,至胸中而散"。而冲为血海,是十二经脉之海,是十二经脉气血汇聚的要冲,有调节诸经气血的作用,其脉起于胞宫,与妇女的月经妊娠均有关,而与男子生殖性事亦有相当重要之联系。

【病因病机】头为诸阳之会,为"清阳之府",主藏元神,而人身腑脏精血均上荣于首,如《素问·五脏生成篇》"诸髓者,皆属于脑"。《灵枢·口问》:"故邪之所在,皆为不足。故上气不足,脑为之不满,耳为之苦鸣,头为之苦倾,目为之眩。"有十二种邪气,都能上走于空窍的奇邪。邪气所在之处,都是由于正气不足而致的缘故。如正气、精气不足时就会出现头目眩晕而疼痛耳鸣等。而其证候可分为以下两种。

1.阴虚阳亢

行房后头疼头晕耳鸣,浑身疲乏无力,腰膝酸困等,其病因主要是素体亏虚加之房劳太过,使肝肾之阴亏阳亢,阴虚不能制阳,或是因阴精不足,精不化髓,髓海不充,入房太频耗阴伤精所致。

2.肾阳虚衰

行房后头疼如空,耳鸣腰困四肢苦烦,胸闷气喘,汗出淋漓,目眩眼花等。本是素体阳虚,多由禀赋不足,而加之房事太频,致肾阳耗损,命火衰退,清气不能上升充实清窍,阳虚不能敛阴,故气喘胸闷,大汗淋沥,四肢无力苦烦,此症在平时走路时如稍一用劲,足后跟着地时后脑伴有震荡疼痛者亦不少见。

【病案举例 1】杨某某,男,32 岁,永登人。

【主症】每房事后头痛、头眩晕、耳鸣、体力不支,故前来求治于中医。患者自述每在房事后即感头疼头晕目眩,耳鸣汗出,腰及四肢发软,体力不支而卧床休息约两月后体力才能恢复。平素腰困膝软,小便清长而频数,浑身恶寒四肢不温,大便溏稀,常流清涕,鼻尖恶风怕凉,一遇冷风喷嚏频作,眼泪常流,面色㿠白无华,舌质淡,苔薄白,脉象沉细无力。

【辨证】肾阳虚衰,命火不足。

【治则】温补肾阳,益火源。

【处方】金匮肾气丸加味。

熟地 10g	炒山药 30g	山萸肉 10g	泽泻 10g
茯苓 30g	丹皮 6g	肉桂 6g	制附子 10g
当归 20g	炒白术 30g	鹿茸 10g	杜仲 20g
炒白芍 20g	炙甘草 20g	狗脊 30g	川断 20g

7 剂,开水煎服,每日 2 次。

患者前方 7 剂尽服后,自觉头晕、头疼、眼花耳鸣等症状均有减轻,腰膝酸软,小便频已可,大便已成软便,浑身恶寒,四肢不温已可,舌质较前较红,薄白苔,脉象沉尺较前稍有力,看前方已中病,辨证用药准确。原方中加菟丝子 10g,以加强温补肾阳,益精生髓生精,固涩之功。

【汤头歌诀】

张机方	有金匮	肾气丸	治肾虚
补肾阳	大熟地	山萸肉	入肝肾
当归芍	养精血	苓泽泻	炒白术
健脾气	可利湿	不伤阴	紫油桂
制附子	鹿茸片	益火源	温肾阳
毛狗脊	川续断	盐杜仲	补肾气
强筋骨	菟丝子	能壮髓	可生精

粉丹皮	入肝经	清肝火	不至亢
炙甘草	能补中	可益气	能升阳
火源足	肾阳壮	精髓充	清阳升
房事后	头不疼	耳不鸣	目不眩
腰不酸	腿不困	房事中	能兴奋

【病案分析】肾命门为一身阳气之源，与督脉相连，如命门火衰，而肾阳亦衰，督脉不能总司一身之阳，而浑身四肢不温而疲乏无力，加之素体虚弱，房劳则耗气，在行房中更损伤阳气，而使清阳不能上充于脑，脑之元神失养，而头痛、目眩耳鸣，阳气虚脱而胸闷气喘，大汗淋沥，浑身无力不支，阳气过耗，则浑身恶寒四肢发凉不温，一遇冷风则喷嚏频作，脾阳虚见大便溏，故舌质淡，苔薄白，脉象沉细无力，治宜金匮肾气丸加味者是以益命门之火，温补肾阳，填髓生精之法也。而命门者是何脏何腑，一般认为是先天之气蕴藏所在，是人体生化的来源，生命的根本，命门之火体现肾阳的功能，包括肾上腺皮质功能。如《难经·三十六难》"命门者，诸神精之所舍，元气之所系也。故男子以藏精，女子以系胞"；"肾二者非皆肾也，其左为肾，右者为命门"。而中医之所指肾者，既有狭义之肾，又有广义之肾，一是指有水液代谢之肾，如《素问·经脉别论》"饮入于胃，游溢精气，上输于脾，脾气散精，上归于肺，通调水道，下输膀胱，水精四布，五经并行，合于四时五脏阴阳，揆度以为常也"。此处未提及肾，但对肺为水之上源，膀胱为水之下源进行了论述。假如说水液代谢是人身之总体功能，但水与火，既不能相融，又要相交，才是生命之本，因水为物质，火为动力，如相互为余，生命、水液代谢才能正常，如失去平衡则水浊混乱不清。均所谓肾者，除调整水液代谢之外，还有藏生殖之用，所谓藏者也非肾脏本身是肾脏为代名而已。但藏精生精者，在生殖之内与睾丸、精囊、输精管、前列腺、脑垂体有直接联系。故肾阳亦是生命本源之火，寓于肾阴之中，是性机能和生殖能力的根本，对于身体的生长、发育、衰老有密切的关系。如肾阳者则身体健，此案其本

是肾阳虚而命火衰所致也,本方在金匮肾气丸基础上加减使用具有温补肾阳,填髓生精之功。

【病案举例2】冯某某,男,24岁,兰州市人。

【主症】每行房后头疼难忍,连及后脑,耳内轰鸣作响,口干舌燥,腰膝酸软,小便赤黄,尿道及会阴部胀痛,故来门诊求治。患者自述每在行房后头疼即作,疼痛难忍,连及后脑,耳内轰鸣作响,口干舌燥,腰膝酸软,尿道及会阴部胀痛不适,小便频数赤黄,大便干涩不爽,平时睡眠不实多梦,经西医检查为前列腺炎,前列腺液检查,白细胞16,脓细胞8,卵磷脂少量,舌质红少津,脉象细数。

【辨证】阴虚阳亢。

【治则】滋阴潜阳。

【处方】左归饮加味。

熟地10g	炒山药30g	山萸肉10g	枸杞子30g
茯苓30g	五味子10g	炙龟板10g	生牡蛎30g
生龙骨30g	炙甘草20g	葛根30g	天麻10g

7剂,水煎服,每日2次。

【汤头歌诀】

张介宾	左归饮	滋肾阴	益肾精
能潜阳	在临床	加减用	大熟地
枸杞子	山萸肉	能补阴	滋肝肾
肾水旺	能制火	白茯苓	淮山药
炙甘草	健脾肾	滋脾阴	土可润
以养肺	五味子	入五脏	能升降
生龙牡	能潜阳	粉葛根	能生津
可养胃	入阳明	调脑神	明天麻
性甘平	入肝肾	归心脾	眩晕作
头疼痛	肝肾虚	阴不足	虚阳越
房事后	其症作	用此方	其效神

【病案分析】房事后头疼痛者临床是多见症,但有此患者

因羞于此而难启口求医,是万不得一而求之。如《素问·五脏生成篇》云"头痛巅疾,下虚上实,过在足少阴、巨阳,甚则入肾"。中医认为,肾主藏精,精能生髓,脑为髓海,肾精足,则髓海不空,头脑聪颖,而耳目明亮,精神充沛,而成年人行房事者则是生理之需要,焉有行房事后有头疼难忍,是素体精虚肾亏,脑髓空虚之故。如《素问·五脏生成篇》云"诸髓者,皆属于脑"。而脑是精髓和神明高度汇聚之处,人的视觉、听觉、嗅觉、感觉、思维、记忆等都是由于脑的作用。脑又为元神之府,《素问·脉要精微论》"头者,精明之府,头倾视深,精神将夺矣"。而脑又是人生命要害的重要器官。如《灵枢·经脉》"人始生,先成精,精成而脑髓生"。如《医林改错》"精汁之清者,化而为髓,由脊骨上行入脑,名曰脑髓"。而此间有错,应为清中之浊者为脑髓,是由清变浊,而脑者是神之所会,精之所聚,血之所行,气之所运,人之所动者也。故脑为人身之最高司令部。而此因肾精阴阳之亏损行房中头疼者,应调阴阳之平衡,补精血之充沛,还精神之所聚,其症焉不愈者。而患此症者其女性亦不少见,其治与男之治有共同亦有差别,根据辨证细问详查而施治。

3.房劳少腹、阴痛论治

【概述】男子每在入房射精过程中,或射精后出现少腹疼痛、或会阴部或阴茎中疼痛者均可称之为房劳少腹痛或阴痛。但此症在射精时疼痛与不射精时疼痛应有区别,但在本篇总论为房劳少腹、阴痛为一篇,而二者区别是:在射精时有短时间出现疼痛为特征,后者是呈现持续性疼痛,但在行房射精时疼痛有加重感觉。

【病因病机】因房事频繁损伤肾气而致。因肝之经脉循少腹,绕阴器,又与任督冲脉有密切的关系,如忧郁、恼怒则伤肝,使肝气失于疏泄,郁久则化热,炽火能助其郁热,郁热过盛自然烧灼脉络,可能在射精时出现会阴部及尿道、少腹抽痛。或是因房事过度,时久则气盈血充,或因情志不畅,肝气郁滞,气滞则血瘀,在射精时气血欲充而不行,不通则痛,故以致少腹及会阴部疼痛,但这种疼痛以刺痛为主。或因房事不节,淫欲太过,耗伤肾阳,或久病体虚损阳耗精,而致阳虚精亏,少腹任脉血海空虚,督脉阳气不足,而少腹及阴器失其所养而致少腹会阴部疼痛不适。

【辨证论治】中医之辨证者是四诊为主,论治者是以八纲为准绳,对此症首先望其面色,看体形及行走,问房事,闻声音,切脉象。首先要问及房事射精时疼痛时间长短与部位等。要在此基础上辨别是虚是实,当详细审辨。

【病案举例1】梁某某,男,29岁,兰州市人。

【主症】近三月来每入房射精时自觉会阴部胀痛连及少腹,有时痛及阴茎,故来求诊。患者平时喜饮酒,性情急躁易怒,两胁肋胀有时疼痛,口苦咽干,心烦睡眠不安多梦,耳内轰鸣,小便赤黄,大便秘而不爽,舌质略红少津,苔薄黄,脉象弦数。

【辨证】肝经郁热。

【治则】清肝泻火。

【处方】龙胆泻肝汤加味。

柴胡 10g	龙胆草 6g	生地 10g	车前子 10g
栀子 10g	黄芩 10g	泽泻 10g	当归 20g
赤芍 30g	茯苓 30g	木香 10g	木通 3g
生甘草 20g	滑石 30g		

7剂,水煎服,每日2次。

【第二诊】患者服前方后,自觉上述症状均有减轻,睡眠心烦,口干咽干,小便赤黄,大便干均可,舌质正常,苔薄白,脉象弦,原方去滑石,加萆薢30g,7剂,水煎服,每日2次。

【汤头歌诀】

用龙胆	泻肝汤	治此症	要加减
滑石粉	性甘寒	能利窍	可通关
清郁热	除烦渴	尿不利	淋沥痛
白茯苓	与萆薢	健脾气	利湿浊
通淋沥	龙胆草	味苦寒	泻肝火

利胆热	下焦湿	热毒盛	服用后
即可安	山栀子	条黄芩	细生地
能清热	可滋阴	肝胆热	是首选
北柴胡	可疏肝	能通里	淡泽泻
木通片	车前子	能利尿	可通淋
生甘草	能清热	可缓急	调诸药
当归芍	能活血	可祛瘀	能止痛
用此方	肝胆热	是肝郁	实火泻
湿热清	射精时	痛自止	

【病案分析】患者平素嗜酒肥甘，素体丰满，性情急躁易怒，平素性欲较强，而房事频繁，近三月来，自觉每同床射精时，会阴部及少腹抽痛甚至连及阴茎，而阴茎中有烧灼作痛作痒难忍，小便赤黄，口苦咽干，睡眠不实，多梦等，舌质略红，少津，脉象弦数，证属肝郁化热，湿热下移于精室，热与湿互结，气机不通，故在射精时抽痛难忍，因中医之精室是与前列腺相并，故在射精时抽痛连及少腹甚至痛及阴茎，兼有烧灼作痒疼痛。因肝经之脉循两肋，下行少腹，环绕阴器，热郁肝经，经气不舒，故少腹及阴部疼痛，甚则连及阴茎，又因肝主疏泄，主调节情志，肝郁失去条达，则平时性情急躁易怒，怒则伤肝，故睡眠不实多梦，因肝主藏魂。热伤津液，故见口苦咽干，小便赤黄，大便干结不爽，舌质略红，少津，脉象弦数，故郁者畅之，热者清之，湿者利之，以达到不通则痛，通则不痛之目的。

【病案举例2】司某某，男，37岁，兰州市人。

【主症】每同房射精时会阴部疼痛连及少腹两侧，经常阴茎胀痛不适，小便淋沥不尽，分叉变细等待，腰困痛，平时行走时自觉会阴部下垂刺痛，数月之久，故来求治，舌质暗，两边有瘀点，脉象沉涩。

【辨证】瘀血阻滞（前列腺炎）。

【治则】活血化瘀，通痹止痛。

【处方】少腹逐瘀汤加味。

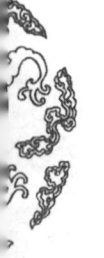

川芎 10g	炮姜 6g	元胡 10g	五灵脂 10g
赤芍 30g	当归 20g	蒲黄 10g	肉桂 6g
小茴香 10g	没药 3g	萆薢 30g	水蛭 6g
生甘草 10g			

7剂,水煎服,每日2次。

【汤头歌诀】

用少腹	逐瘀汤	用芎姜	延胡索
五灵脂	当归芍	化瘀血	制没药
水蛭虫	可止痛	紫油桂	小茴香
温少阴	散寒气	生甘草	生黄芪
调诸药	补益气	气统血	促血行
其处方	温中补	可活血	化瘀血
瘀血散	疼痛止	治局部	调整体
血不温	则停滞	要活血	则先温
再行气	瘀血散	气血通	则不痛

【病案分析】此案是由瘀血内阻而致,因行房时欲动而不通,或受惊恐,或体外排精而致排精不畅,日久形成血浊瘀积阻滞,疼痛射精时加重,故疼痛行走时会阴部下垂,由于瘀阻不畅故排尿时等待,尿液分叉变细淋沥不尽,因有瘀血,故舌体两边有瘀点,舌质暗,因血瘀运行不畅故脉见沉涩,而此症应用王清任"少腹逐瘀汤"加味治疗其效很佳。

【病案举例3】孙某某,男,23岁,兰州市人。

【主症】新婚初夜,入房后自觉少腹疼痛难忍,连及阴茎后腰,阴茎不时向内收缩,腹痛,腰不能直,四肢冰冷,浑身恶寒,天亮后双手抱腹急来求诊,面容痛苦,痛急呻吟,舌质淡、暗,苔薄白,脉象沉紧。

【辨证】肾阳虚,性交后,腹痛阴缩。

【治则】温补肾阳,解痉缓急。

【方药】自拟温肾解痉汤。

黄芪 30g	桂枝 10g	当归 20g	炒白芍 30g

肉桂 6g　　　细辛 6g　　　艾叶 10g　　　制附片 10g
　　柴胡 10g　　　川楝子 10g　　台乌 10g　　　木香 10g
　　炙甘草 30g

2剂,开水先煎附片,后下诸药,每日3次

【第二诊】患者自述,服前方后,自觉少腹及浑身发热,微微有汗,随之四肢已温,少腹急痛即已缓解,阴茎已温,向内收缩已止,腹能展,腰能伸直,此方太神奇了。舌质淡,脉象沉细,前方加人参 20g,以补气助阳。

7剂,开水先煎附子,后下诸药。

【汤头歌诀】

自拟方	治房后	少腹痛	其阴茎
冷疼痛	向内缩	实难忍	腹不展
腰不直	用双手	抱少腹	急求诊
其病因	肾阳虚	寒浊盛	婚初夜
泄阳气	精室空	寒气入	故疼痛
少腹凉	阴茎冰	内经云	寒收引
皆属肾	其治则	温肾阳	散阴寒
生黄芪	先固气	肉桂枝	制附子
北细辛	蒿艾叶	入少腹	益火源
助命火	消阴翳	寒气散	阳气通
当归芍	可活血	能缓急	可止痛
北柴胡	川楝子	台乌药	入肝肾
加木香	疏肝气	行滞气	用升麻
升阳气	炙甘草	调诸药	补中气
能解痉	能缓急	加人参	补诸虚
助阳气	此症少	不多见	如看此
不慌乱			

【病案分析】患者素体阳气虚弱,平时自觉浑身恶寒,四肢不温,清涕常流,腰膝酸软,小便频数,大便经常腹泻,少腹恶寒疼痛绵绵,加之新婚入房泄其精者损其阳,阳损则寒凝气滞,故

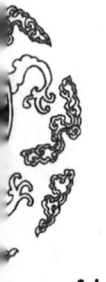

少腹疼痛，阴茎向内收缩，故腹不能舒展，腰不能直，为缓急止痛，用双手抱住少腹，得温则痛可缓解。如《素问·至真要大论》云"诸寒收引，皆属于肾"。因肾主藏精为水火命门之根，督脉源，是阳气所生，气化所运，如素体阳气虚衰，化源不足者，故精不生而虚少，阳不长而不运，故肾阳虚者，督脉者亦虚，而督脉总司人身一身之阳气，任脉者，主血海，血海者属于阳明，血虚者，气亦虚，因血为气之母，气为血之帅，二者相互滋生，相互为用，维持人身之阴阳，气血之平衡，又此二脉一从腰脊上行，一从小腹上行，而肝经之脉，绕阴器，入胁肋，主疏泄，调情志，如治男科疾病，妇科疾病，首先要调肝肾，再和任督是治男、妇科之大法。此案时阳虚阴寒太盛所致，治以滋补肾阳，益火源，消阴翳，升清阳，散寒邪之法，故取得很好的疗效。如《灵枢·邪气脏腑病形》指前阴内缩，包括男子阴茎、阴囊、睾丸上缩，及妇女阴户急、痛引入腹。多由足厥阴经受病而致，寒症居多。《张氏医通前阴诸疾》"阴缩，谓前阴受寒入腹内也"。因寒入厥阴所致者，宜温散厥阴寒邪，用吴萸内消散、当归四逆汤等方。《杂病源流犀烛》卷二十八"谓足厥阴之筋伤于寒，则阴缩也"。宜吴萸内消散，因少阴直中，或大吐大泻而阳气外脱，用大固阳汤，四逆汤加人参，肉桂。而治此病者应皆以温通补阳散寒行气活血化瘀止痛为主，应随症而加减施治。

【病案举例4】杨某某，男，26岁，兰州市人。

【主症】常觉阴茎恶寒不温，小便清长排尿无力，早泄阳物不坚，少腹恶寒喜温，入房时因阳物冰冷女方自感不快，而已结婚四年未孕，故前来就诊，平时腰膝酸软无力，浑身疲乏，所射出精液不温，常因此事夫妻之间感情不和，因思想负担过重而失眠多梦，头晕耳鸣，舌质淡，苔薄白，脉象沉弱兼迟。

【辨证】肾阳虚，命火衰。

【治则】温补肾阳，益火源。

【处方】金匮肾丸汤加味。

熟地 10g　　炒山药 30g　　山萸肉 30g　　泽泻 6g

| 茯苓 30g | 丹皮 10g | 桂枝 10g | 制附片 10g |
| 细辛 6g | 红参 20g | 仙茅 20g | 鹿茸 10g |

7剂，开水煎服，每日2次。

【第二诊】患者将本方连服20余剂，前来复诊自述阴茎已温，小便清长排尿无力，早泄阳物不坚，腰膝酸软，浑身疲乏基本好转，夫妻感情已和，舌质正常，苔薄白，脉象沉细，原方加炙仙灵脾30g、当归20g、炒白芍30g，以巩固疗效。

【汤头歌诀】

用金匮	肾气汤	补肾阳	要加味
大熟地	炒山药	山萸肉	补肾精
益真阴	淡泽泻	白茯苓	牡丹皮
泻虚火	利肾浊	桂附子	北细辛
红人参	黑仙茅	鹿茸片	壮肾阳
益命火	火源足	阴翳消	命火壮
厥阴寒	即可散	其阴茎	即可温
当归芍	能活血	血气旺	筋骨壮
肝主筋	其阴茎	为总筋	厥阴寒
其根本	在少阴	因肝肾	为同源

【病案分析】患者因阳物冰冷恶寒，小便清长，排尿无力，早泄，腰膝酸软无力，阳物不坚，失眠头晕耳鸣，已婚四年未孕，而来求治，舌质淡，苔薄白，脉象沉弱兼迟。因肾为一身阳气之根，如肾阳充盛，经脉通畅，而人身机体能得温养，如命门火衰，又加房劳伤肾耗精，或脾阳虚下利清谷，使肾阳更虚，命火衰，不能温煦外内之阴，故阳物常觉冰冷不温。《金匮要略·血痹虚劳病脉证并治》"夫失精家，少腹弦急，阴头寒，目眩发落。""劳之为病，其脉浮大，手足烦，春夏剧，秋冬瘥，阴寒精自出，酸削不能行。""男子脉浮弱而涩，为无子，精气清冷。"《诸病源候论·妇人杂病阴冷候》"胞络劳伤，子脏虚损，风冷客之，冷乘于阴，故冷也。"而女子如此，男子何尝不是如此，此症是由于"阴阳俱虚故也。肾主精髓，开窍于二阴。今阴虚阳弱，血气不能相荣，故

使阴冷也。"如《张氏医通·前阴诸疾》"阴痿弱，两丸冷，阴汗如水，小便后馀滴臊气，尻臀并前阴冷，恶寒而喜热，膝亦冷，此为肝经湿热。"但此症未表现有肝经湿热之症，是阳虚火衰之症也。而此方选用金匮八味汤加味者，重在补阳益命火，消阴翳散寒邪，补气助阳，养血还精，固肾强筋，配方严谨，疗效显著。而此方常用于治精冷活率动率差者也相当有效。

【病案举例5】赵某某，男，23岁，兰州某大学生。

【主症】自述龟头冠状沟多处所生尖锐湿疣，肛门内外及其内作痒难忍，一年余，经直肠镜检查亦诊断为尖锐湿疣，经激光、冷冻后局部湿疣可脱落，但不久又生出，用电烙数次，其效不显，故来求治，患者因此症一年余未愈，局部痒痛难忍，夜间失眠不能安然入睡，精神疲惫，面色萎黄，舌质淡，苔白腻，脉象沉滑。

【辨证】湿毒（尖锐湿疣）。

【治则】燥湿化浊，清热解毒。

【处方】自拟（化湿拔毒汤）。

黄芪 30g　　苦参 20g　　草薢 30g　　苍术 10g
黄柏 10g　　当归 20g　　赤芍 30g　　炙百部 20g
土茯苓 60g　　生草 20g

7剂，水煎服，每日2次。

【灌肠方】自拟方。

生百部 30g　　苦参 30g　　土茯苓 30g　　白矾 10g

水煎成汤灌肠，每晚临睡前侧卧，用肛管插入肛内约6cm，将汤剂灌入，静卧半小时。

【汤头歌诀】

自拟方	治下焦	湿毒盛	生尖锐
称湿疣	其病毒	ＨＰＶ	性不洁
性交时	易感染	又可称	性病疣
外阴疣	生黄芪	扶正气	能托里
川苦参	能清热	可燥湿	杀虫毒

治阴疮	作痛痒	赤草薢	湿热毒
疗阴疮	阴茎痛	尿白浊	芽苍术
黄柏皮	名二妙	治湿热	湿疮痒
苍耳子	能清热	可解毒	热毒疮
作痒痛	当归芍	能活血	可补血
能润肠	可通便	痛疮疡	不可缺
赤芍药	能养血	可柔肝	能缓急
可止痛	治少腹	有里急	感后重
土茯苓	性甘平	梅毒疮	湿热淋
尖锐疣	是首选	炙百部	性甘寒
灭虱虫	对下焦	各种虫	均可用
生甘草	调诸药	能解毒	灌洗方
用白矾	能止血	可杀虫	外阴痒
红肿痛	对脱肛	用灌洗	或坐浴
均有效	治恶疮	久溃烂	不愈合
护疮面	能托里	可外出	

【病案分析】此患者，年轻赶时髦，同性恋多肛交所致。《外科真诠》："龟头肿痛，有因肝经湿热下注者，其肿红胀，宜内服加减泻肝汤。外用鳖头煅存性，取末二钱，合上片二分，乳匀，香油调刷。有因嫖妓恋童，沾染秽毒，其肿紫黯，上有黄衣，溺管必痛，小便淋沥，否则茎皮收紧，包住龟头，即成袖口疳疮，治法以散毒为主。"而此病多发于男性冠状沟，龟头，包皮内侧，系带，尿道口和肛门周围，但发于肛门内直肠较少。而女性多于大阴唇，尿道口，阴蒂，阴道，宫颈和肛门。其皮损性质，初发疹为坚实性淡红色丘疹，逐渐增大增多，融合成斑块状，可呈疣状，乳头瘤状或菜花状，表面暗红或污灰色，续发感染者有脓液及臭味，此症是由人类乳头瘤病毒（HPV）通过不洁性交而感染的性传播疾病之一，故可称之为性病疣，生殖器疣。而社会之污浊过多，如荷花出淤泥而不染，但荷花离污泥而不长，而人要洁身自爱，这样对人类负责，对家庭负责，对自身更要负责，而今所患

艾滋病者人数不少,传播很广,应引起人类共同注意。

【病案举例6】马某某,男,41岁,临夏人。

【主症】自觉龟头疼痛,有时红肿,口干舌燥,发苦,小便赤数,已数月余经中西医治疗均效果不佳,故来求治,自述,阴茎龟头疼痛加重时红肿钻心疼痛难忍,由其在夜间头痛难以入眠,甚至在室内打转行走,心烦意乱,口干欲饮,小便赤黄,大便干燥,性欲亢进,但越亢奋,而疼痛加重,舌质红少津,脉象细数。

【辨证】龟头阴茎痛(虚劳)。

【治则】清热利湿,活血化瘀通络。

【处方】龙胆泻肝汤加味。

龙胆草10g	柴胡10g	生地10g	栀子10g
黄连6g	黄芪10g	黄柏10g	大黄3g
泽泻20g	车前子20g	木通6g	生草20g
当归20g	赤芍30g		

7剂,水煎服,每日2次。

【第二诊】患者自述前方7剂已服完,头剂服后自觉龟头阴茎胀痛大减,已能忍受能安然入睡,小便赤黄已淡,大便已通畅,口苦舌燥已可,舌质已有沫,脉象细平。原方去大黄,加茯苓20g,7剂,水煎服,每日2次,以巩固疗效。

【汤头歌诀】

泻肝汤	用龙胆	故为名	肝胆火
有湿热	注下焦	栀柴芪	地车前
泽木通	爪黄连	黄柏皮	生大黄
肝胆热	注下焦	能清泻	命火旺
亦可清	阳明热	亦可泻	木通片
车前子	苦可燥	淡可利	当归芍
能活血	化瘀血	消肿散	生甘草
清郁热	生泻火	可利尿	能解毒
调诸药	加茯苓	能益气	健脾气

利湿浊	小便利	与诸药	热毒清
肿消散	疼痛止	此病案	临床中
是少见			

【病案分析】此案中医称为龟头红肿痛,多因性欲亢奋,引动龙雷之火沸腾不安所致,而龙者肾也,雷者肝也,此二者不安则动血,但血者为阴主静,而动者不宜太过,过则犹如海啸泳腾巨浪卷起之势,因阴茎龟头为总筋之所汇,气血之所聚,过则聚而不散,故红肿疼痛,心主血脉,肝主疏泄,肝失疏泄,则血易于凝滞,总则是肝火、心火、肾火三火俱盛所致,故治则以泻肝火,清心火,滋肾阴,通阳明,活气血为主。则此案得以治愈。《诸病源候论》"肾气虚损,为风邪所侵,邪气流入于肾经,与阴气相击,真邪交争,故个阴痛。但冷者唯痛,挟热则肿""此由风热客于肾经,肾经流于阴器,肾虚不能宣散,故致肿也。"《外科真诠》"龟头肿痛,有因肝经湿热下注,其肿红胀,宜龙胆泻肝汤。"此病因总是与湿热有关,病机与心、肝、肾有关,因肝之经脉环绕阴器,肝又主筋,而阴茎又为诸经之总汇,如肝经湿热下注,蕴积于局部,而致龟头及包皮胀痛发暗,因热邪郁滞,故瘙痒,烧灼疼痛,如邪热过盛,郁久龟头包皮充血不散而溃乱,有脓性分泌物,其臭气难闻。如《素问·至真要论》"诸痛痒疮,皆属于心。……故《大要》曰"谨守病机,各司其属。有者求之,无者求之。盛者责之,虚者责之。必先五胜,疏其血气,令其调达,而致和平。此之谓也。"

第六节 男性更年期综合征论治

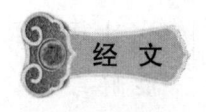

经 文

素问云	其丈夫	七八时	肝气衰

肾藏衰　肾主水而藏之　筋骨懈　身体重　故可称　至老年　下丘脑　不平衡　与病理　各种症　多表现　又主骨　大脑内　起少腹　贯脑中　为总司　过关元　为总管　性生殖　阳气衰　不协调　已改变　失平衡　病理性　故可称　无此名　其五脏　以平定　肝气衰

精已少　齿发去　之精气　五脏衰　发鬓白　而无子　是老年　有改变　失制约　生理性　可表现　综合征　肾主水　髓之海　其督脉　入脑后　人身阳　出会阴　人身阴　生命线　如二脉　阴与阳　退行性　性腺轴　生理性　症状多　祖国医　腠理疏　皆大盛　五十岁

天癸竭　八八时　与六腑　乃能泻　天癸尽　步不正　女七七　退行性　性腺轴　亦可至　在临床　更年期　有障碍　大脑为　分前叶　上脊柱　络龈交　起小腹　绕口唇　为人体　均有关　可生成　因性腺　至垂体　全身性　在临床　综合征　四十岁　十二脉　已颓衰

筋不动　形体极　受五脏　五脏盛　行无力　行走时　男八八　性腺体　至垂体　在全身　有变化　故称为　性机能　骨生髓　有垂体　出会阴　过垂体　其任脉　达咽喉　此二脉　与二脉　阴血竭　现代医　下丘脑　因此时　均变化　更年期　《灵枢经》　与六腑　其面容

第二章　男性疾病

肝叶薄	胆汁灭	目不明	六十岁
心气衰	苦状悲	血气懈	故好卧
七十岁	脾气虚	皮肤枯	八十岁
肺气衰	魄将离	言善误	九十岁
肾气焦	其四脏	经脉空	

注 释

　　祖国医学中并无"更年期"之名，但其论始见于《内经·上古天真论》云"七八，肝气衰，筋不能动，天癸竭，精少，肾脏衰，形体皆极"。《灵枢·天年》云"四十岁，五脏六腑，十二经脉，皆大盛以平定，腠理始疏，荣华颓落，发鬓斑白，平盛不摇，故好坐。五十岁，肝气始衰，肝叶始薄，胆汁始减，目始不明。六十岁，心气始衰，苦忧悲，血气懈惰，故好卧"。人之四十，五脏六腑，十二经脉之精液气血，发育已至极盛，一切事物均是如此，发展至极处时则变。一般从此时开始，腠理疏松，面之容华渐损，有少量的老年斑出现于皮肤，头发逐渐发白，由于气血不足，不能以充分发挥，故喜静而好坐。五十岁以后，肝气开始衰退，肝气则不能养目，则视力大减，肝者主筋，故筋痿身重行步不正。故由此时起，开始发生脏腑机能逐渐衰退为主的生理病理上的一系列变化。

　　人之一生中，由中年向老年过渡时期。在这一时期内，人体的主要性腺发生退行性改变，使下丘脑—垂体—性腺轴之间的平衡制约关系失调，而产生一系列的全身性的生理、病理变化，而表现出各种临床阴阳气血不协调之症状。所以过去未列入专论，也不是妇女之专病。对于男性更年期论治也要抓住任督二脉。因此二脉为人身之生命线，为阴阳之总司，均起于少腹，任脉行于人体前正中线，督脉行于人体后正中线，二脉均入脑中，参与构成并调节人体的性腺轴。早在《黄帝内经》中提出男子八八，女子七七是已步入老年阶段，这与现代认识相同。到老年后性腺发生退行性改变，任督二脉也表现出阳气虚衰，阴血枯竭的状态,导致阴阳失调,故下丘脑-垂体-性腺轴也失其制约,此时在全身可表现各种病理性症状。故称为更年期综合征。

病因病机:男性更年期是由壮年到老年的过渡阶段。如若禀赋不足,或素体虚弱,久病不愈,饮食不节,损伤脾胃,起居失常,生活不规律,忧思郁怒,七情内伤,或房劳过度,精血亏损,或过度劳累,真气暗伤,均能导致阴阳失调,气血失和,升降紊乱,脏腑机能早衰,而表现出心、肝、脾、肾虚损之症。现时可称为更年期症状,其临床表现极为复杂。因肾为先天之本,生长发育之根。而男子到此时期,所表现的肾精不足,肾气渐衰,天癸渐竭,身形懈惰,性功能由强变弱,生育能力由旺而衰。但也有年过七十而有子者。肝主藏血主筋,肝气的旺衰与性欲之关系密切相连。故《内经·上古天真论》云:"丈夫……五八,肾气衰,发堕齿槁。六八,阳气衰竭于上,面焦,发鬓斑白。七八,肝气衰,精不能动,天癸竭,精少,肾脏衰,形体皆极"。如肝血不足,不能润养诸筋,则行步不正,疲软无力。而肝所藏之精血,来自何脏?是后天脾土所化生,如肝脾功能升降失衡,则势必影响到肾。心主血脉,藏神,若心血不足,心神失养,则不藏神,失眠多梦,肝失条达,肝气郁结,或脾失健运,精血化源不足,均可影响肾精的蛰藏,最终可导致心、肝、脾、肾真阴真阳衰退,最后促成男性更年期综合征的发生。既有生理病理的改变,又有功能及心理精神的改变,所涉脏腑较多,症状表现复杂多变。大概可分为四个类型,即肝肾虚损,脾肾两虚,心肾不交,肝胆湿热。但最多见者是肝肾虚损、心肾不交者。现分述于下。

1.肝肾虚损

【常见症状】头晕目眩,耳鸣视力减退,健忘多梦,烦躁易怒,或忧郁紧张,潮热出汗,五心烦热,腰膝酸软,浑身疲乏无力,下肢沉重,步履不快。舌质偏红少津,脉象弦细。

【病案举例】周某某,男,57岁,兰州市人。

【主症】头晕目眩耳鸣,失眠多梦,有时心情烦躁易怒,情绪改变已半年有余,近日加重,五心烦热,晚间出汗,心慌失眠多梦,腰膝酸软,浑身疲乏无力,性功能大减,西药服用谷维素、安定等药,其效不佳,故来求治。舌质偏红、少津,脉象弦细。

【辨证】肝肾虚损。

【治则】滋补肝肾。

【处方】左归饮加味。

熟地 10g　　炒山药 30g　　枸杞子 30g　　五味子 10g
山萸肉 20g　　炙仙灵脾 30g　当归 20g　　炒白术 30g
茯苓 20g　　牡蛎 30g　　龙骨 30g　　炙甘草 10g
炒柴胡 6g

6剂,水煎服,一日2次。

患者服前方后,自觉,头晕耳鸣、失眠、心烦、多梦已有减轻,腰膝酸软已有好转,精神已佳。舌质偏红,脉象弦细。原方加炙龟板 20g、鹿角胶 20g。6剂,水煎服,一日2次。

【汤头歌诀】

景岳书　　左归饮　　治肝肾　　两虚者
是首选　　熟地黄　　炒山药　　山萸肉
枸杞子　　五味子　　仙灵脾　　炙龟甲
益肾精　　滋肾阴　　补肝肾　　用当归
养阴血　　鹿角胶　　善补阳　　欲补阴
阳中求　　炒白术　　云茯苓　　炙甘草
健脾气　　宁心神　　煅牡蛎　　与龙骨
入心肝　　能潜阳　　可安神　　在临床
加减用　　效果佳

【病案分析】患者在本方的基础上加减应用,共服用30余剂后,上述诸症均已消失。性功能有所改善。肝主藏血主筋,主疏泄喜条达,恶抑郁,肾者,主藏精,肝肾为乙癸同源,是母子关系,如肾精亏虚,髓海不足,肝失所养,故头晕目眩、耳鸣失眠多梦,腰膝酸软无力,肝主筋藏血,主藏魂,恶抑郁喜条达,如肾精亏虚不能润养肝经,则上述诸症可现。又如肝阴不足,肝阳独亢,则易怒烦躁,性情改变,五心烦热,或潮热盗汗自出,既而出现性功能大减,疲软不举。治则用左归饮加味,是滋阴以补肝肾,但独阴不生,孤阳则不长,方中加柴胡,炙仙灵脾,鹿角膠,是以从阴引阳,正所谓之曰,"善补阴者,必于阳中求阴,则阴得阳生而泉源不竭。""善治精者,能使精中生气,善治气者,能使气中生精。"这就是阴阳相济之法。

2.脾肾两虚

【常见症状】浑身疲乏无力,形寒畏冷,清涕自流,情绪低落,忧虑不快,腰膝酸软,少腹发凉不温,大便溏稀,小便频数清长,性功能大减,早泄或精液自流不收,胃脘胀闷纳呆。舌质淡胖,白苔,脉象沉细无力。

【病案举例】齐某某,男,60岁,兰州市人。

【主症】患者近两年余来性功能大减,兼有阳痿早泄,浑身四肢疲乏无力,胃脘胀满,食欲大减,消瘦,大便溏稀,腰膝酸软恶寒不温,少腹发凉胀痛,冷气冲胸,小便清长夜间频数不畅,经治疗其效不佳,思想负担很重。故来求治,舌质淡胖,薄白苔,脉象沉细无力。

【辨证】脾肾两虚。

【治则】脾肾双补。

【处方】右归饮加味。

熟地10g	炒山药30g	茯苓30g	炒白术30g
山萸肉20g	肉桂6g	巴戟肉20g	杜仲20g
制附片6g	炒白芍20g	红参10g	当归20g
炙甘草20g	炙仙灵脾30g		

6剂,水煎服,一日2次。

患者前方服后,自觉浑身疲乏,腰膝酸软,胃胀纳呆,大便溏稀,恶寒怕冷有所减轻。舌质淡,薄白苔,脉象沉细。原方加炙黄芪30g、砂仁10g、鹿茸10g、锁阳30g,6剂,水煎服,一日2次。

患者在此方的基础上,加减应用,服用60余剂,上述诸症已治愈。

【汤头歌诀】

有患者	有阳痿	有早泄	四肢软
身疲乏	胃脘胀	人消瘦	大便稀
腰酸软	恶风寒	少腹冷	小便频
舌淡胖	脉沉细	是属于	脾与肾
两虚者	景岳书	右归饮	是首选
要加味	熟地黄	炒山药	山萸肉
巴戟肉	益精髓	补脾肾	制附子
与肉桂	补肾阳	可温中	可祛寒
用杜仲	强腰膝	炒白术	白茯苓
红人参	炙甘草	健脾气	补脾阳
炒白芍	与当归	可养血	能和血
补肝肾	之精血	在临床	用此方
效果佳			

【病案分析】 患者素体禀赋不足,脾胃虚弱,加之生活无规律,饮食失节,房事不节,日久则更加损及脾肾,因脾为坤土,为生化之源,但脾气旺盛与肾气关系相当密切,因土得水则生,得阳则长,如肾阳命火不足者,脾焉不足矣。如大地无水则难以生物,无阳照耀而难生长之理也。因此,脾肾者为水土之脏,其运者是命门之一点真阳也,犹如汽车有油无火燃者则车不能动矣,有火无油者亦不能动矣,其理也。而其治则是以温补脾肾为主,是则重补其肾之阳,以温脾气,则中洲机运则转,万物则生,则脾肾和调,运转自如,此症焉有不愈者。故选用"右归饮"加味,用意在于肉桂、制附子、人参以温补肾阳,益火之源。熟地、山萸肉、杜仲、巴戟肉、鹿茸,以温补肾气、益气固本。炒山药、茯苓、炒白术、砂仁、炙甘草健脾益气,通精于肾。当归、炒白芍理气活血,使气血和畅,精血充足。此症可谓治其本,其标除,诸症消矣。

3.心肾不交

【常见症状】心烦不寐,易怒心慌,多梦易惊,怔忡不安,头晕耳鸣健忘,口燥咽干,五心烦热,盗汗自出,小便赤黄频数,舌质红少津,脉象沉或细数。

【病案举例】钱某某,男,50余岁,永登人。

【主症】头晕耳鸣失眠,多梦,性情烦躁,五心烦热,口干口渴,心慌怔忡,腰背酸痛,小便赤黄频数,尿道刺痛作痒,大便干涩,滑精早泄,患者病有性功能亢进,但日渐软而不坚,性功能低下。舌质红少津,脉象细数。

【辨证】心肾不交。

【治则】滋阴降火,交通心肾,安神定志。

【处方】黄连阿胶汤加味。

焦黄连 6g	焦黄芩 10g	炒白芍 20g	生地 10g
女贞子 30g	枸杞子 30g	麦冬 10g	茯苓 20g
五味子 10g	炒枣仁 30g	远志 6g	阿胶 10g

生草 10g,鸡蛋黄 1 枚,将诸药煎好后再将鸡蛋黄倒入杯中拌匀,纳汤剂于内,温服,6 剂,一日 2 次。

【汤头歌诀】

伤寒论	少阴病	焦黄连	阿胶方
肾阴虚	心火亢	是首选	黄连芩
均炒焦	性苦寒	降心火	除烦热
炒白芍	鸡蛋黄	生地黄	与阿胶
女贞子	枸杞子	与麦冬	补肾阴
养营血	云茯苓	五味子	炒枣仁
健脾气	滋心阴	宁心神	可助眠
蜜远志	通心窍	阴阳合	遗滑精
自然止	用此方	诸药调	肾水旺
心火降	心肾交	诸症消	

【病案分析】患者前方尽服后,自觉心烦,口干口渴,失眠多梦,心悸怔忡,小便赤黄频数,有所好转,尿道烧灼刺痛作痒已消失,大便较前已顺畅。舌质偏红、津液有增,脉象细数。原方

去鸡蛋黄,加沙参30g,再服用6剂,以巩固疗效。黄连阿胶汤出自《伤寒论·少阴病篇》,是治心烦不得眠,是少阴热化证。因此患者素体阴虚,加之房事过频,而更损伤肾阴,肾水不足,不能上济于心,则心火独亢,水火失济,心肾不交之症,阴虚不能敛阳,则虚阳浮越扰动,使心火独亢,肾水亏损,故出现上焦心烦失眠多梦,心悸怔忡,口干舌燥之症,下焦则出现小便频数赤黄,尿道烧灼刺痛作痒。故方中黄连以清独亢之心火,除烦热,与黄芩相配,苦寒直折心火。阿胶以血肉有情之品,填补真阴,以滋肾水。鸡蛋黄以滋养心血安心神,于降心火中补心血,白芍合阿胶,于补阴中敛阴气,是使肾水升、心火降,使水火既济,心肾相交,心烦不得眠自安,神安志定,方中用远志是以通心窍之气,亦能通阴窍,使阴阳和,则梦遗滑精自止也。

4.肝胆郁热

【常见症状】抑郁烦闷,心情不畅,失眠多梦,恶梦纷纭,胆怯出汗,敏感多疑,头晕耳鸣,胸胁胀闷,纳差口苦,或有梦遗滑精,阳痿早泄,小便赤黄,尿道烧灼,大便干涩。舌质红,苔黄腻,脉象弦数。

【病案举例】周某某,男,64岁,兰州市人。

【主症】近半年内因工作繁忙,心烦失眠,头晕耳鸣,胸胁胀闷,心情不爽,每晚恶梦纷纭,出汗胆怯,时而惊醒,心慌不安,小便频数,性功能大减,梦遗早泄滑精,为了解烦,独自饮酒,其症状越加越重,自觉精神到崩溃之际,故来求治。望其面色潮红,舌质红,苔黄腻,脉象弦数兼滑。

【辨证】肝胆郁热。

【治则】疏利肝胆,清热利湿。

【处方】黄连温胆汤合二至丸。

焦黄连6g	制半夏10g	炒枣仁30g	茯苓30g
竹茹10g	焦枳实10g	女贞子30g	旱莲草30g
陈皮10g	远志6g	生草10g	

6剂,水煎服,一日2次。

患者6剂尽服后,自觉心烦失眠已好转,夜间已能入睡四至五小时,恶梦已少,头晕耳鸣胆怯已轻,精神已较前好转。舌质红,苔黄腻较前已薄,脉象弦数。

原方加炒柴胡10g、淡豆豉6g,去枳实,6剂,水煎服,一日2次。患者6剂尽服后,已能安然入睡,心慌心悸,恶梦未作,头晕耳鸣,胸胁胀闷消失,出汗滑精未作,性功能有所恢复,晨勃坚硬有力,精神愉快,小便正常。舌质正常,脉象微弦。原方加山萸肉20g、五味子10g,6剂,已巩固疗效。

【汤头歌诀】

温胆汤	合黄连	二至丸	治肝胆
有郁热	是首选	焦黄连	性苦寒
降心火	除烦热	制半夏	与竹茹
可燥湿	能化痰	和胃气	降逆气
焦枳实	广陈皮	可理气	能化痰
炒枣仁	云茯苓	宁心神	可安神
能助眠	蜜远志	通心窍	和阴阳
女贞子	旱莲草	滋心阴	补肝肾
强腰膝	淡豆豉	治失眠	心懊恼
可燥湿	除满闷	山萸肉	五味子
补肝肾	可收敛	能固涩	用此方
疏肝胆	利湿热	心烦除	睡眠好
精神佳	阳物强	诸症消	

【病案分析】肝胆相为表里,胆寄于肝体,而肝体阴而用阳,肝又主疏泄,主情志,性喜条达,恶抑郁,如情绪不快,则肝郁情志不畅,酒为阳液,能助热化火,胆为少阳相火寄居,而易于生热化火,火炎则伤肝,又肝木易化火,故热郁于中焦,上冲其胸,与君火相并,故胸闷,失眠恶梦纷纭,阴不敛阳则出汗,心慌胆怯,热邪上扰清窍,则出现头晕耳鸣。肝胆之火相交,使下焦不安而沸腾,故有梦遗滑精早泄,性功能大减,肝之疏泄失权,升降受阻,故湿阻于中焦脾胃,湿与热相搏,小便赤黄,故舌

质红,苔黄腻,脉象弦数兼滑。其治法以疏利肝胆,清利郁热,首选黄连温胆汤合二至丸,是以治肝胆郁热,邪热上扰虚烦不得眠,加二至丸(旱莲草、女贞子)入心、肝、肾、脾四经,有补肝肾,强腰膝之功。治阴虚内热,头晕目眩耳鸣,可以补中安五脏,养精神,平阴火,解除烦热骨蒸。淡豆豉入肺胃二经,亦入膀胱,小肠,心三焦等经,能治虚烦不眠,心中懊憹,阴茎生疮溃烂,烦躁满闷等。加入前方中其效更佳。此法是疏利肝胆之郁热,除中焦湿邪,利上焦之郁热,用之得当可出奇效。

  总之,男性更年期综合征,与一般生理、病理、心理障碍有着千丝万缕的联系。如随着年龄的增长,生理、内分泌等均有所改变,《素问·上古天真论》云:"今时之人,年半百而动作皆衰者,时世异耶?人将失之耶"。"丈夫,八八,则齿发去。肾者主水,受五脏六腑之精而藏之,故五脏盛,乃能泻。今五脏皆衰,筋骨解堕,天癸尽矣。故发鬓白,身体重,步行不正,而无子耳"。这也就说明了,生理的变化,能引发病理的变化,故易出现老年病。如心理障碍的变化,一般均表现情绪、意识、感觉、知觉、记忆、思维、想象、注意、感情、意志、能力、气质、性格等各种心理变化,实则是脑、肾衰退之变。这种变化不论男到一定的年龄均会出现,但女性多于男性。所以人常说,妇女有更年期综合征,早已引起医学界的认识,但男子更年期,因症状轻而少,未能引起重视。从现在看来,男子到五十岁之后,所出现的各种与性格、思维、记忆、感情、想象、知觉、意志等变化,也可能归属于男性更年期综合征,如有以上某些非正常之症状出现,应及时到医院检查治疗,能使你的健康愉快地度过这一阶段的症候,如不能及时治疗,可能引发其他病症,也要自己会调节情绪、性格、饮食、与人接物、多与人交流、与家庭、妻子、子女多交谈,使家庭和谐,多与社会接触,不要使自己成为孤家寡人,要调整好个人、夫妻、家庭、社会之关系,彼此谅解,互相忍让,不要斤斤计较,要做到心地无私天地宽。如有些非医药治疗不可者,要遵照医师指导,用药才能取得较好的疗效,但就男女之更年期综合征在临床表现较为复杂，在治疗时一定要详细询问其病因，审识其病机，辨其虚实，立法严谨，选药精良，才能取得更好的疗效。

第二章 男性疾病